薬膳お菓子

季節と身体によりそうお菓子作り

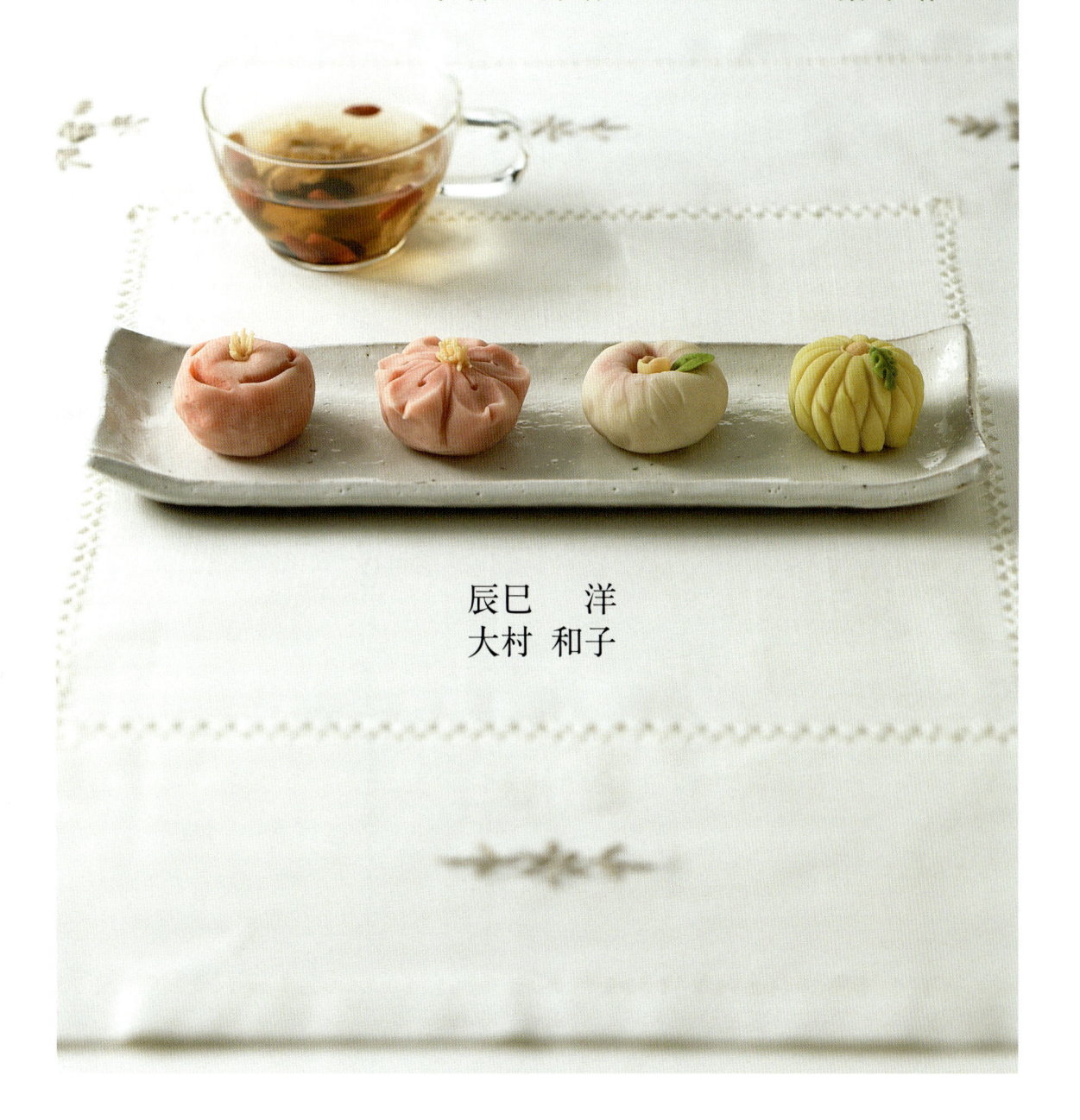

辰巳　洋
大村　和子

緑書房

はじめに

　初めて日本のお菓子を見たとき、その美しさ、繊細さはまるでひとつの芸術品のようだと感動しました。以来、日本のお菓子の持つ世界に惹かれるようになりました。そんな折、2003年に、本草薬膳学院2期生である大村和子先生と出会いました。卒業テストのときに大村先生の薬膳のお菓子作品を見て、身近にお菓子の先生がいらっしゃることが嬉しくなり、薬膳とお菓子を融合させてみたいという思いがさらに強くなりました。

　日本のお菓子は基本的に甘く、ほとんどのあんは小豆から作られています。これに対して、中国のお菓子はたいへん種類が豊富で、甘いものだけでなく塩味のものもあります。あんには小豆あん、蓮の実のあん、棗あん、卵黄あん、果実の実のあん、栗あんなどもあります。中国では、お祝いの日、春節、お正月などにおめでたいお菓子を食べます。また、病気のお見舞いや高年者への贈り物にも欠かせません。お菓子は健康と長寿を祈る大切な食べ物なのです。

　このような中国の考え方と日本の繊細なお菓子を組み合わせ、新しい薬膳のお菓子を作ることを目指して、大村先生と力を合わせ研究を重ねました。甘さを抑え、薬膳の方法を取り入れたお菓子にするために、皮とあんに工夫を凝らし、お菓子研究科の学生たちからもよい評判を得て、3年間の研究が結実したものが本書です。

　出版にあたり、賛同していただいた緑書房の森田猛社長、多くの助言をいただいた羽貝雅之氏、そして『薬膳の基本』、『こども薬膳』に続いて今回も撮影していただいた大寺浩次郎氏、アシスタントの皆様に深い感謝を捧げます。

辰巳　洋

　ホームメイド協会に在職中、イスクラ薬局を訪ねたのが辰巳洋先生と出会うきっかけとなりました。お話を伺ううちに、先生の誠実なお人柄と薬膳に対する真摯なお姿に心を打たれ、翌年本草薬膳学院の2期生となり、国際薬膳師の資格を取得しました。薬膳についてはまだまだ勉強中の私が、この度辰巳先生と共著で本書を出版させていただくことになり光栄です。

　和菓子は米の粉や豆類が主原料ですので、薬汁、食薬など薬膳の組み合わせが容易です。辰巳先生と相談し、和菓子の美しさや季節感も考慮してメニューを考えました。

　長年茶道に関わり、和菓子には深い関心を持っていました。ホームメイド協会の和菓子講座開講の際、当時和菓子界の大御所であった故・新見幸一先生のご指導のもと、和菓子のメニュー開発や講師養成の仕事をさせていただきました。この経験は私にとって大きな財産となっています。新見先生、そしてホームメイド協会の故・灘吉利晃理事長に心からの感謝を捧げます。

大村　和子

Contents

はじめに

お菓子・薬膳茶 INDEX 6

お菓子の歴史 8

本書の使い方 12

薬膳の基本 13

和菓子の基本 16

第1章
季節の薬膳お菓子

春 20
梅雨 28
夏 36
秋 44
冬 52

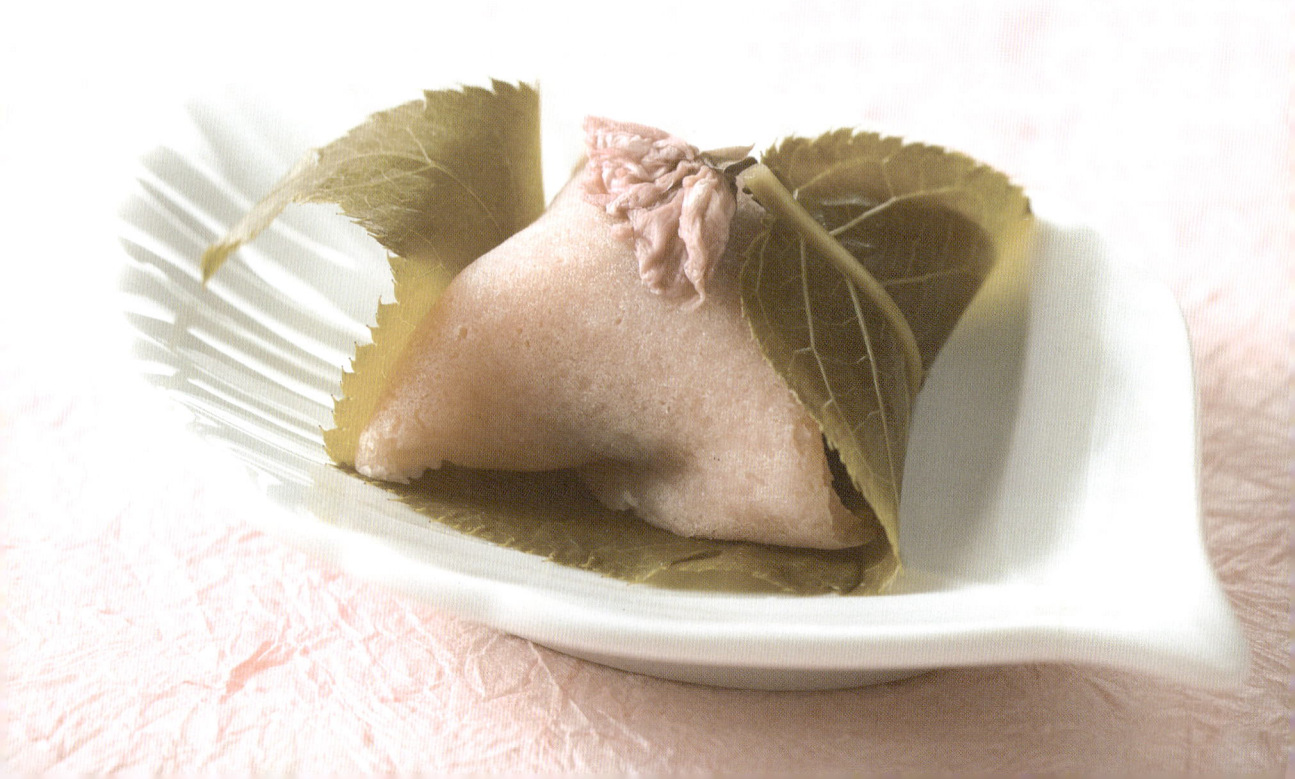

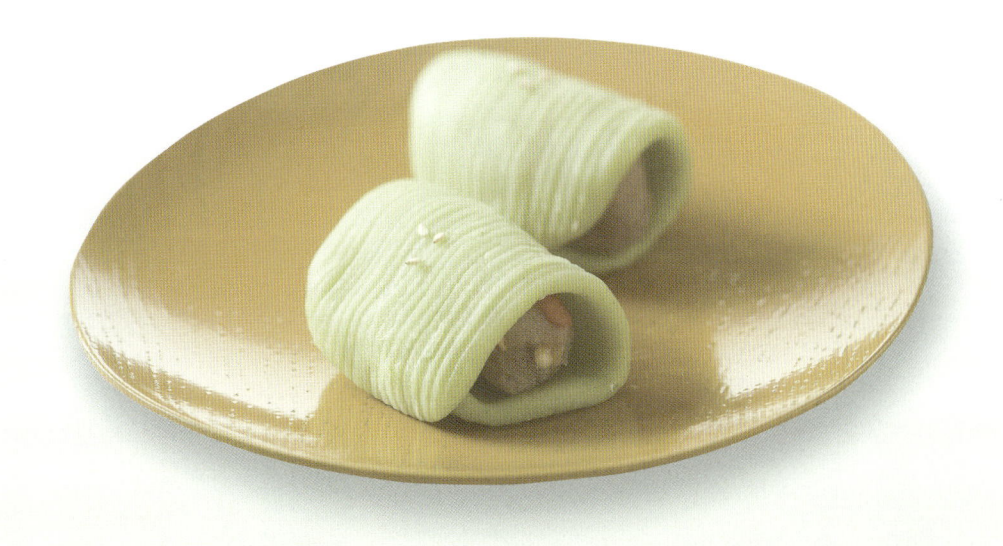

第2章
体質に合わせる薬膳お菓子

体質に合わせて薬膳を活用する............62
気虚............64
陽虚............70
血虚............76
陰虚............82
気鬱............88
血瘀............94
痰湿............100
陽盛............106

第3章
不調を改善する薬膳お菓子

ストレス............112
快眠............118
目の疲れ............124
美肌............128
白髪............134
健脳............138
強腰............142
壮足............148
むくみ............152
喫煙............158

付　録

薬膳用語集............164

舌診............167

脈診............168

薬膳お菓子・薬膳茶に使える食薬一覧............169

お菓子・薬膳茶 INDEX

季節の薬膳お菓子

季節	薬膳茶	お菓子	頁
春	桂花紅茶……21	うぐいす餅	22
		桜餅(一)	23
		桜餅(二)	24
		ホイルケーキ	25
		草餅	26
		柏餅	27
梅雨	大豆煎茶……29	桃山	30
		村雨	31
		水無月	32
		おぼろまんじゅう	33
		桂花入り水ようかん	34
		えくぼまんじゅう	35
夏	水出しはと麦緑茶……37	花菖蒲	38
		くず桜	39
		水まんじゅう	40
		西王母	41
		緑豆羊羹	42
		栗ぜんざい	43
秋	百合抹茶……45	栗きんとん	46
		亥の子餅	47
		松しぐれ	48
		柚の香餅	49
		黒米大福	50
		萩まんじゅう	51
冬	肉桂ほうじ茶……53	花びら餅	54
		じゃが芋まんじゅう	56
		ゆべし	57
		どらやき	58
		くるみ大福	59
		蒸し羊羹	60

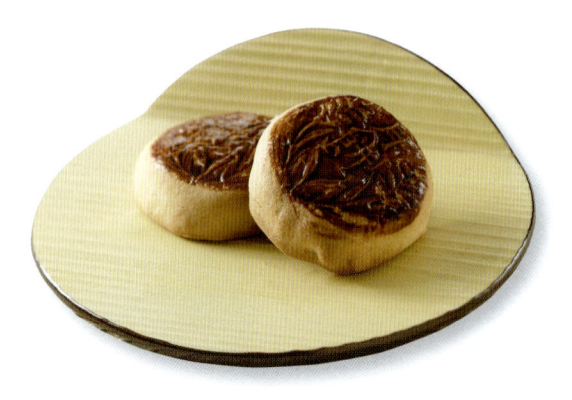

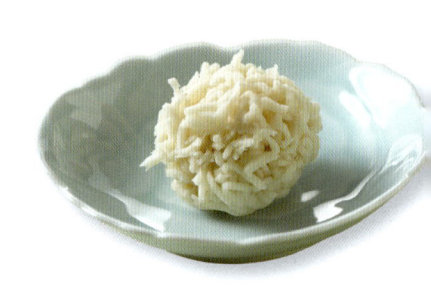

体質に合わせる薬膳お菓子

体質	薬膳茶	お菓子	頁
気虚	吉林人参茶……65	かぼちゃ蒸しパン	66
		山椒餅	67
		塩釜	68
		かるかん	69
		月影	69
陽虚	肉桂茶……71	胡桃肉の黒糖がらめ	72
		杏仁酥	73
		生やつはし	74
		びわ(ういろう)	75
		青梅(ういろう)	75
血虚	当帰茶……77	にんじんタルト	78
		水牡丹	79
		豆羹	80
		ピーナッツ大棗しぐれ	81
陰虚	麦門冬茶……83	ミルクまんじゅう	84
		薯蕷きんとん	85
		柚子餅	86
		やまづと(浮き島)	87
気鬱	玫瑰茶……89	ねり羊羹	90
		そば粉のクレープ	91
		ジャスミン粽	92
		チョコレートまんじゅう	93
血瘀	姜黄紅茶……95	みたらし団子	96
		おりべ(浮き島)	97
		よもぎ蒸しパン	98
		山楂子とマンゴーのゼリー	99
痰湿	陳皮茶……101	豆乳かん	102
		はと麦みつ豆	103
		里芋せんべい	104
		みかんせんべい	105
陽盛	金銀花茶……107	みぞれ葛まん	108
		わらび餅	109
		くずきり	109
		花煮りんごのクレープ包み	110

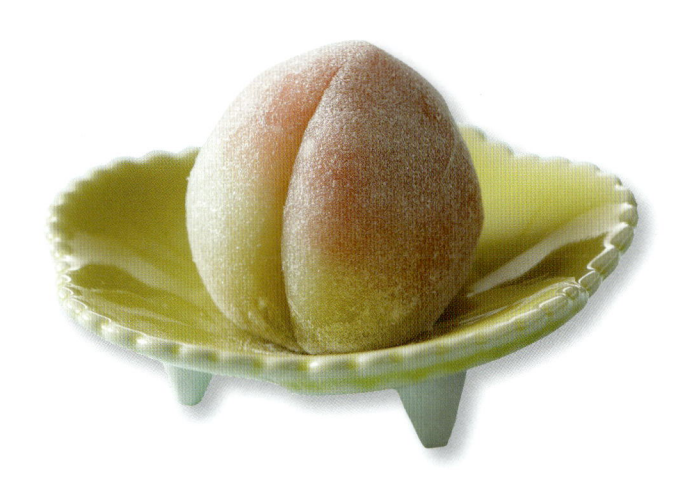

不調を改善する薬膳お菓子

ストレス	薄荷茶……113	オレンジゼリー……114 みかん……115 花見だんご……116 そば上用まんじゅう……117
快眠	竜眼肉茶……119	中華蒸しカステラ……120 合わせういろう……121 酒まんじゅう……122 ライチのヨーグルトゼリー……123
目の疲れ	杞菊茶……125	貝合わせ……126 焼きわらび……127 ごま団子……127
美肌	真珠茶……129	フルーツゼリー……130 にんじん蒸しパン……131 ねりきり……132 ぽてと……133
白髪	桑子茶……135	栗まんじゅう……136 カステラまんじゅう……137 桑の実ジャムロールケーキ……137
健脳	ごま塩茶……139	菜の花しぐれ……140 黒ごまプリン……141 クリームチーズケーキ……141
強腰	杜仲くるみ茶……143	薯蕷まんじゅう……144 栗かのこ……145 月餅……146 木の実大福……147
壮足	山茱萸茶……149	青柳(こなし)……150 あゆ……151 友禅菊(きんとん)……151
むくみ	はと麦食茶……153	かのこ……154 きんつば……155 ところてん……156 洲浜……157
喫煙	くちなし茶……159	杏仁豆腐……160 きぬた……161 銀杏餅……162 里芋かるかん……163

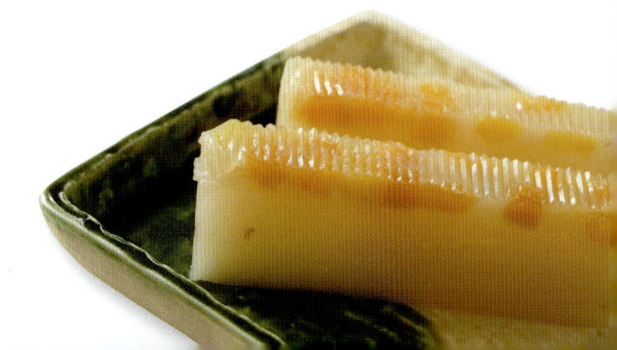

お菓子の歴史

◆中国のお菓子

　お菓子はいつから作られはじめたのか、その歴史をひもといてみましょう。シルクロードの吐魯番(トルファン)からは、約千三百年前の唐の時代のお菓子「月餅」「酥餅(そべい)」が出土しています。

　伝説によると、唐の太宗の時代、吐魯番の商人から、戦に勝ったお祝いとして「円餅」が贈られました。太宗はこれを喜び、円餅をみなで分けて満月を見ながら食べたといいます。このことから、円餅を月餅と呼ぶようになったといわれています。

　元々「菓」は「果」と書き、『説文解字』では"果、木実也"と解説されています。木の上に大きくくだものが実っている様子の象形文字を想像すればわかりやすいでしょう。「田」は畑の形から作られた文字で、糧食を作るところの意。糧食の「実」「種」は「麦子」「穀子」と「子」をつけて呼び、食べ物を意味します。あわせると「果子」の文字は、木に実った果実・種であるくだものや木の実ということになります。

　このもとの意味を広げて、形や効能がくだものや木の実に似ているものを「果子」と呼ぶことになります。くだもので作られたゼリーは「果凍」、ジャムは「果醬」、ドライフルーツは「果乾」「果脯」、酒は「果酒」というように、さまざまな呼び方があり、味として甘いものと決まっています。「果」は、一時期「菓」と書いた時期もありました。これが日本に伝わり、日本では「菓子」の文字を使っています。「艹」「田」「木」の三つの部分で作られている「菓子」では、「艹」「木」で植物を強調することになります。

　「果子」と関係が深いものに「点心」があります。「点」の元の文字は「點」と書き、『説文解字』では"小黒曰點"と解説されていて、細かい小さい黒い点のことです。この意味から「小さい」「少ない」ことも「點」といい、きちんとした食事ではなくて、ちょっとした軽い食べ物を点心と呼びます。いつから点心という呼び方が広まったのかわかりませんが、一説によると、東晋時代の将軍が兵士たちへの褒美として、民間で流行っている美味しい糕餅(こうべい)を贈ったことから、将軍の「点々心意」(ほんの少しの気持ち)を伝える「点心」の名が伝わったとされています。

　中国では、甘い「菓子」よりも「点心」のほうが種類豊富です。甘いもの以外にも、塩味の肉まん・ワンタン・餅・大根餅・かゆなどがあり、特に広州・香港・福建・台湾などで流行っている点心の数は数え切れないほどで、「菓子」と「点心」は混同して呼ばれています。

北京で有名なお菓子は「京八件」(きょうはっけん)といい、北京名物になっています。北京を都とした中国最後の王朝・清は、少数民族である満族が支配する国でした。このお菓子には、満族の風習を垣間見ることができます。
　「京八件」の原型は「宮廷点心」です。
1. 福字餅：幸福の象徴
2. 禄字餅（太師餅）：出世の象徴（高官厚禄＝高官になり、高い収入を得る）
3. 寿桃餅：長寿の象徴
4. 禧字餅：喜ぶことの象徴
5. 富字餅（銀錠餅）：財福の象徴
6. 貴字餅：学問の象徴
7. 吉字餅：豊かな生活を象徴
8. 祥字餅：早く子供が生まれる円満な生活を象徴

　あわせて人生の「福」・「禄」・「寿」・「喜」・「富」・「貴」・「吉」・「祥」を意味しています。
　よく使われる材料は小豆・緑豆・杏仁・桃仁・なつめ・栗・蓮の実・くるみ・ごま・山楂子・桂花・ざくろ・りんご・柿・みかん・茯苓などで、健康によい食材や中薬も含まれています。また、満族の伝統的なお菓子である「薩騎馬」（さちま）は、日本でもよく知られています。
(辰巳　洋)

◆日本のお菓子

　お菓子は深く私たちの生活に根づいています。生まれたときの祝い菓子にはじまり、お葬式にいたるまでのさまざまな節目の儀礼のお菓子、季節の祝いであるひな祭りの菱餅、端午の節句の粽や柏餅など、数えればきりがないくらいです。同じ町内に米屋、八百屋、肉屋などが一軒ずつあるのに対して、菓子屋はたいてい数軒あります。江戸時代以降、食品を扱う商人のなかで、最も店数の多いのは菓子屋であることが知られています。また、お菓子は茶の湯にとって欠くことのできない存在です。和菓子の意匠や銘には、古典文学や芸能、季節の移ろいが取り入れられて、日本の文化が凝縮されているといえます。
　古くは、菓子といえば果物や木の実のことでした。現在でも会席料理の締めくくりに出される"水菓子"はフルーツのことです。これは、菓祖として和菓子業界の人々

が参拝する中島神社（兵庫県豊岡市）の祭神・田道間守（たじまもり）の伝説に由来しています。

　田道間守は大和時代以前の人で、垂仁天皇の命により"非時香菓"（ときじくのかぐのこのみ）、すなわち「不老不死」の菓子を探しに中国南部〜インドへ出かけたといわれています。長い年月の苦難の末に橘の木を持ち帰りましたが、垂仁天皇は既に他界し、嘆き悲しんだ田道間守は御陵の前で自害しました。後に神としてまつられるようになり、橘は高貴な菓子として皇居に植えられ、左近の桜、右近の橘となりました。

　弥生時代以降、人々は米、麦、粟、稗などの穀物を材料にして餅や団子を作るようになりました。形は定かではありませんが、餅や団子が菓子の原型として今も受け継がれ、和菓子の基本となっていると考えられます。

　飛鳥時代から平安時代にかけて、遣隋使・遣唐使が多くの文物とともに「唐菓子（とうがし、からくだもの）」を持ち帰ります。小麦粉や米粉をこねて花や虫などをかたどり、油で揚げたもので、甘葛煎（あまづらせん）（冬に糖度を増した蔦の樹液をとって煮詰めた甘味料）を使って甘味をつけたものもありました。日本にはものをかたどった菓子というものはありませんでしたから、これは大変画期的だったことでしょう。当初は神社や仏閣のお供えとして、また貴族など限られた人だけのものだったようです。当時の文献には、8種類の唐菓子の名が記されています。

1. 梅枝：梅の枝を模したもの。枝の分かれ具合で二梅枝、三梅枝がある
2. 桃枝：桃の枝を模したもの
3. 餲餬（かっこ）：すくも虫を模したもの
4. 桂心：肉桂を加味したもので、中国の王冠に似せたもの
5. 黏臍（てんせい）：臍に似て窪みのあるもの
6. 饆饠（ひちら）：薄い円形で花弁に似たもの
7. 鎚子（ついし）：芋の子（里芋）に似た丸い団子型のもの
8. 団喜：団子状で中に種々の薬草や木の実が入っている。歓喜団として聖天様に供える

　またこのほかに、①餢飳（ぶと）　②粉熟（ふずく）　③糫餅（まがり）　④結果（かいなわ）　⑤索餅（さくべい）　⑥餛飩（こんとん）などの果餅（かへい）も伝わりました。

　果餅は油で揚げたものもありますが、蒸して仕上げたものもあります。索餅はそうめん、餛飩はうどんやほうとうの原形だといわれています。現在もこれらの唐菓子や果餅の一部は、奈良や京都の神社で神饌としてお供えされており、店舗で販売されて

いるものもあります。

　唐菓子の伝来により、果物や木の実を"木菓子"と呼ぶようになったようです。これまでは果物や木の実のことであった「菓子」に加工食品の意味が加わったことは、日本の菓子の歴史上、特記すべき出来事といえるでしょう。

　鎌倉時代には、栄西禅師が中国から茶の苗を持ち帰り、茶の栽培がはじまりました。ついで『喫茶養生記』が著わされ、喫茶の風習が広まります。そして、中国に留学した禅僧によって「点心」が日本にもたらされました。食事と食事の間に食べる小食を、禅用語で点心といいます。伝えられた点心のうち一番種類が多かったのは「羹」、つまりとろみのある汁ものです。猪羹、海老羹など48種類が伝えられました。本来、羹は動物の肉を入れた汁もののことですが、日本に入ると、動物の形を模した寄せ物（小麦粉、くず粉などを練りあわせて蒸して作る）として作られるようになりました。これらを伝えた禅僧が肉食を禁じられていたことから、形だけ似せたと考えられています。羊羹の原形もこの羹です。

　饅頭も点心のひとつとして伝来しました。酒種を使う酒まんじゅう、ふくらし粉を使う薬まんじゅうが伝えられましたが、最初その中身は甘い小豆あんではなく、野菜や肉などが入っていました。饅頭の始祖として今も崇められているのは、元から帰化して饅頭の製法を伝えた林浄因です。

　中国の影響を受けて日本の菓子は変化していきますが、唐菓子に対する日本オリジナルの菓子はありませんでしたから、当時は「和菓子」という言葉も存在しませんでした。戦国時代になると、キリスト教布教のために来日した宣教師により、南蛮菓子が伝えられます。カステラ、金平糖、ボーロなどが作られるようになり、少しずつ日本独自の菓子も作られるようになっていきました。このころから外国の菓子に対して日本菓子、邦菓子などの言葉が使われたようです。

　江戸時代は外国との交流が途絶え、文化が成熟していくなかで日本独自の菓子もたくさん作られるようになっていきます。さらに明治維新の後は、アメリカ、ヨーロッパから西洋菓子が入ってくるようになりました。「和菓子」という言葉は洋菓子と区別するために生まれたとされています。日本の菓子の歴史は長いですが、和菓子という言葉は、案外最近になってできたもののようです。　　　　　　（大村　和子）

本書の使い方

　日本のお菓子は季節感がはっきりしています。本書では、季節に合わせたお菓子とともに、薬膳の素因を考慮して、100種類のお菓子と23種類の薬膳茶を取り上げました。大きく3つのパートに分けて紹介しています。

1. 季節の薬膳お菓子：春・梅雨・夏・秋・冬の五季に合わせて、お菓子と薬膳茶を紹介しています。
2. 体質に合わせる薬膳お菓子：誰しも親から遺伝した体質があります。同時に、生活環境・年齢によって変化した自分独自の体質を持っています。その体質に合わせてお菓子と薬膳茶を紹介しています。
3. 不調を改善する薬膳お菓子：元気に生きていくため、みなそれぞれに目標を立てています。また、暮らしの中でさまざまな不調が現れることもあります。目標を達成するため、または不調を改善するためにおすすめする薬膳お菓子と薬膳茶を紹介しています。

　薬膳とは、中医学に基づいて最適な性質の食材・味を組み合わせて作られた料理です。本書では薬膳は初めてという読者を考え、各レシピに「薬膳ポイント」を設定し、できるだけ中医学の専門用語をわかりやすく説明しようとつとめています。各テーマ内の薬膳ポイントで紹介している食薬については、文字の色を変えて参照しやすくしました。各テーマの最初のページで、テーマに関して解説します。薬膳茶もこのページで説明します。また、食薬を選びやすいよう、食薬の一覧表を作りました。169〜173ページに掲載していますのでご活用ください。
　お菓子の世界では、同じ言葉でも漢字の場合とひらがなの場合があり、あえて統一していないことがあります。たとえば、羊羹の場合、「水ようかん」「豆羊羹」のように表記しています。蒸して練る場合、電子レンジを使うと手ばやくできます。電子レンジの加熱時間はあくまでも目安です。ほとんどのお菓子は、多めに作って冷凍庫に入れておくと1カ月程度保存できます。食べるときに自然解凍してください。
　本書が薬膳への理解を深めるきっかけとなり、ご自身とご家族、そしてご友人の体をお互いにいたわる、心ゆたかな暮らしの一助となるよう祈念いたします。

薬膳の基本

◆薬膳とは？

　中国の伝統医学である中医学は、およそ二千年あまりの歴史を持っています。病気の症状を治療するだけではなく、季節や環境にともなって変化する心身のバランスを安定させ、病気を予防し、老化を防いで健康な生活を送ることを目的とする医学です。

　薬膳とは中医学に基づき、人が健康に生きるために、さまざまな効能を持つ食材・中薬などを組み合わせ、個々人の体質や環境に合わせた食生活を提案するものです。

◆中医学が考える「からだ」

　中医学では、五臓六腑を中心として人体をとらえます。五臓とは肝・心・脾・肺・腎、六腑とは胆・小腸・胃・大腸・膀胱・三焦のこと。臓器そのものを指すだけでなく、臓器が関係する働きをも含む概念です。

　また、身体には「気・血・津液・精」が巡り、臓腑と協調しながら生命活動が維持されていると考えます。気は臓腑の生理機能全体をいいます。血は血液を含む体液の総称、津液は体内のよい水分の総称、精は生殖と関わる精微物質と栄養物質の総称です。

　薬膳は、体質・年齢・季節・生活環境・地域の違い・かかっている病気などを考慮し、ひとりひとりに合った食材や中薬を選んで組み立てられます。ここでいう体質とは、中医学の診断方法によって分類されたもので、体質によって、発現する症状や原因、メカニズムが定義されています（気虚証、陽虚証などの「証」）。診断にあたっては、病状だけでなく、舌の状態や脈の動きも重視します。舌診と脈診については巻末167、168ページを参照してください。

五臓

肝	肝臓の働きのほか、感情を管理する。
心	心の働きのほか、血液循環を促進する。
脾	消化機能のほか、水液代謝を促進する。
肺	肺の働きのほか、気体交換を行う。
腎	腎臓機能のほか、生殖機能に関わる。

六腑

胆	肝を助け、胆汁を分泌し、消化を促進する。
小腸	初期消化した食べ物を分ける。
胃	食べ物を受け入れ、初期消化する。
大腸	水分を再吸収し、便を排泄する。
膀胱	水分を再吸収し、尿を排泄する。
三焦	実体はなく、胸腹腔に分布するとされる。

◆食物が持つ効能に注目する

命を育み維持するのは、自然の恵みによって与えられ、食用価値のある食物です。食物のうち美味しくて口当たりがよく栄養のあるものが「食材」で、日常の食生活に用いられています。また、美味しくはないけれども身体の苦痛を緩和する効力を持つ食物もあります。これらは私たちの祖先が自然界から食物を探す過程で発見したもので、中医学ではこれらを「中薬」と呼んで利用しています。近年、薬膳が広く受け入れられるとともに食物の効能だけでなく味も重視するようになりました。食材のうち治療効果が高いもの・中薬のうち口当たりのよいものは薬膳の材料となり、食用・薬用両方に使えるとして「食薬」と呼ぶようになりました。薬膳では、期待する効果の高い「食材」「中薬」「食薬」の組み合わせを考えてメニューやレシピを組み立てていきます。

薬膳では、陰陽五行説に基づきすべての食物が五気六味を持っていると考えます。また、身体（五臓六腑）のうちどこに効力を持つか（帰経）も決まっています。

五気──食薬が持っている熱性、温性、平性、涼性、寒性の五つの性質を指す

熱性	体を強くあたためる性質。冬によく使う。肉桂（シナモン）、山椒、乾姜など。
温性	体をあたためる性質。秋から春のあいだによく使う。もち米、かぼちゃ、くるみなど。
平性	体を冷やしもせずあたためもしない、中立の性質。一年中使えて、ほかの食物と組み合わせやすい。小豆、長芋、にんじんなど。
涼性	体の熱をとり、冷やす性質。寒性よりは弱い。晩春から初秋のあいだによく使う。小麦粉、りんご、緑茶など。
寒性	体の熱をとる効果が高く、冷やす性質。夏や、高熱が出たときによく使う。バナナ、すいかなど。

六味──食薬が持っている酸味、苦味、甘味、辛味、鹹味、淡味の六つの味を指す

酸味	酸っぱい味。梅、レモンなど。
苦味	苦い味。茶葉、アロエなど。
甘味	甘い味。さつま芋、もち米など。
辛味	辛い味。生姜、胡椒など。
鹹味（かんみ）	塩辛い味。のり、昆布など。
淡味	はっきりとした味を持っていないもの。はと麦、とうもろこしなど。

◆薬膳お菓子に使える主な食薬

解表類	紫蘇　薄荷　桑葉　菊花
清熱類	粟　きび　大麦　茶葉　金銀花　緑豆　青果　菱　西瓜　バナナ　りんご　さとうきび　キウイフルーツ　マンゴー　メロン
瀉下類	アロエ　パイナップル　イチジク
去湿類	冬瓜　とうもろこし　小豆　大豆　蚕豆　黒豆　さくらんぼ　かりん　茯苓　薏苡仁　白豆
温裏類	肉桂　乾姜　胡椒　山椒　丁香　小茴香
理気類	蕎麦　茉莉花　玫瑰花　烏梅花　みかん　オレンジ　ゆず　金柑　陳皮　オレンジの皮　ゆずの皮　仏手　ダイダイ
理血類	蓮根　艾葉　姜黄　鬱金　おから　月季花　槐花　紅花　桃仁
消食類	山楂子
化痰止咳類	のり　里芋　豆乳　黒くわい　杏仁　銀杏　羅漢果　梨　柿　びわ
安神平肝類	真珠粉　菖蒲　合歓花　決明子　酸棗仁
補益類	米　もち米　燕麦　長芋　じゃが芋　かぼちゃ　扁豆　百合根　向日葵種　松の実　ごま　栗　桃　ライチ　ぶどう　桑の実（桑椹）　竜眼肉　くるみ　銀耳　枸杞子　大棗　吉林人参　党参　黄耆　甘草　熟地黄　当帰　何首烏　芍薬　麦門冬　沙参　玉竹　黄精　女貞子　卵　牛乳　蜂蜜
収渋類	スターフルーツ　レモン　石榴　山茱萸　五味子　蓮の実　芡実　烏梅　ナツメグ
その他	南瓜種　カヤの実　ハシバミの実

＊詳細は169～173ページを参照してください。

◆薬膳茶のいれ方

1人分の茶葉は約1〜3gです。薬膳茶の薬味は材料により、0.5g〜3g〜6gの量の差があります。

煎じる

① 薬味の材料を土瓶に入れて、水150〜300ccを加え、30分間おく。火にかけて沸騰させ、弱火にして約20分間煎じる。薬汁をこして必要な薬汁をとる。
② 茶碗に茶葉を入れて薬汁を加える。1分間ぐらい蒸らす。
③ 煎じるときは必ず蓋をする。

直接使う

直接使える薬味は、茶葉と一緒に茶碗に入れる。200ccの湯を注いで蓋をし、1分ほど蒸らしてから飲む。
烏竜茶には鉄観音と大紅袍の品種がある。どちらを使ってもよい。

和菓子の基本

◆和菓子の製法

　和菓子の多くは、あんが中に包まれた形をしています。中にあるあんを「中あん」といい、あんを包む皮を「生地」「種」といいます。生地を使って中あんを包むことを「包あん」といいます。和菓子の製法には、ういろうなど蒸して作る蒸し物、大福などのもち生地を使ったもち物、ねりきりなど練って作る練り物、どらやきのように焼いて作る焼き物などがあります。

◆和菓子の材料

粉類

米	上新粉	米を水洗いして乾燥させてからひき、ふるったもの（製粉したもの）。
	上用粉	上新粉と同じ製法で作る。粒子がさらに細かい。
もち米	もち粉	もち米を水洗いして乾燥させた後、製粉したもの。
	白玉粉	もち米を石臼で水びきし、水にさらして脱水し乾燥したもの。
	道明寺粉	もち米を蒸して、乾燥させてから一定の大きさに砕いたもの。
	上南粉	道明寺粉を砕いて細かい粒子にし、さらに鉄板で煎ったもの。上南粉より粒子の大きいものを真挽き粉という。そのまま食べられるのでおこしの材料にもなる。
	寒梅粉	もち米を蒸してもちにつき、板状にのして焼き、砕いて粉にしたもの。そのまま食べられるので干菓子などの材料になる。
小麦粉	浮き粉	小麦粉を水とよくこねてから水洗いし、残ったグルテンを除いて水の中のでんぷん質を乾燥させたもの。
その他	片栗粉	じゃが芋のでんぷん。
	くず粉	葛のでんぷん。
	わらび粉	わらびのでんぷん。
	ベーキングパウダー(B.P.)	重曹に助剤を加え、使いやすくした膨張剤。

あん

小豆類	でんぷんやタンパク質を主成分とする。こしあん、粒あんになる。北海道、丹波、備中産が高級品。
いんげん豆	大手亡、白いんげん類が白あんの材料になる。
その他	グリーンピースあん、芋類のあんなど。

◆あんの作り方

　和菓子の基本はあんです。あんを手作りして、おいしい和菓子を作りましょう。小豆の産地や種類はいろいろありますが、国産の小豆がおすすめです。特に粒あんは、吟味した豆で作ります。

　生あんに60〜65%の砂糖を加えたものを並あんといい、一般的な和菓子の中あんになります。粒あんはこしあんより糖分を控えて50〜55%の砂糖を加え、小豆の皮がかたくならないようにします。水あめはでんぷんから作られる甘味度の低い糖です。粘り気があり、水和力が大きいので乾燥防止やシャリ止めになくてはならない材料です。あんに加えるとつやが増し、かたくなるのを防ぎます。

こしあん

■材料

小豆	300 g
グラニュー糖	生あんの60%
水	生あんの20%

■作り方

① 水洗いした小豆をひと晩水につけ、1.5倍の水を加えて火にかける。沸騰したらさらに1.5倍の水を加える。再沸騰したらざるにあけて水をかけ、シブをきる。

② 小豆に2倍の水を加えて火にかけ、強火で煮る。沸騰したら火を弱め、蓋をしてやわらかく煮る。

③ ボウルにざるをおいて煮えた豆をあけ、水を加えながらつぶしてこす。

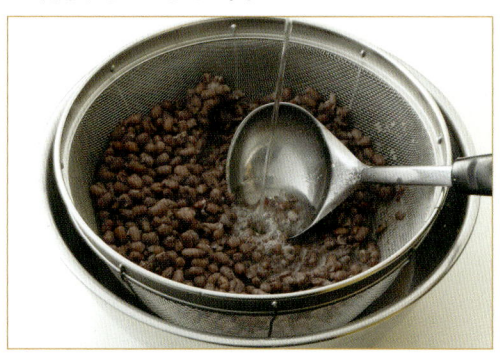

④ さらに目の細かいこし器でこす。丁寧にこすほど、きめ細かで舌触りのよいあんができる。

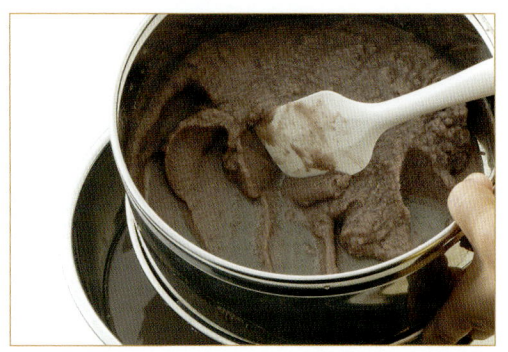

⑤ ボウルにそのままおいて、あんが沈んだら静かに水を替える。これを2〜3回繰り返す。

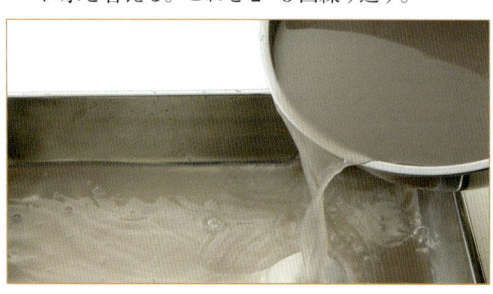

⑥ あんを袋に入れてかたく絞る（生あん）。

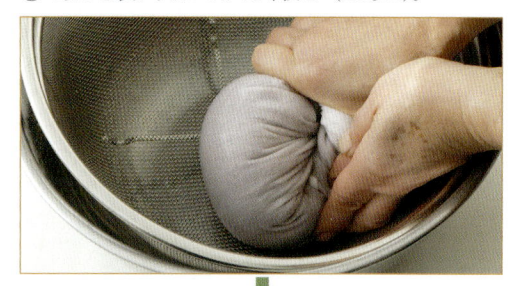

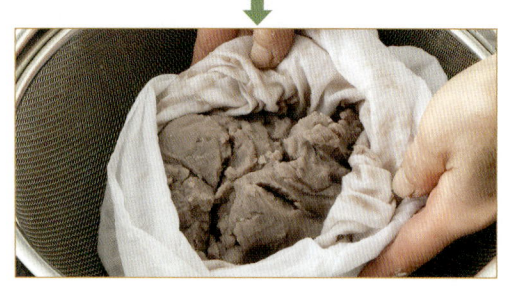

⑦ 鍋にグラニュー糖と水を入れて煮立て、生あんの1/3を入れて均一にする。残りのあんを加えて練りあげる。

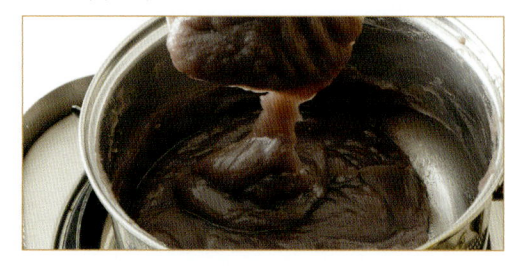

粒あん

■材料
小豆	500 g
グラニュー糖	250〜275 g
	（50〜55％）
水	200 cc
水あめ	25 g

■作り方
① こしあんと同様に小豆を煮て、煮あがった豆をつぶさないようザルにあけ、煮汁を流す。
② 鍋に水とグラニュー糖1/2を入れて火にかける。煮あがった豆を入れて沸騰させ、一晩おく。
③ 残りのグラニュー糖を加え、沸騰したら豆だけを取り出す。
④ 鍋に残った蜜だけを煮詰めて豆を戻し入れ、水あめを加えて練りあげる。

白こしあん

　白小豆や手亡豆を使うときは小豆こしあんと同様に作りますが、これらは入手しにくいので白いんげんをよく使います。白いんげんは皮がかたく、煮ている間に皮がむけてくるので、皮をとり、残った豆をやわらかく煮ます。こしたあと、かたく絞って生あんを作り、小豆こしあん同様に砂糖と水を煮立てて生あんを入れ、練りあげます。

◆ぎゅうひの作り方

　ぎゅうひは「牛皮」「求肥」と書き、唐の時代に日本に伝わったといわれています。昔はもち米を使って作り、無精白の玄米の色が薄い牛の皮のような色だったために「牛皮」といわれたそうです。
　ぎゅうひはもち米の粉（白玉粉、もち粉）に水と砂糖を加え、練りあげて作ります。砂糖をたくさん入れるため、かたくならずやわらかさを保つことができます。中あんにしたり、ねりきりのつなぎにも使うほか、そのままあんみつに入れることもあります。

■材料
白玉粉（もち粉）	100 g	シロップ	
砂糖	100 g	砂糖	100 g
水	100 cc	水	50 cc
片栗粉（打ち粉）	適量		

■作り方
① 白玉粉に水を少しずつ加えてなめらかにし、砂糖を混ぜる。
② 蒸し器で15分蒸す。
③ 鍋に移し、シロップを加えながら練りあげる。
④ 片栗粉を敷いたバットに移し、表面に片栗粉をまぶす。

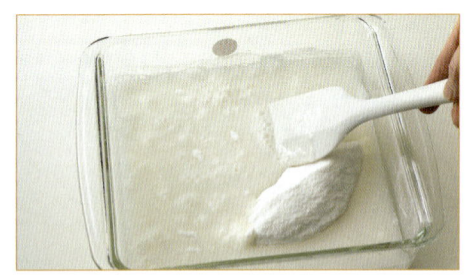

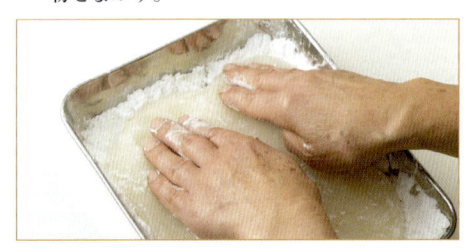

■電子レンジを使った簡単な作り方
① 白玉粉に水150 ccを少しずつ加え、なめらかになるまで練る。砂糖200 gを混ぜ、耐熱容器に入れる。
② 電子レンジで2分加熱して混ぜ、また2分加熱して混ぜる。さらに1分、1分と繰り返して40〜50 cm伸びるくらいまで練り、片栗粉にとる。

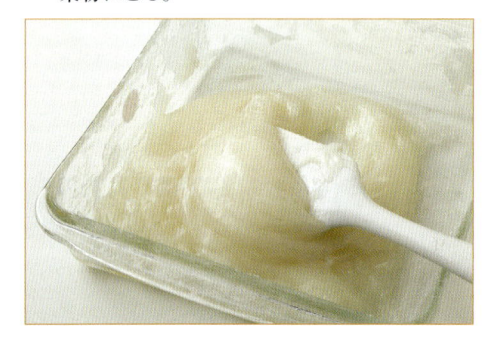

第 1 章

季節の薬膳お菓子

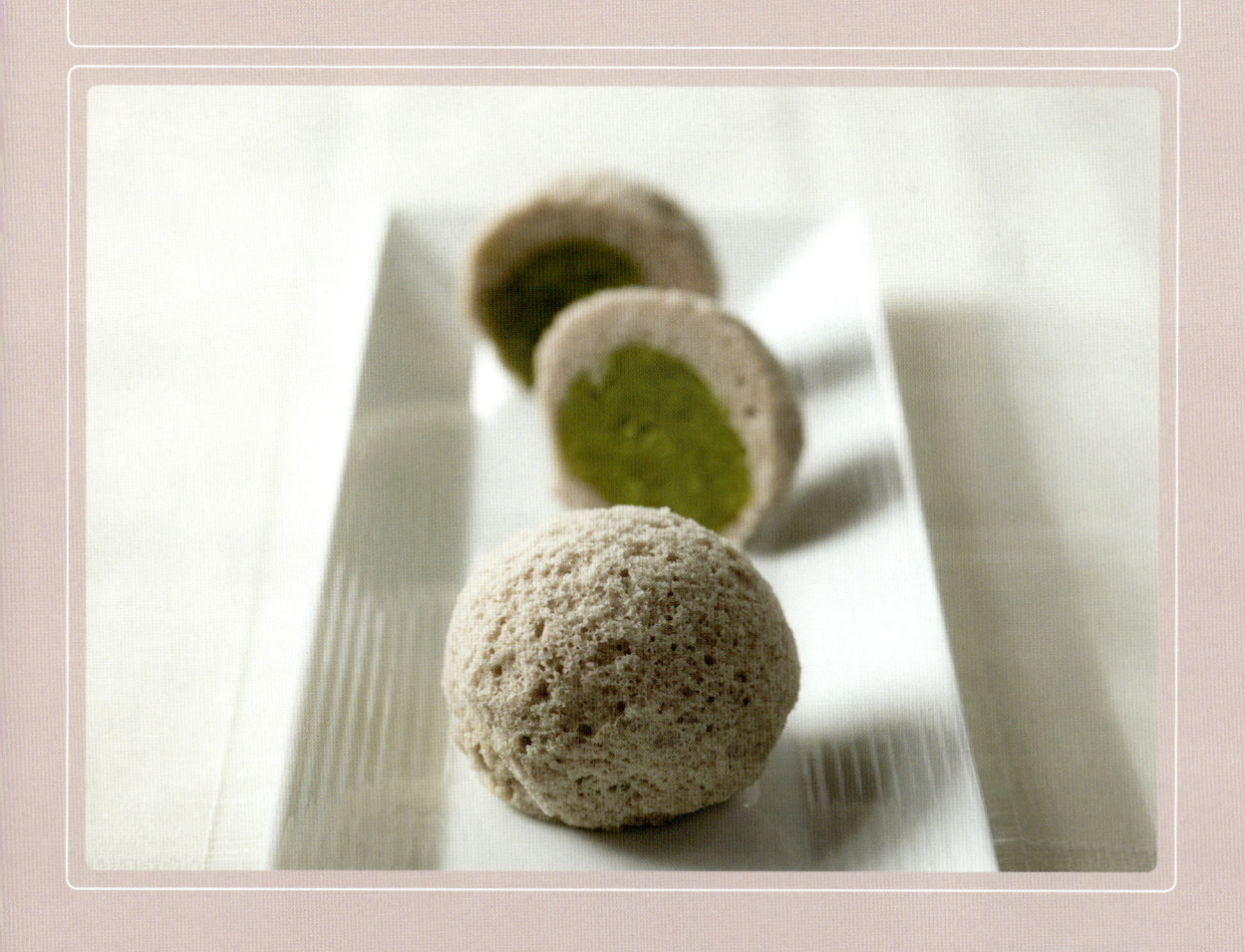

春

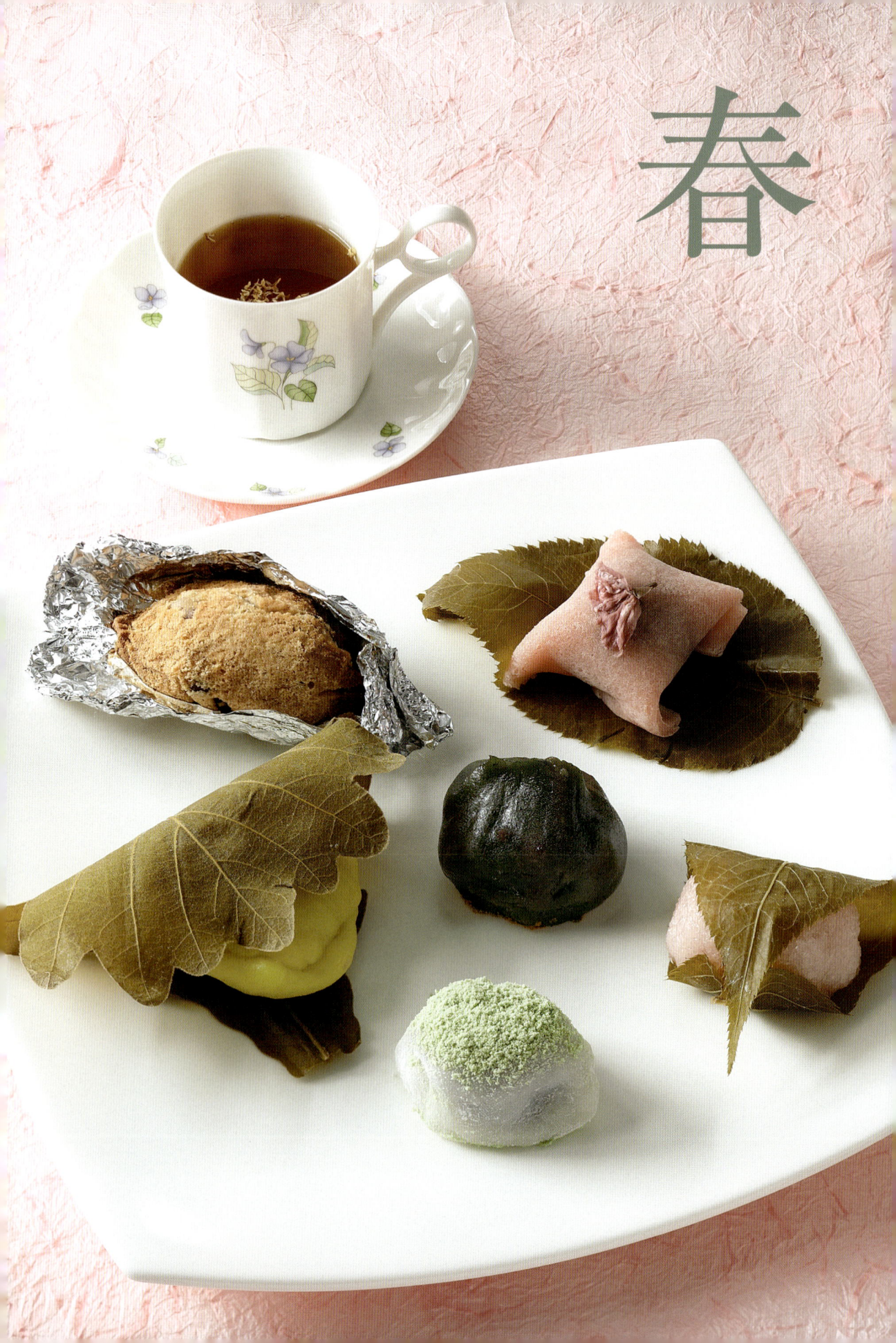

春の薬膳

春は2月の立春から立夏までの3カ月をいいます。
寒さがやわらぎ、草木は芽を出し、
新緑が出てきて、花々が鮮やかに咲きます。
動物たちも目ざめ、鶯が鳴きはじめる「鳥語花香*」の季節です。

*「鳥たちが喜んで鳴き、花が咲き誇って香りが漂う」という意。

体の変化

春は五臓のうち「肝」の働きが盛んになります。精神・情志の活動が興奮状態を招きやすく、消化機能にも影響を与えます。のんびりと楽しい気持ちで過ごすことが大切です。

春によい食薬

生姜　紫蘇　桂花(けいか)　紅茶　黒茶　黒砂糖

養生のための食薬です。温性は体をあたためます。辛味は体をあたためるとともに、気の巡りをよくし、血の流れを促進します。

- - -

にんじん　銀耳(ぎんじ)　落花生　ごま　百合　竜眼肉(りゅうがんにく)　ぶどう　牛乳　卵　枸杞子(くこし)　菊花
薄荷(はっか)　葛きり　ハブ茶　山梔子(さんしし)

涼性が体を冷やし、不安や怒りを和らげます。辛味は気の巡りをよくして血の流れを促進します。甘味は精神を安定させます。

- - -

米　長芋　かぼちゃ　いんげん　大棗(たいそう)

消化機能を守ります。

おすすめ薬膳茶

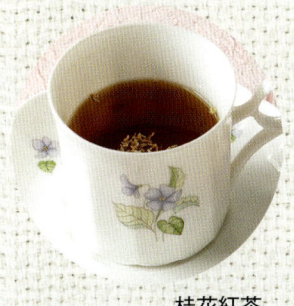

桂花 0.5g　紅茶 1g　湯 200cc

① 急須に紅茶と桂花を入れて、お湯を注いで蓋をする。
② 1分ほど蒸らしてから飲む。

茶は、1191年に栄西禅師によって中国から日本に伝えられたといわれます。春には自然界の陽気が次第に成長し、あたたかくなります。同様に体の陽気が体表に伸びやかに発散するため、体をあたためる必要があります。桂花と、発酵製法で作られた紅茶は体をあたためます。桂花には気分を明るくする効果もあります。

桂花紅茶

うぐいす餅

春告げ鳥ともいわれる鶯をかたどったお菓子。餅種の中でも「ぎゅうひ」に近く、翌日くらいまでおいしく召し上がれます。あんに松の実を加えました。きな粉は味が落ちやすいので、新しいものを使いましょう。

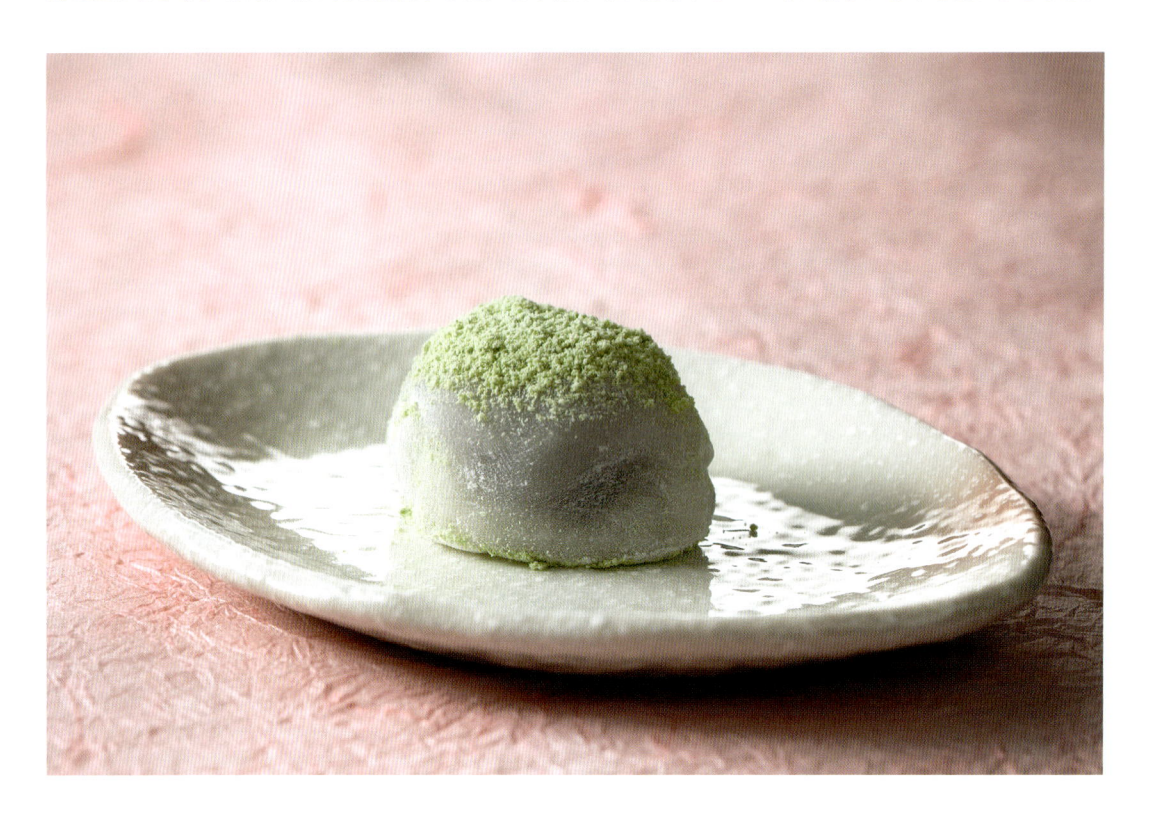

■材料　10個分

中あん
- 小豆こしあん　　250 g
- 松の実　　　　　10 g

もち粉　　　　　　70 g
砂糖　　　　　　　70 g
水　　　　　　　　70 cc
卵白　　　　　　　5 g
うぐいすきな粉　　適量

＊うぐいすきな粉は、緑色の大豆を煎ってから粉にしたもの。

■作り方

① もち粉と砂糖をよく混ぜる。水を加えて均一にし、蒸し器に入れ強火で15〜20分蒸す。
② 蒸しあがったら鍋に入れて弱火にかけ、卵白を加えてよく練る。
③ きな粉の上に取り出し、10等分にする。
④ 中あんを作る。松の実を軽くから煎りして刻み、小豆こしあんに混ぜる。10等分して丸める。きな粉を手粉にして生地であんを包み、うぐいすの形にする。
⑤ 茶こしで上からきな粉をかける。

薬膳ポイント

- 松の実は体をあたためると同時に肺と大腸を潤し、便通を順調にします。
- 中あんに使う小豆は平性を持ち、甘味と酸味があります。心と小腸に入りやすく、排尿によって体内に溜まっている余分な水分をとり除きます。
- きなこの原料である大豆は、平性で甘味があり、脾・胃・大腸に入りやすく、胃腸を補益し、利尿作用があります。
- もち米から作るもち粉は、体をあたためると同時に甘味で気力を補充し、胃腸を丈夫にし、下痢止めの働きがあります。あわせて胃腸の虚弱による疲れ、無気力を補強し、むくみを改善します。

桜餅(一)

関東では焼き皮が一般的ですが、関西では道明寺粉を使ったこちらの桜餅が親しまれています。
道明寺粉は、戦国時代に糒(ほしいい)として携帯食に用いられたものです。あんにくるみを加えました。

■材料　10個分

中あん
　白あん　　　　200 g
　くるみ　　　　 10 g
　桜の花　　　　適量
ⓐ　道明寺粉　　70 g
　　水　　　　105 cc
ⓑ　砂糖　　　　45 g
　　水　　　　 35 cc
　　着色料赤　　適量
桜の葉　　　　 10 枚
手蜜　　　　　 適量

＊桜の花は、3～5分咲きの八重桜を塩漬けにしたあと梅酢に漬けたもの。桜の葉は、若葉のやわらかいものを塩漬けにしたもの。

＊手蜜は、水100 ccに寒天1 gを入れて煮溶かし、砂糖100 gを加えて煮あげたもの。

■作り方

① ⓐの道明寺粉に水105ccを加えて混ぜ、30分置く。
② ⓑの砂糖と水35 ccを鍋に入れて煮立て、桜色に着色する。①を加えて加熱し、20～30分休ませる。
③ 白あんにから煎りしてあらみじんに切ったくるみと、軽く塩を抜いた桜の花を刻み入れ、10等分して丸める。
④ 手蜜をつけながら②を10等分し、中あんを包む。
⑤ 軽く水洗いして水気をとった桜の葉で包み、仕上げる。

薬膳ポイント

・くるみは温性で体をあたため、腎を補います。
・中あんの白あんはいんげん豆です。いんげん豆は平性で、甘味があります。脾・胃に入り、胃腸を補益し、余分な水分をとります。
・道明寺粉はもち米から作られたもので、体をあたためると同時に甘味で気力を補充し、胃腸を丈夫にします。胃腸の虚弱による疲れ、無気力、食欲不振などの症状を改善します。

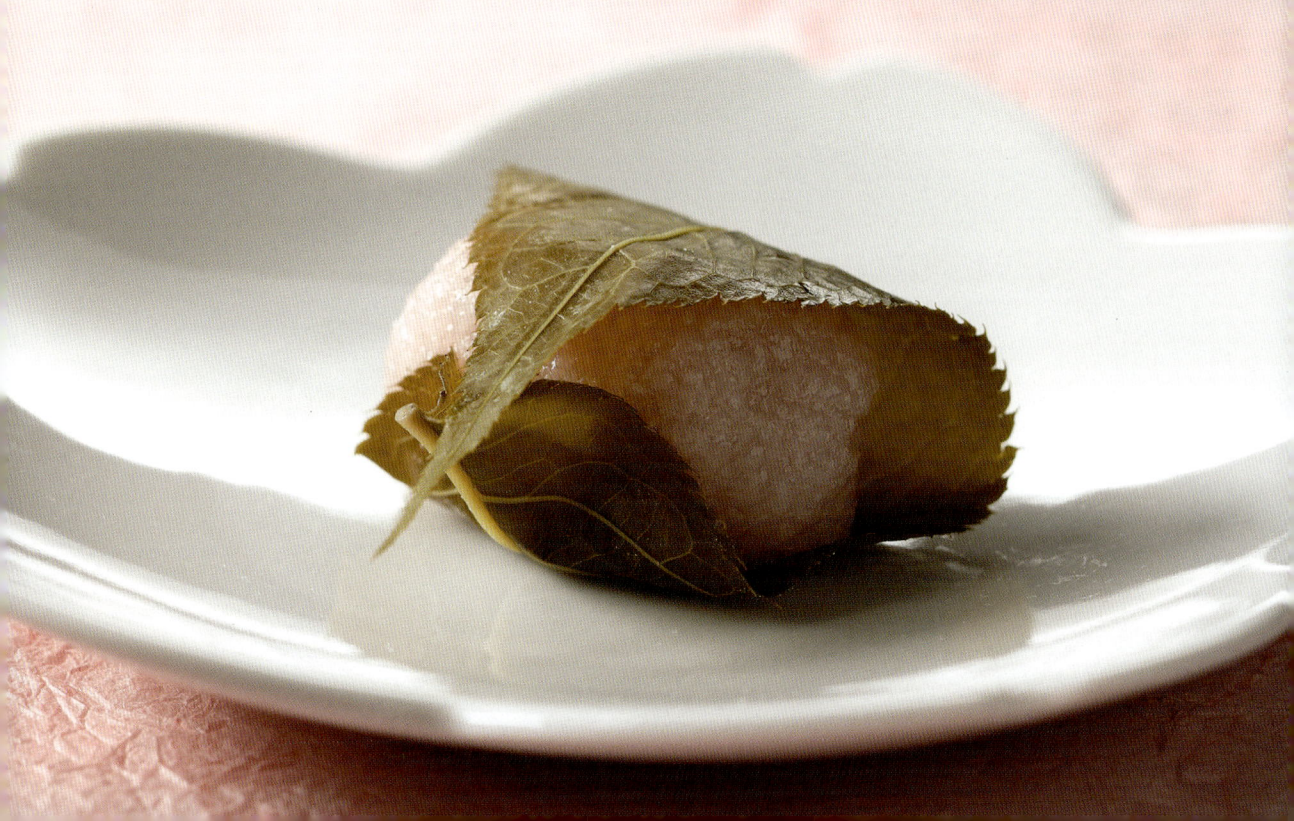

春

桜餅(二)

八代将軍吉宗の都市計画により、隅田川の岸に桜の木が植えられました。向島長命寺の門前にある山本屋が、この葉を利用した桜餅を考案したといわれています。あんには大棗を加えました。

■材料 10個分

- 中あん
  - 小豆こしあん　　200 g
  - 大棗　　　　　　6 個
- 小麦粉　　　　　　70 g
- 紅麹　　　　　　　2 g
- もち粉　　　　　　10 g
- 砂糖　　　　　　　40 g
- 水　　　　　　　　120〜130 cc
- ⓐ ごはん　　　　　45 g
  　水　　　　　　　150 cc
- 桜の葉　　　　　　10 枚
- 桜の花　　　　　　適宜

■作り方

① ⓐのごはんに水150 ccを加えて煮て、70〜80 gのかゆ状にし、裏ごしして冷ます。水120〜130 ccの半分くらいを入れる。
② 小麦粉、紅麹、もち粉、砂糖を一緒にふるい、①に加えて混ぜる。
③ 残りの水を入れる。
④ ホットプレートを熱し、15 cm×7 cmの薄い小判型に焼く。
⑤ やわらかく煮た棗肉をとり、あんに混ぜる。あんを丸め、④で巻いて桜の葉で包む。

＊写真のように包んで桜の花を飾ってもよい。その場合は皮を直径12〜13 cmの丸型に焼く。

薬膳ポイント

・大棗は胃腸をあたため、気血を補い、精神を安定させます。ごはん(米)は平性より温性に偏っていて、甘味で気力を補充し、胃腸を丈夫にする働きがあります。あわせて体の虚弱による顔色の蒼白、元気がない、疲れ、無気力、貧血気味、精神不安、下痢などの症状を改善します。

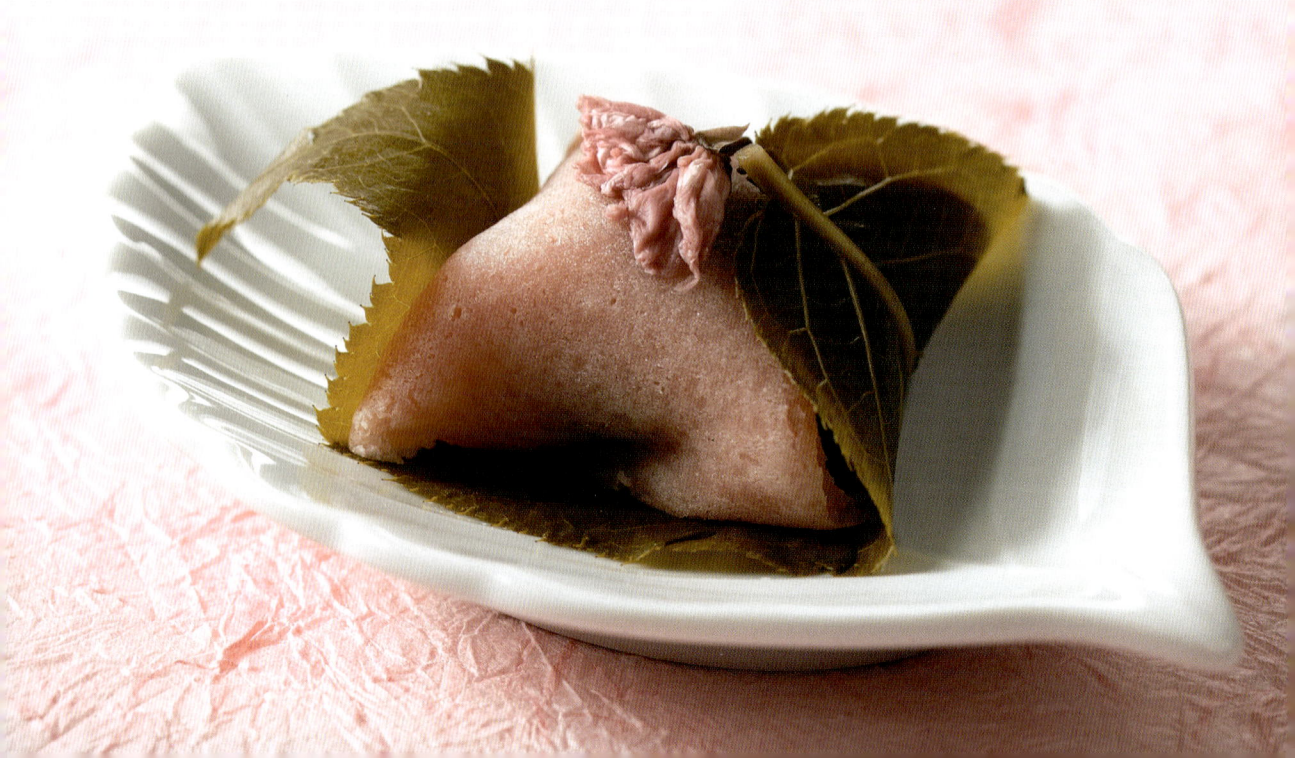

ホイルケーキ

洋菓子のアレンジです。生地にあんと干しぶどう、竜眼肉を加え、食べやすいようにホイルケーキにしました。焼き菓子は、1200年ごろからイギリスで作られているといわれています。

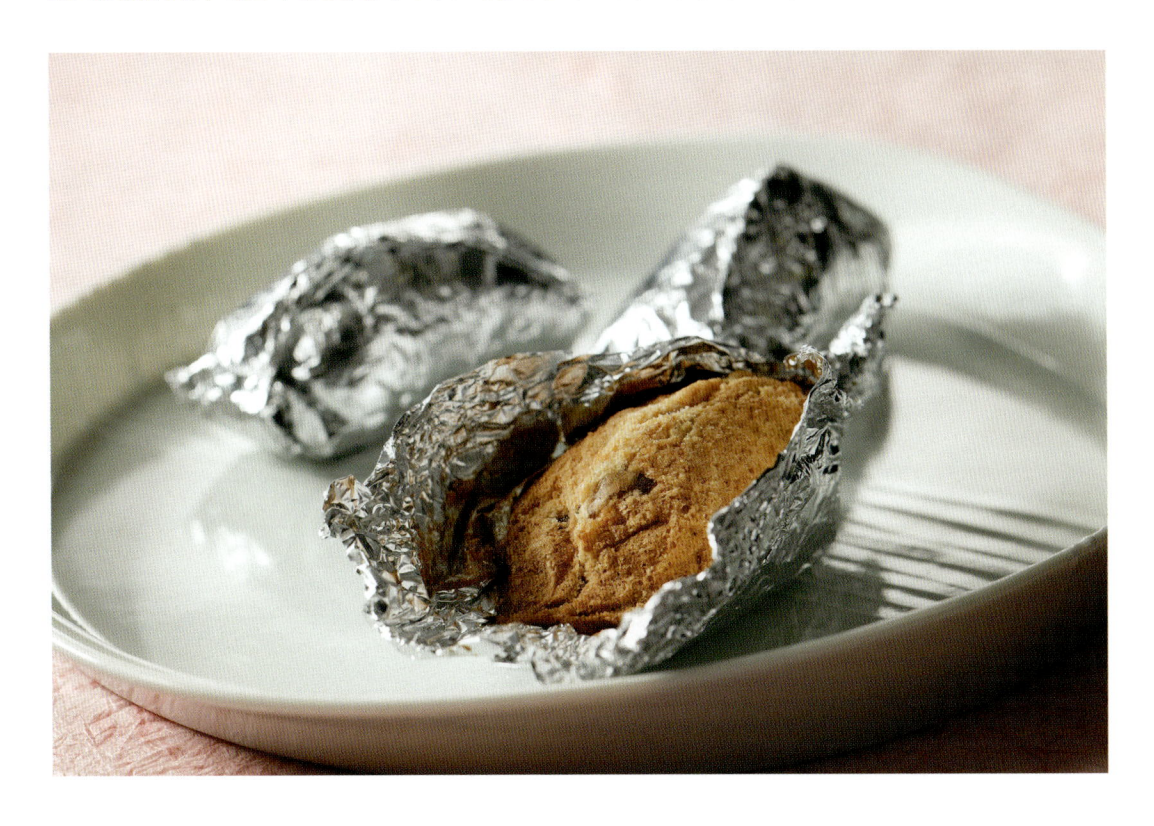

■材料　10個分

白あん	100 g
卵	1個
砂糖	45 g
バター	15 g
生姜汁	10 g
小麦粉	100 g
コーンスターチ	10 g
B. P.	2 g
甘納豆	100 g
竜眼肉	20 g
干しぶどう	30 g

■作り方

① 卵と砂糖を混ぜ、バターを加えて湯せんにかける。生姜汁、白あんも入れて均一にする。
② 小麦粉、コーンスターチ、B. P. を一緒にふるい、冷ました①に入れ混ぜる。
③ 竜眼肉を戻してあらく刻み、干しぶどう、甘納豆とともに②に入れて混ぜる。
④ アルミホイルに薄くバター（分量外）を塗って、③を10等分してのせ、包む。
⑤ 180℃のオーブンで20分焼く。

薬膳ポイント

- ぶどうは平性で甘味・酸味があり、南国の果物である竜眼肉は温性で甘味があります。ともに血を補い、血の虚弱のめまい・精神不安・動悸、疲れを改善します。
- 小麦粉と卵は体を潤し、虚熱をとります。

草餅

体をあたため、邪気を払うといわれるよもぎは、その香気とともに春の訪れを告げる食べ物として親しまれてきました。

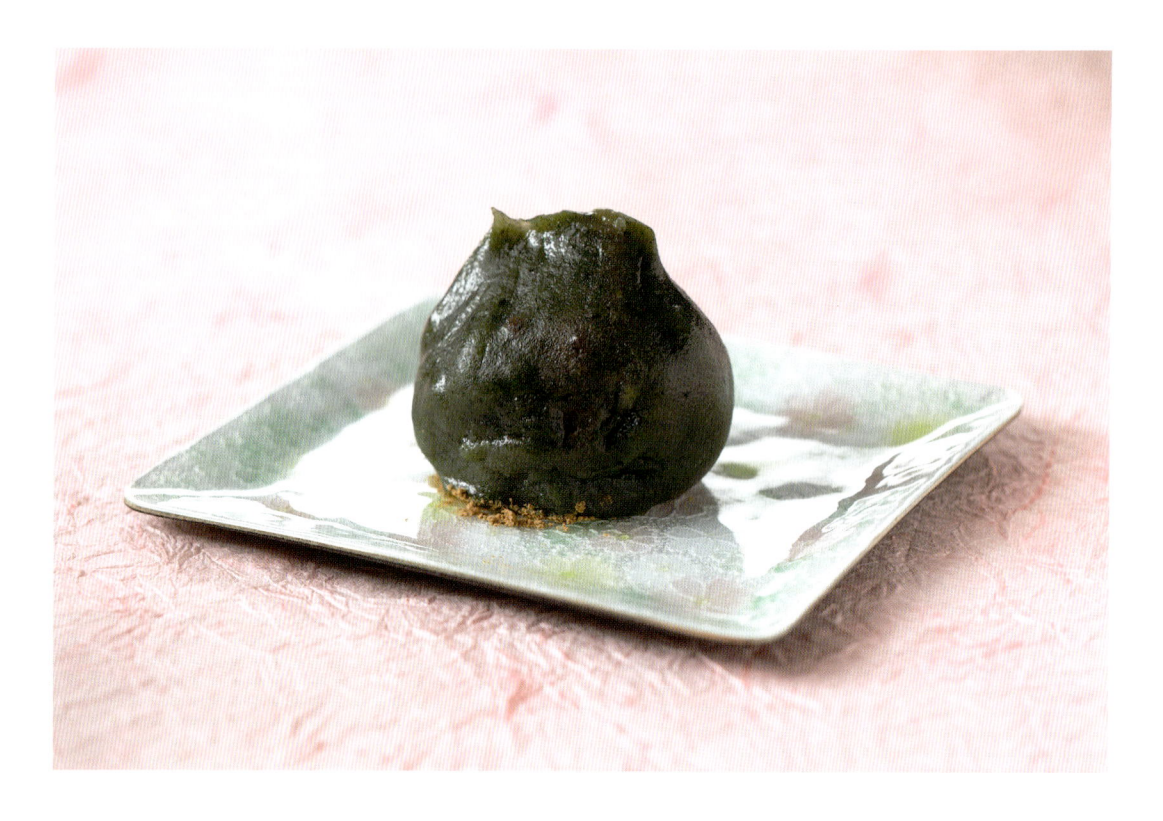

■材料　10個分

中あん
- 小豆粒あん　　350 g

上新粉　　　　　70 g
もち粉　　　　　30 g
乾燥よもぎ　　　 5 g
砂糖　　　　　　70 g
水　　　　　　　90 cc
きな粉　　　　　適量

■作り方

① 上新粉、もち粉、砂糖をボウルに入れ、水を加えて混ぜる。
② 乾燥よもぎは、ひたひたになるくらいの水につけてふやかす。
③ ①と②を別々に蒸し器に入れ、15～20分蒸す。よもぎは5分で取り出す。
④ 蒸しあげた生地をボウルに入れてよくこね、よもぎを加えてさらに混ぜて均一にする。
⑤ 生地とあんをそれぞれ10等分にして生地であんを包み、底にきな粉をつけて仕上げる。

薬膳ポイント

- 食薬では艾葉（がいよう）というよもぎは、体をあたためるお灸の原料です。温性で辛味と苦味があり、肝・脾・腎に入りやすく、体をあたためて冷えをとり、痛みを緩和する働きがあります。
- 米で作った上新粉は平性で甘味があり、もち米で作ったもち粉は体をあたためます。あわせて気力を補充し、胃腸を丈夫にし、疲れ、無気力を補強し、むくみ、下痢を改善します。

柏餅

端午の節句には古来粽(ちまき)が用いられていましたが、寛文年間に江戸を中心として柏餅が定着しました。熱をとり、気分を安定させる山梔子を加えています。

■材料　10個分

中あん
　小豆こしあん　　200 g
上新粉　　　　　　120 g
もち粉　　　　　　 45 g
小麦粉　　　　　　 15 g
片栗粉　　　　　　 15 g
上南粉　　　　　　 7 g
薬汁
　湯　　　　190〜200 cc
　山梔子　　　　　　1個
柏の葉　　　　　　 10枚

■作り方

① ボウルに上新粉、もち粉、小麦粉、片栗粉、上南粉を入れて混ぜ合わせる。
② 湯に山梔子を入れて煮出し、こして薬汁をとる。①に入れて混ぜ、蒸し器に入れ強火で15分蒸す。
③ 蒸しあがったらボウルにとりまとめて、ふきんで包み、さらになめらかにする。
④ 中あんを10等分して丸め、少し長く形を整えておく。
⑤ ③を10等分して丸め、長小判型にのばしてあんを包む。
⑥ 蒸し器に並べて5分蒸して冷まし、柏の葉で包む。

薬膳ポイント

・山梔子（くちなし）は寒性で、清熱の効果があります。精神不安や怒りを和らげます。

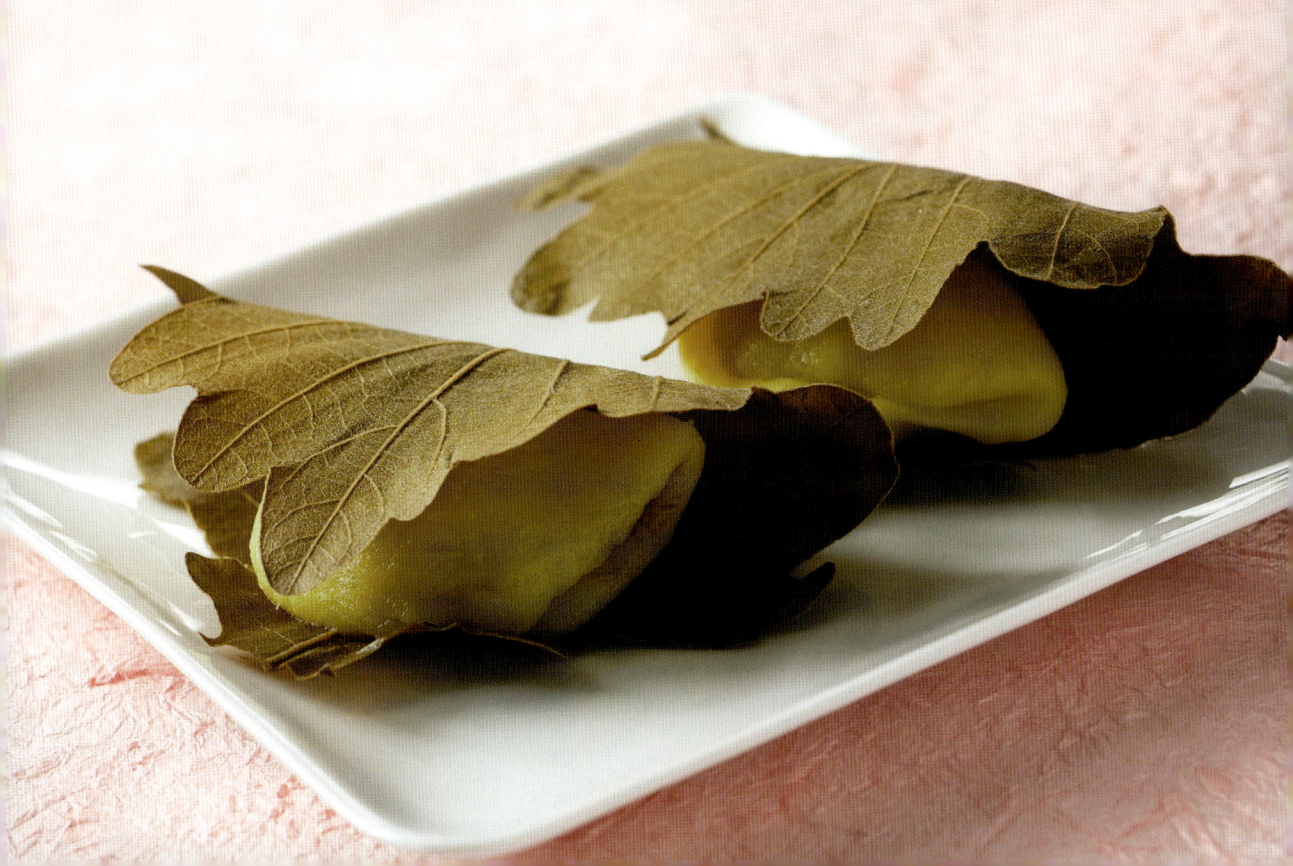

春

梅雨

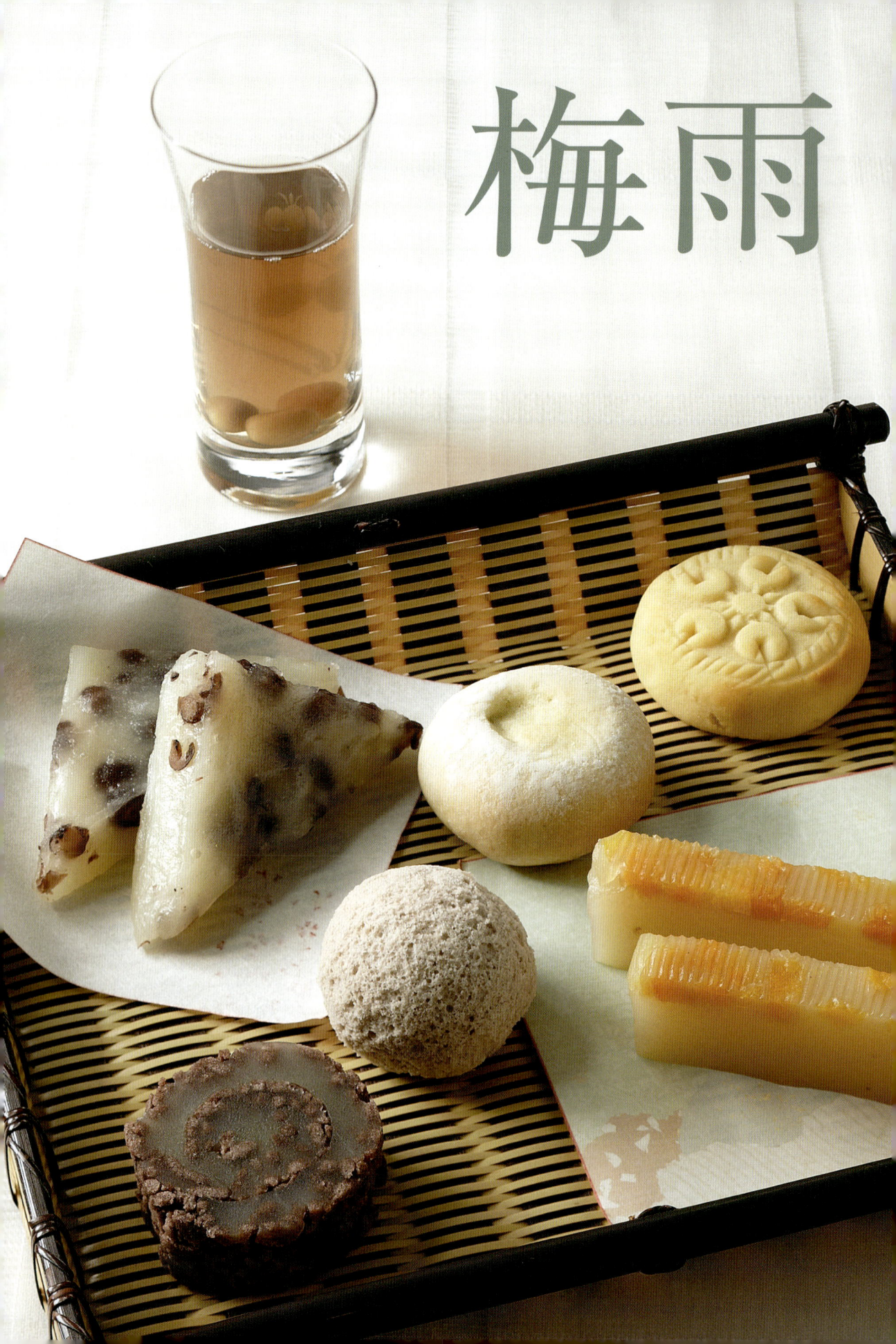

梅雨の薬膳

日本の西部と長江流域では、夏の芒種から梅雨に入ります。
「黄梅時節家家雨、青草池塘処処蛙*」といわれるように、
梅の実が熟す雨の季節で、
かまきりやほたるが雨を受けて生まれ出てきます。

*「雨が降り、梅が黄色に色づく。池の草は緑になり、蛙の鳴き声が聞こえる」という意。

体の変化

梅雨の季節には、消化系である脾胃の働きが活発になります。蒸し暑さから、冷たいもの、甘いもの、生もの、水分を多くとるため、脾胃の疲れが出て、食欲不振、疲れやすい、やる気が出ないなどの症状が現れます。温性、甘味で益気健脾の作用がある食材や中薬を用いますが、甘味のものは湿が溜まりやすいので分量には注意が必要です。芳香類の行気利湿のものもよく用いられます。

梅雨によい食薬

生姜　紫蘇　みかん　陳皮　白豆蔲　菖蒲　ジャスミン茶　紅茶　黒茶　玫瑰花

養生のための食薬です。温性は湿を乾燥させ、芳香は香によって湿を乾燥させます。辛味は気の巡りと血の流れを促進し、湿を運んで排泄させます。

大麦　葛根　ハブ茶　山梔子　緑豆　小豆　大豆　そら豆　薄荷

暑さ対策になる食薬です。涼性は体を冷やし、平性は利尿作用により湿を排泄します。甘味が精神を安定させます。

米　そば　はと麦　長芋　かぼちゃ　いんげん　大棗　茯苓

消化機能を守る働きのある食薬です。

おすすめ薬膳茶

大豆20g　煎茶3g　水500cc

① 大豆を500ccの水に1時間つけ、豆がやわらかくなるまでゆっくりと煮て煮汁をとる。
② 急須に煎茶を入れて①の煮汁を注ぎ、大豆も加える。茶と一緒に大豆を食す。

煎茶は茶葉を煎じてから飲むもので、本来の茶の飲み方です。この薬膳茶は、漢の時代に茶を煮て飲んでいたのと似た飲み方で、煎茶よりも体をあたためてくれます。大豆は利尿と同時に健脾益胃の働きがあり、湿度の高い季節にぴったりの薬膳茶です。

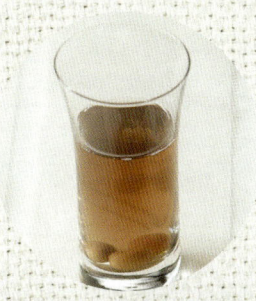

大豆煎茶

桃山 ももやま

ほっくりとやさしい食感の焼き菓子です。この風合いが茶人に好まれ、京都の地名にちなんで「桃山」の銘がついたといわれています。余分な水分を排泄させるとうもろこしの粉を加えました。

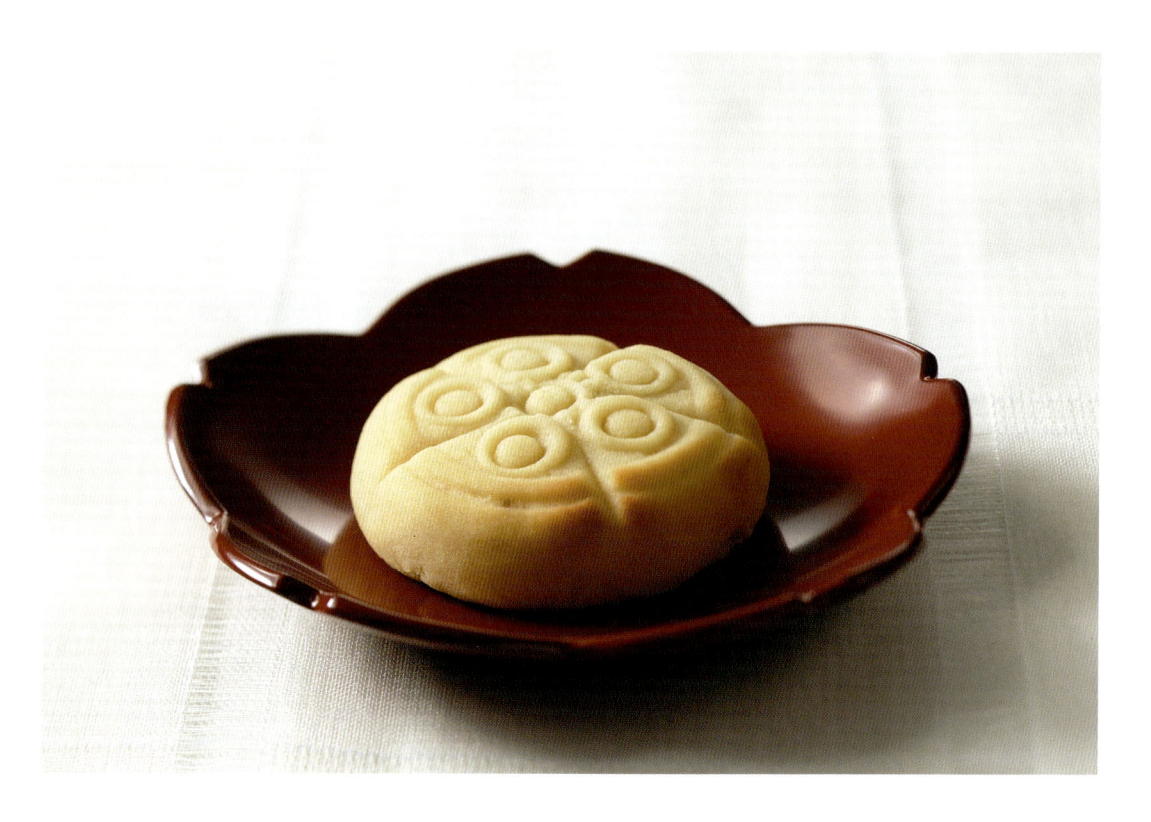

■材料　10個分

中あん
　小豆こしあん　　　50g
　白あん　　　　　　50g
　とうもろこし粉　　6g
　熱湯　　　　　　10cc
白あん　　　　　　350g
ゆでた卵黄　　　　2個
砂糖　　　　　　　15g
生の卵黄　　　　　10g
寒梅粉　　　　　　8g
水あめ　　　　　　7g
みりん　　　　　　7g

■作り方

① 白あん350gを電子レンジで3分くらい加熱して、水分をとばす。
② ゆでた卵黄の裏ごしと砂糖を混ぜ、①に加えて混ぜ合わせる。
③ 寒梅粉を加えて混ぜ、生の卵黄も入れる。
④ 水あめとみりんをよく混ぜて③に入れる。
⑤ 中あんをつくる。小豆こしあん、白あん、熱湯で練ったとうもろこし粉を混ぜ、10等分して丸める。
⑥ ④を10等分して中あんを包み、形をととのえる。身近にあるものでスタンピングする。
⑦ みりん（分量外）を塗って200℃のオーブンで7～8分焼く。

薬膳ポイント

・とうもろこしは平性で甘味があり、肝・脾・腎に入りやすく、肺と胃を補益し、熱をとり、排尿を促進します。
・もち米から作られた寒梅粉は、体をあたためると同時に甘味で気力を補充し、胃腸を丈夫にし、下痢止めの働きがあります。
・卵黄は体を潤し、血を補い、安定させる働きがあり、精神不安、貧血を緩和します。

村雨 むらさめ

朝鮮から伝来したので高麗餅という名でも知られています。関西などでは「村雨」と呼ばれることが多いようです。梅雨におすすめの健脾利湿の働きを持つはと麦を加えました。

■材料　2本分

小豆こしあん	300 g
食塩	ひとつまみ
もち粉	15 g
上新粉	20 g
白あん	300 g
はと麦	15 g
固形寒天	1/2 個
水	150 cc
砂糖	100 g

＊固形寒天 1/2 個＝粉寒天 4 g ＝棒寒天 1/2 本

■作り方

① 小豆こしあんを加熱して水分をとばし、食塩、もち粉、上新粉を入れて混ぜる。
② ふるいを通してそぼろを作り、乾かす。
③ 箸を使って紙の上に 20 cm×18 cm の大きさになるよう広げる。軽くおして紙ごと蒸し器に入れ 10〜15 分蒸す。
④ やわらかく煮たはと麦をつぶして白あんに混ぜる。
⑤ 寒天を水 150 cc で煮溶かして砂糖を加え、④を入れる。ようかんを練り、熱いうちに③に流す。
⑥ かたまりかけたら巻いて冷ます。

梅雨

薬膳ポイント

・はと麦は、余った水を排泄し、胃腸の働きを高めます。
・もち粉は体をあたためると同時に甘味で気力を補充し、胃腸を丈夫にするので、胃腸の虚弱による疲れ、無気力、食欲不振を改善します。
・米で作った上新粉は平性で甘味があり、もち粉とともに気力を補充し、胃腸を丈夫にし、疲れ、無気力を補強し、むくみ、下痢を改善します。

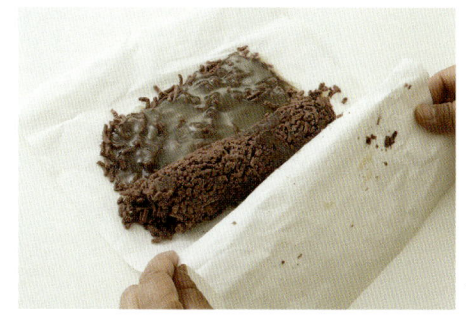

ようかんがかたまりかけたところを巻いていく。

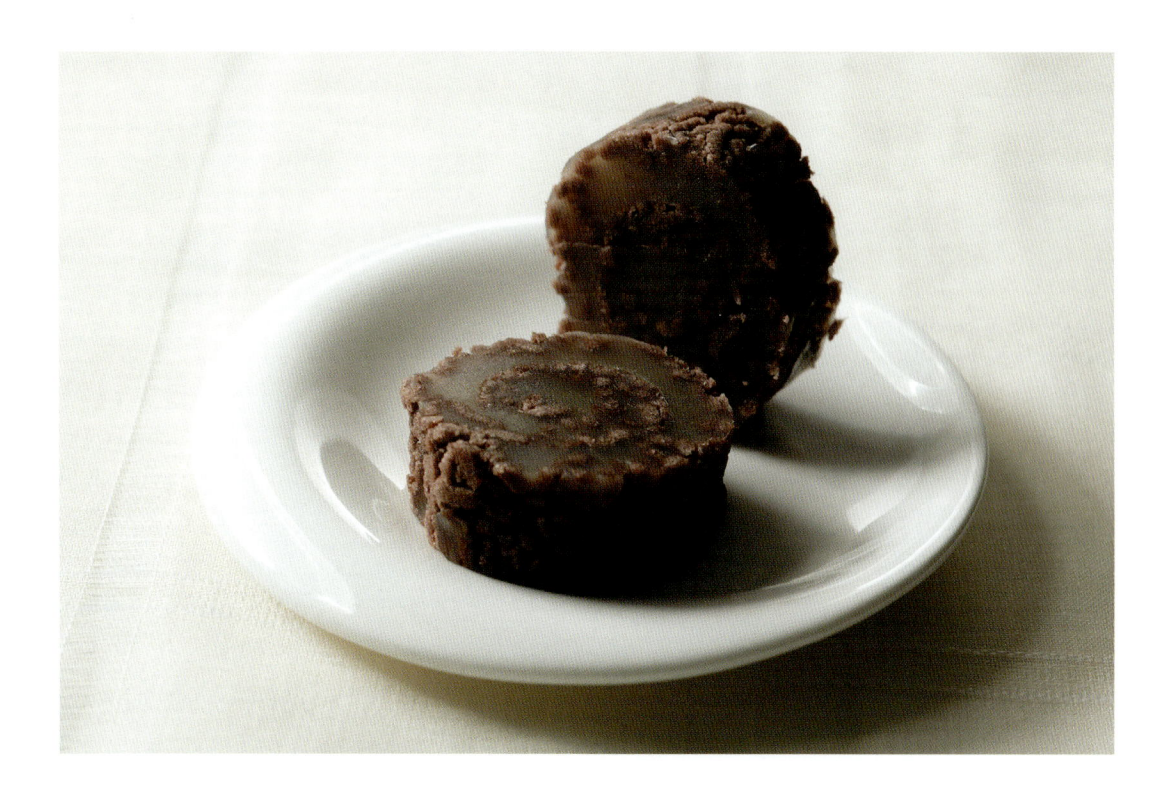

水無月 みなづき

氷室から切り出した氷をイメージして作られたお菓子です。京都では6月の暑気払い（水無月祓い、名越の祓い）として愛されてきました。西太后の好物・茯苓夾餅の材料である茯苓粉を加えています。

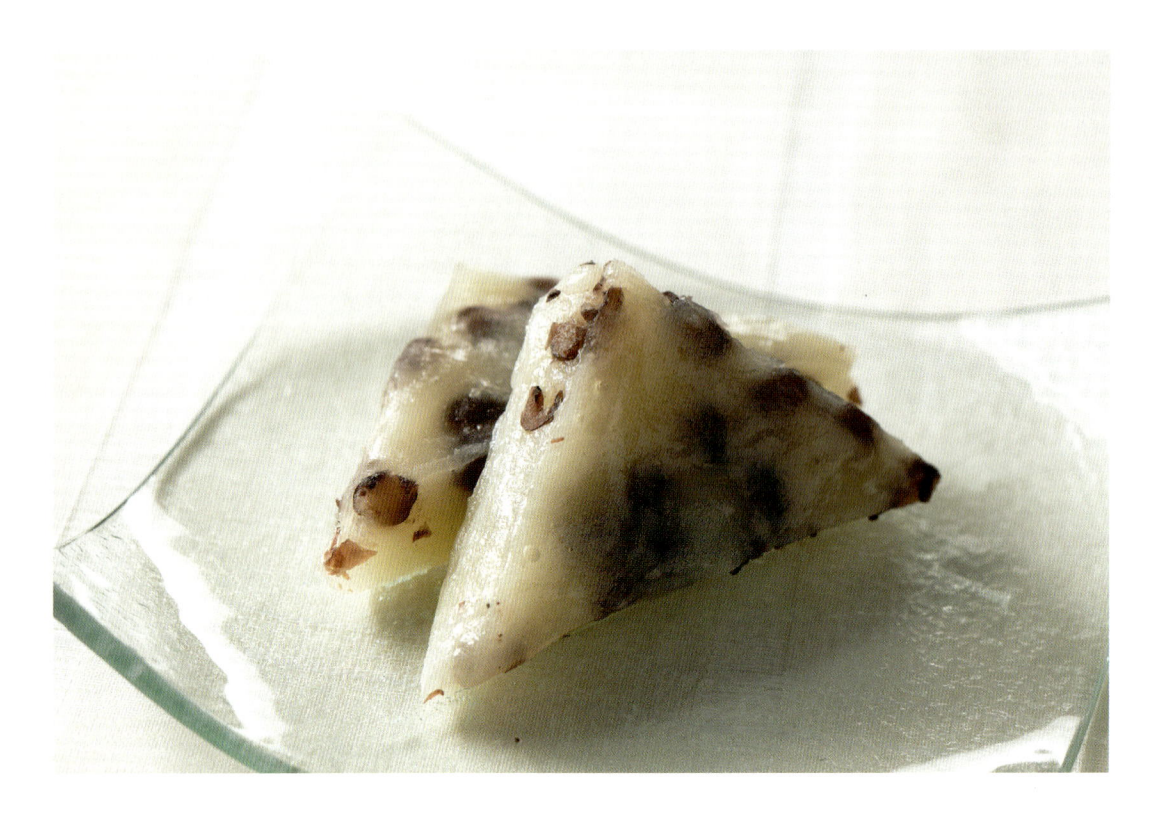

■材料　18cm角

- ⓐ 砂糖　　　　55 g
- 　水　　　　　100 cc
- ⓑ 白玉粉　　　27 g
- 　くず粉　　　20 g
- 　水　　　　　220 cc
- ⓒ 砂糖　　　　160 g
- 　上用粉　　　75 g
- 　茯苓粉　　　10 g
- 　小麦粉　　　50 g
- かのこ大納言　100 g

■作り方

① ⓐの水100 ccを沸騰させて砂糖55 gを溶かし、あら熱をとっておく。
② ⓑの白玉粉に水を少しずつ加えて練り、くず粉も入れて、なめらかにする。
③ ②に①を入れて混ぜる。
④ ⓒの砂糖160 g、上用粉、茯苓粉、小麦粉を一緒にしてふるい、③に入れて混ぜる。
⑤ ④の1/5を別容器にとり、残りを湯せんにして少しとろみをつける。
⑥ 角枠にクッキングシートを敷いて⑤を流し、蒸し器で7分蒸してかのこ大納言を散らす。
⑦ 別容器にとった1/5の種を流し、さらに10分蒸す。
⑧ 蒸し器から出して冷まし、切り分ける。

薬膳ポイント

- 平性で甘味の茯苓粉を加えることで余分な水を排泄し、脾胃の機能を高め、精神を安定させます。
- 平性の上用粉と温性の白玉粉はどちらも甘味を持ち、体をあたためると同時に気力を補充し、胃腸を丈夫にします。
- 涼性の小麦粉とくず粉は、熱をとり、精神を安定させます。
- かのこ大納言（小豆）は平性で甘味と酸味があり、心と小腸に入りやすく、排尿により体内の余分な水分をとり除きます。

おぼろまんじゅう

蒸しあがったまんじゅうの皮をむいたお菓子です。見た目がふんわりとやさしいことから、この名がついたのでしょう。水分排泄の働きを持つ豆類とはと麦粉を使います。

■材料　10個分

中あん
　煮た蚕豆　　　150 g
　白あん　　　　150 g
　抹茶　　　　　　1 g
小麦粉　　　　　 30 g
はと麦粉　　　　 20 g
小豆こしあん　　 50 g
砂糖　　　　　　 40 g
卵白　　　　　　 12 g
B. P.　　　　　　 2 g

■作り方

① 卵白に砂糖を加えてすり混ぜ、小豆こしあんを少しずつ入れて混ぜる。
② 小麦粉、はと麦粉、B. P. を一緒にふるい、①に入れて混ぜる。
③ 中あんを作る。やわらかく煮た蚕豆をつぶしたものと白あん、抹茶を混ぜ合わせ、10等分して丸める。
④ 小麦粉を手粉にして②を10等分し、中あんを包む。
⑤ 蒸し器で15分蒸す。
⑥ 蒸しあがってあら熱がとれたら、皮をむいて仕上げる。

薬膳ポイント

・中あんの蚕豆といんげん豆（白あん）は、ともに平性で甘味があり、脾・胃に入り、胃腸を補益し、溜まっている余分な水分をとります。
・はと麦と小豆は、健脾去湿により脾胃の働きを助けます。

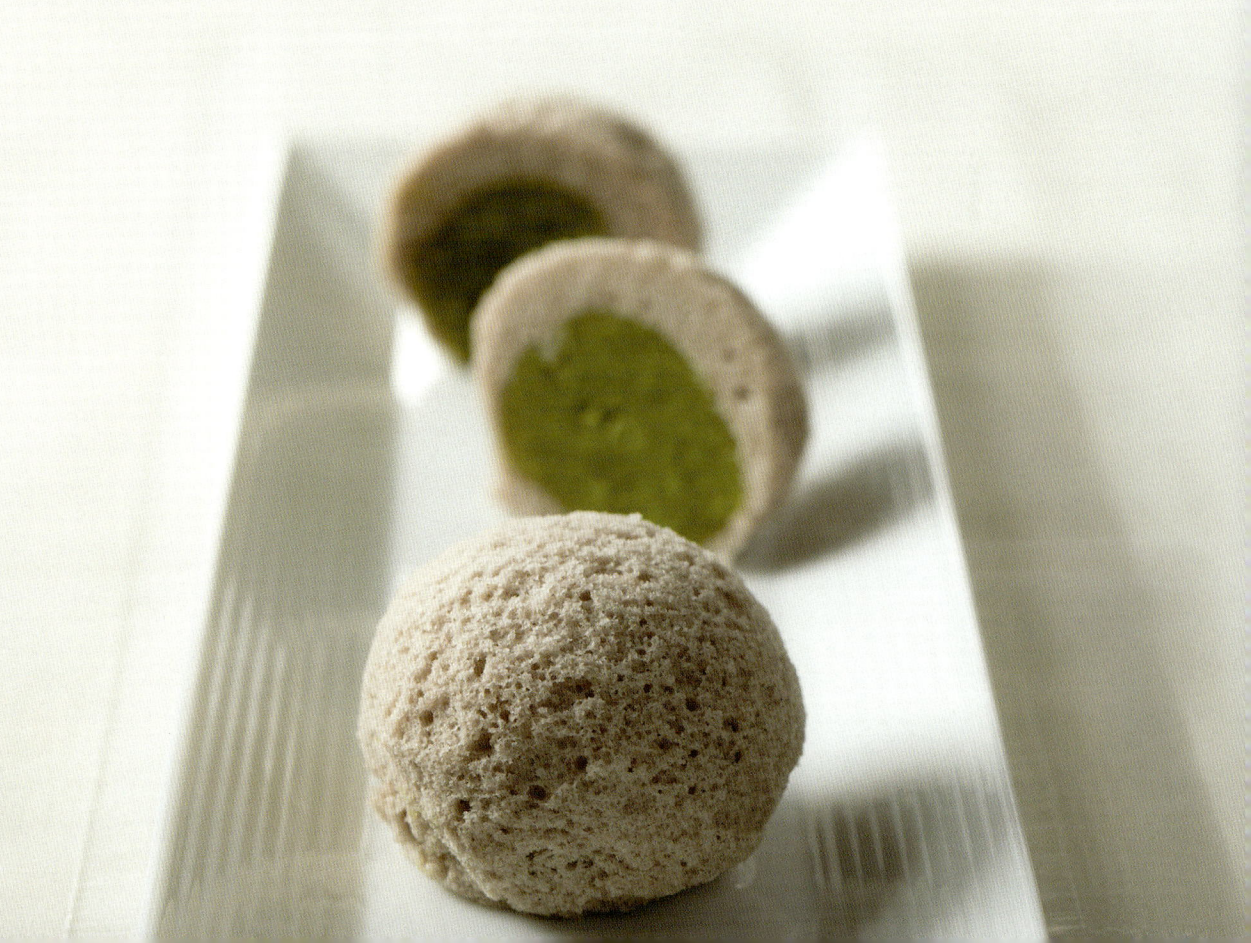

梅雨

桂花入り水ようかん

アンズと桂花を散らして、見た目もかわいらしい水ようかんを作りました。水ようかんは、寒天を使ってかためます。

■材料　流し缶1個分

固形寒天	1/2個
水	400 cc
桂花	0.3 g
砂糖	100 g
白あん	300 g
アンズ（セミドライ）	4個

＊固形寒天1/2個＝粉寒天4g＝棒寒天1/2本

■作り方

① 寒天は水につけてやわらかくし、火にかけて煮溶かす。沸騰させて桂花、砂糖を加える。
② 白あんを少しずつ加えて煮立てる。
③ ②の一部をとり、あらみじんに切ったアンズを混ぜる。
④ 流し缶に③を入れて全体に広げたあと、②を流し入れて冷やしかためる。
⑤ かたまったら出して切り分ける。

薬膳ポイント

・桂花は体をあたため、寒湿による腹部の冷えを改善します。
・アンズは肺と大腸を潤しながら気の巡りをよくし、排尿を促進して便秘を改善します。
・甘味で平性の白あんは脾・腎に入り、気を補い、脾と腎の機能を丈夫にさせ、溜まっている余分な水分を排泄します。

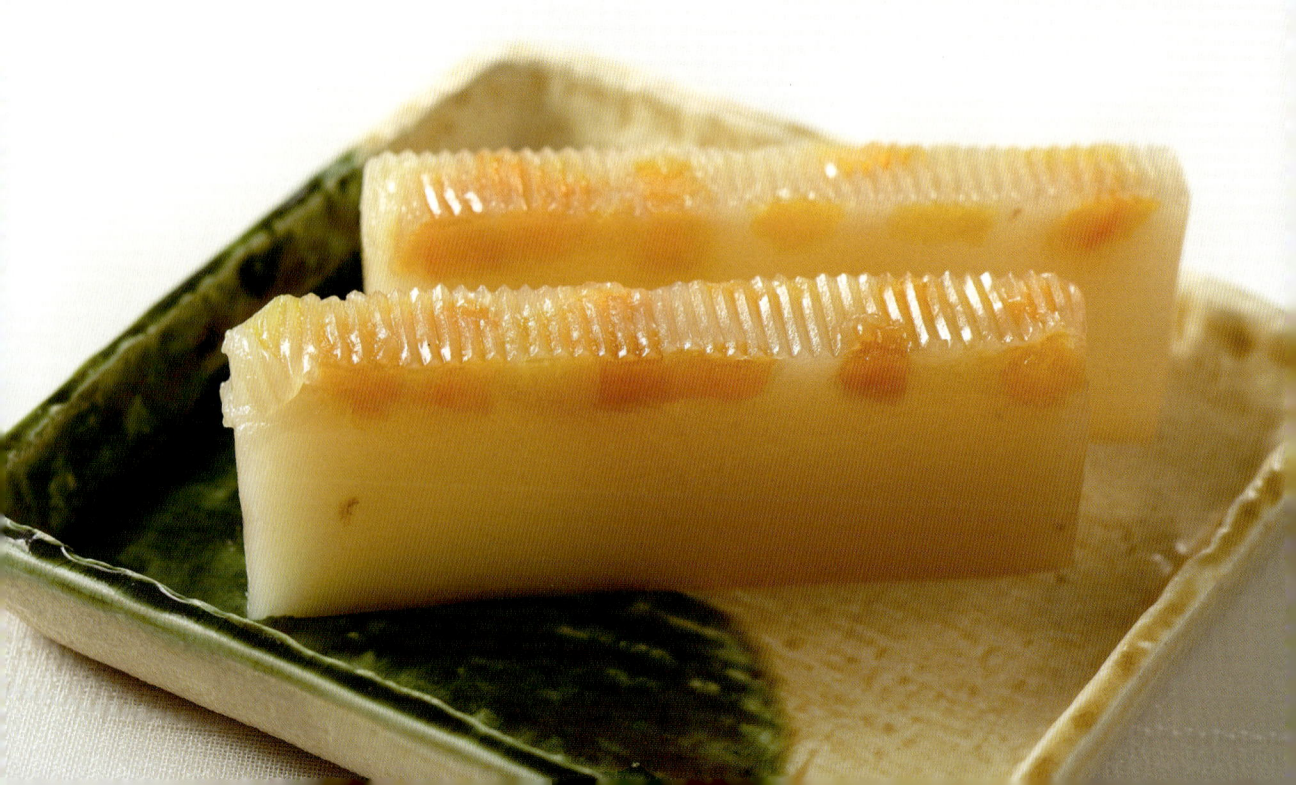

えくぼまんじゅう

えくぼは「酒窩」ともいい、かわいらしいという意味があります。縁起のよいお菓子といわれています。梅雨に欠かせない食薬である陳皮末をあんに加えました。

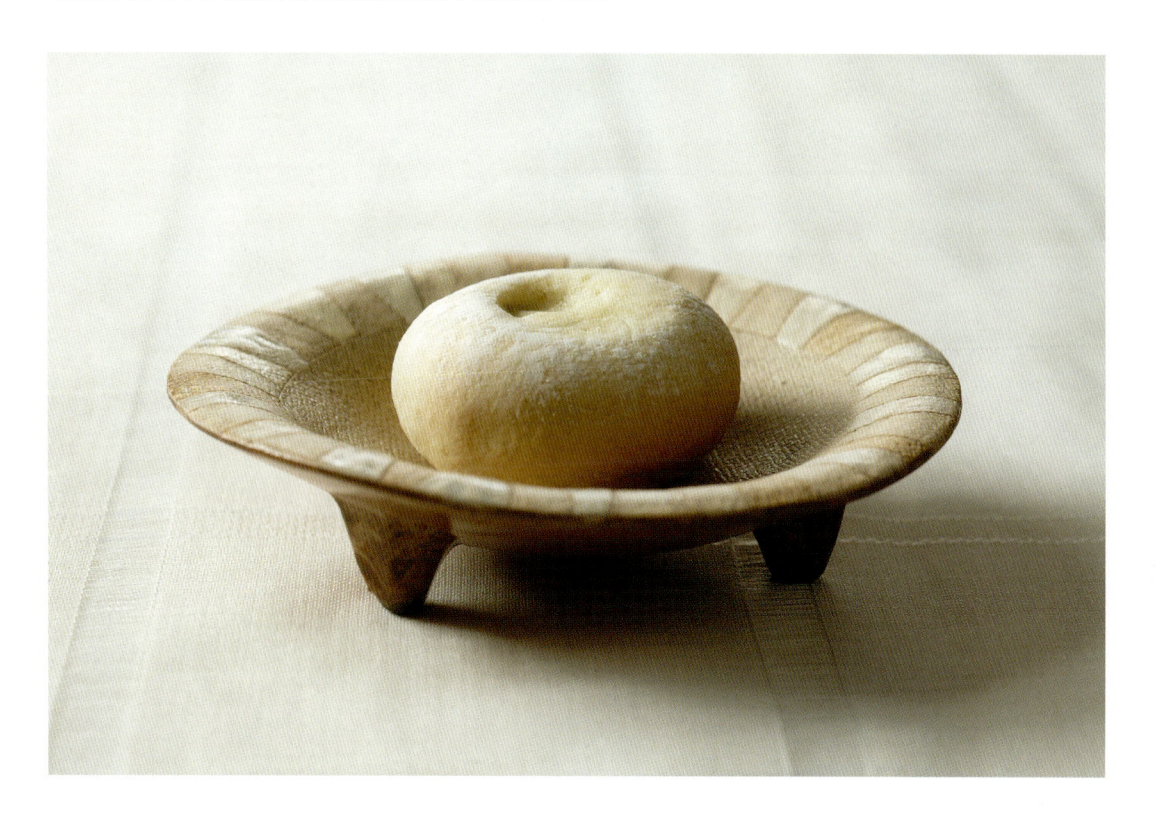

梅雨

■材料　10個分

中あん
　煮たえんどう豆　　200 g
　白あん　　　　　　100 g
　陳皮末　　　　　　0.5 g
卵　　　　　　　　　23 g
砂糖　　　　　　　　27 g
バター　　　　　　　17 g
小麦粉　　　　　　　70 g
はと麦粉　　　　　　15 g
B. P.　　　　　　　　1 g
粉糖　　　　　　　　適量

■作り方

① 卵と砂糖をよく混ぜ合わせる。バターを加えて湯せんにかけ、溶かし混ぜる。
② あら熱をとり、小麦粉、はと麦粉、B. P.を一緒にふるって入れ、混ぜる。
③ やわらかく煮てつぶしたえんどう豆と白あん、陳皮末を混ぜ、10等分にして丸める。②で包んで真ん中をくぼませ、形をととのえる。
④ ③に粉糖をふり、180℃のオーブンで12分焼く。

薬膳ポイント

・陳皮は乾燥したみかんの皮です。気の巡りをよくし、水の排泄を促進します。
・中あんのえんどう豆（グリーンピース）といんげん豆（白あん）は、ともに平性で甘味があり、脾・胃に入り、胃腸を補益して余分な水分をとります。
・はと麦は利尿作用があり、湿をとります。

夏

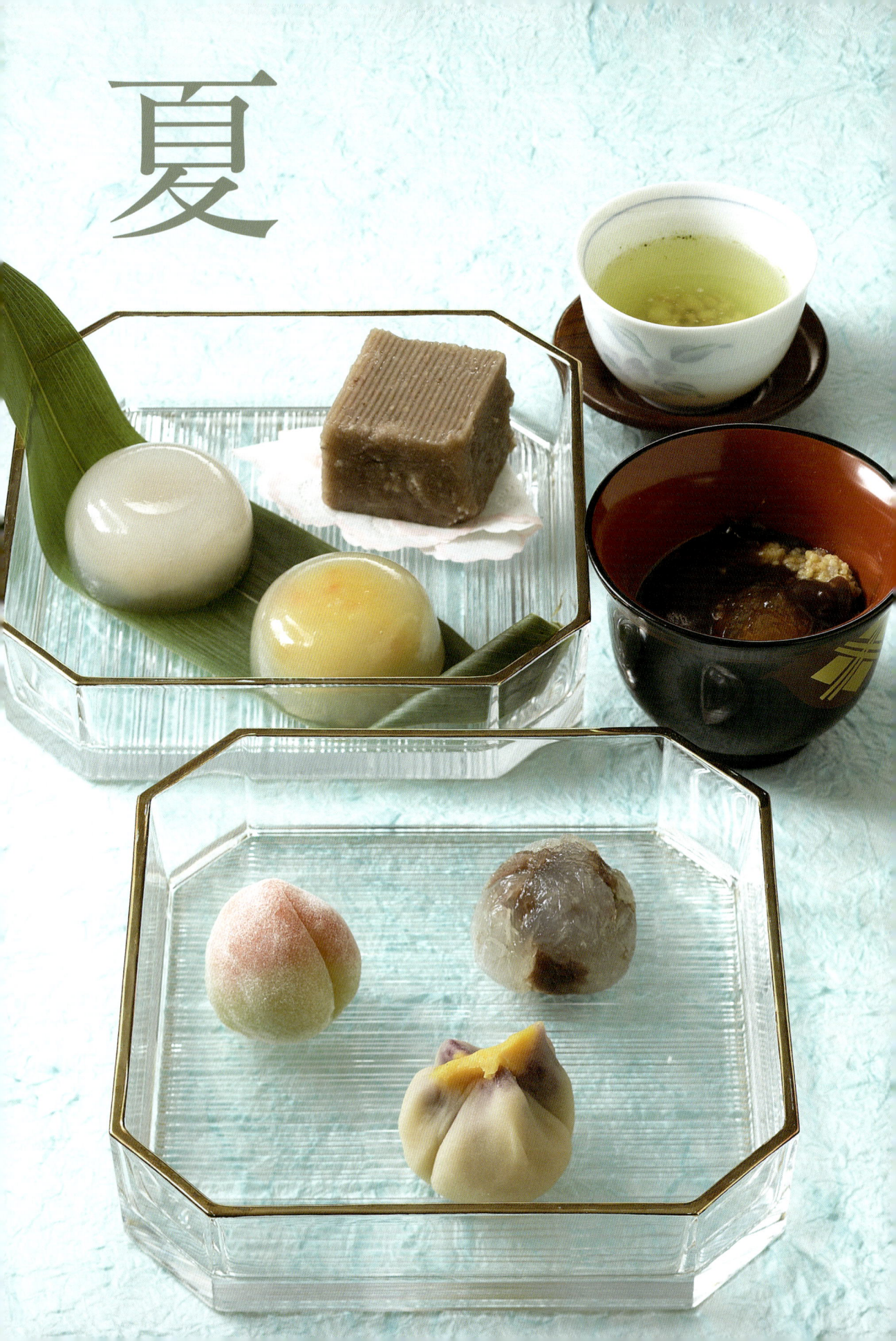

夏の薬膳

夏は立夏から立秋までの3カ月間です。
筍(たけのこ)が続々と地上に出て、梅、杏、みかんが花を咲かせて実をつけ、農作物が生長します。蛙が鳴きはじめ、ミミズが姿を現します。
にぎやかな夏は、「小荷才露尖尖角、早有蜻蛉立上頭*」といわれるように子供たちが大好きな季節です。

*「蕾になったばかりの荷の花にとんぼが立っている」という意。

体の変化

暑さにより心の働きが旺盛になります。顔が赤くなって汗をかき、心拍数が速くなり、不眠になりやすい時期です。
暑いと体の気を消耗するため、夏はスポーツを控えて昼寝をするとよいでしょう。

夏によい食薬

あわ、そば、小麦粉、緑豆(りょくず)、卵、牛乳、キウイフルーツ、すいか、バナナ、茶(かよう)、荷葉、薄荷(はっか)、菊花(きっか)、葛根(かっこん)、金銀花(きんぎんか)、淡竹葉(たんちくよう)、生地黄(しょうじおう)、麦門冬(ばくもんどう)、沙参(しゃじん)、石斛(せっこく)、玉竹(ぎょくちく)、竜眼肉(りゅうがんにく)

養生のための食薬です。涼性と寒性は暑さをとり、酸味と鹹味(かんみ)は体に水分を補給します。甘味は気・血を補給し、安定させ、のどの渇きを改善します。

おすすめ薬膳茶

はと麦15g　緑茶3g　水500cc

① はと麦を水にひと晩つけ、弱火でゆっくり煮て完全に火を通す。こして冷やしておく。
② 緑茶に①を注ぎ、ゆっくりお茶の成分を抽出する。やわらかくなったはと麦を入れて飲んでもよい。

××××××××××××××××××××××××××××××××××××

緑茶は発酵させない茶で、茶の効能である清熱、解毒、利尿の働きを持っています。はと麦(薏苡仁(よくいにん))も清熱・利尿作用があり、あわせて夏におすすめしたいお茶です。

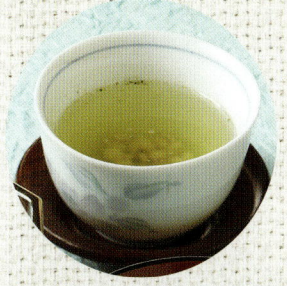

水出しはと麦緑茶

花菖蒲 はなしょうぶ

あんにつなぎを入れて練って作る、「ねりきり」といわれるお菓子です。つなぎとしてはぎゅうひ、長芋、寒梅粉を用います。夏バテの予防にかぼちゃと紫芋を加え、気力の消耗を防ぎます。

■材料　10個分

中あん
　小豆こしあん　　150 g
白あん　　　　　　300 g
紫芋　　　　　　　 25 g
かぼちゃ　　　　　 10 g
寒梅粉　　　　　　 10 g
砂糖　　　　　　　 10 g
湯　　　　　　　　 10 cc
水あめ　　　　　　 5 g

■作り方

① 白あんを電子レンジで3分加熱し、水分をとばす。
② 寒梅粉、砂糖、湯を混ぜて①に加え、よく混ぜて電子レンジで1分加熱する。
③ 水あめを加えて混ぜ、電子レンジでさらに30秒加熱する。
④ あら熱をとり、50 gを紫芋と混ぜ、10 gをかぼちゃと混ぜる。
⑤ 白、紫、黄色をそれぞれ10等分する。中あんも10等分する。
⑥ 白ねりきりで紫を包み、この生地で中あんを包む。
⑦ 中心に黄色ねりきりをおいて絹ふきんで絞り、筋目を入れて花菖蒲に形作る。

薬膳ポイント

・かぼちゃと紫芋は気力を補い、暑さによる無気力、疲れ、心悸、食欲不振を改善します。
・白あんのいんげん豆は平性で甘味があり、脾・胃に入り、胃腸を補益し、余分な水分をとります。
・中あんの小豆は平性で甘味と酸味があり、心と小腸に入り、排尿によって体内の余分な水分をとり除きます。

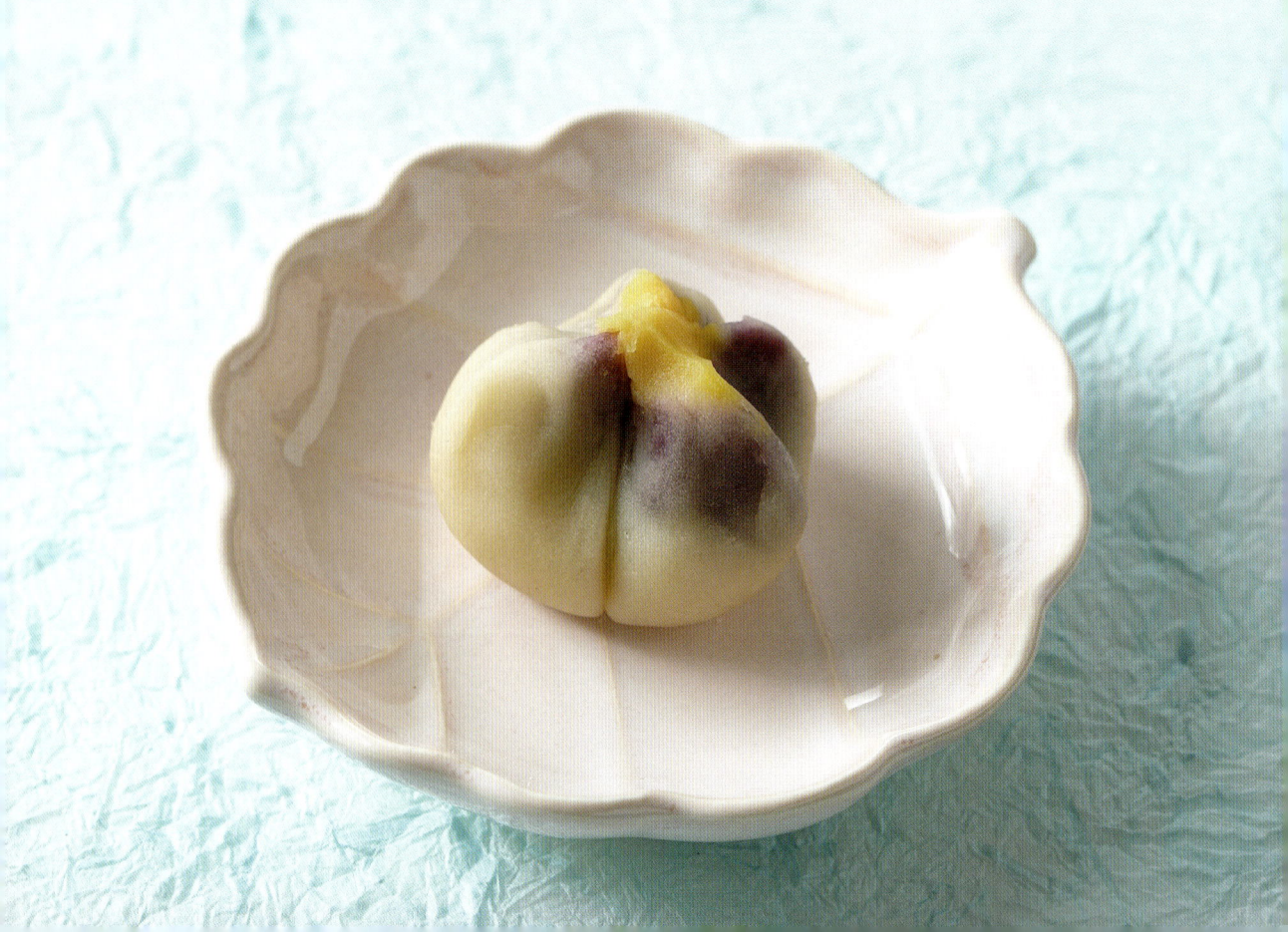

くず桜

見た目も涼やかなお菓子です。くず粉で作る菓子や料理は鮮度が大切。できたてが最も美味しいとされています。くず粉には清熱効果があり、さらに清熱解暑の働きを持つ緑豆を加えました。

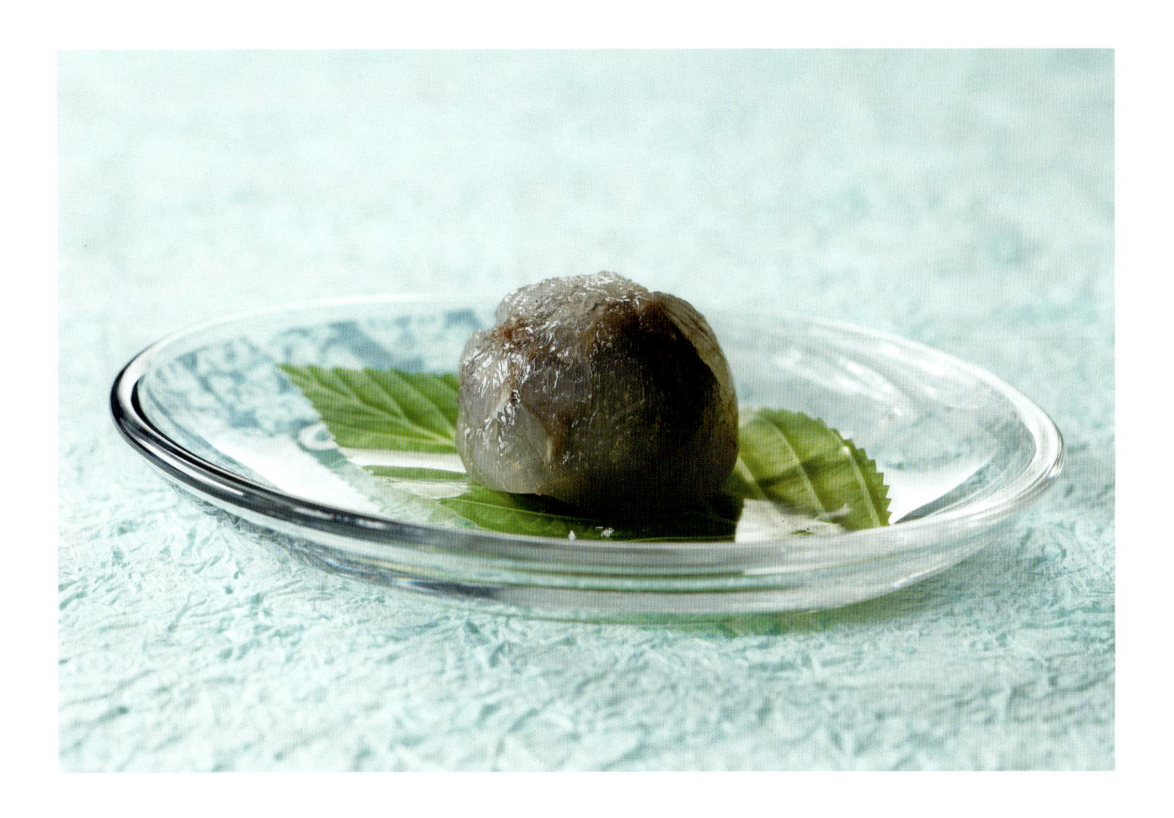

■材料　12個分

中あん
　小豆こしあん　　120 g
　煮た緑豆　　　　120 g
くず粉　　　　　　 50 g
水　　　　　　　　250 cc
砂糖　　　　　　　100 g

■作り方

① くず粉に水を加えて溶かし、砂糖も入れて溶かす。
② ①の1/5を残し、4/5を鍋に入れて火にかけ、のり状に練る。
③ 半透明になったら火を止めて、残した1/5を加え、混ぜる。12等分して水に入れる。
④ 煮てつぶした緑豆を、小豆こしあんと混ぜて12等分し、③で包む。
⑤ ラップに包んで蒸し器で10分蒸す。
⑥ 氷水に入れて冷やす。

薬膳ポイント

・緑豆は心と胃に入りやすく、涼性で夏の暑熱をとり、解毒作用があります。また、甘味で口渇を改善するため、緑豆茶、緑豆スープ、緑豆がゆ、緑豆ゼリー、緑豆ようかんなど、夏によく利用される食薬です。
・くず粉は中薬である葛根からとったでんぷんですので、涼性で甘味があり、熱をとります。

水まんじゅう

夏の定番のお菓子です。水まんじゅうの素は寒天をベースにした凝固剤で、でんぷんの老化がなく美味しさが長持ちします。冷凍保存も可能です。寒性の性質を持つ貴重なサフランを使います。

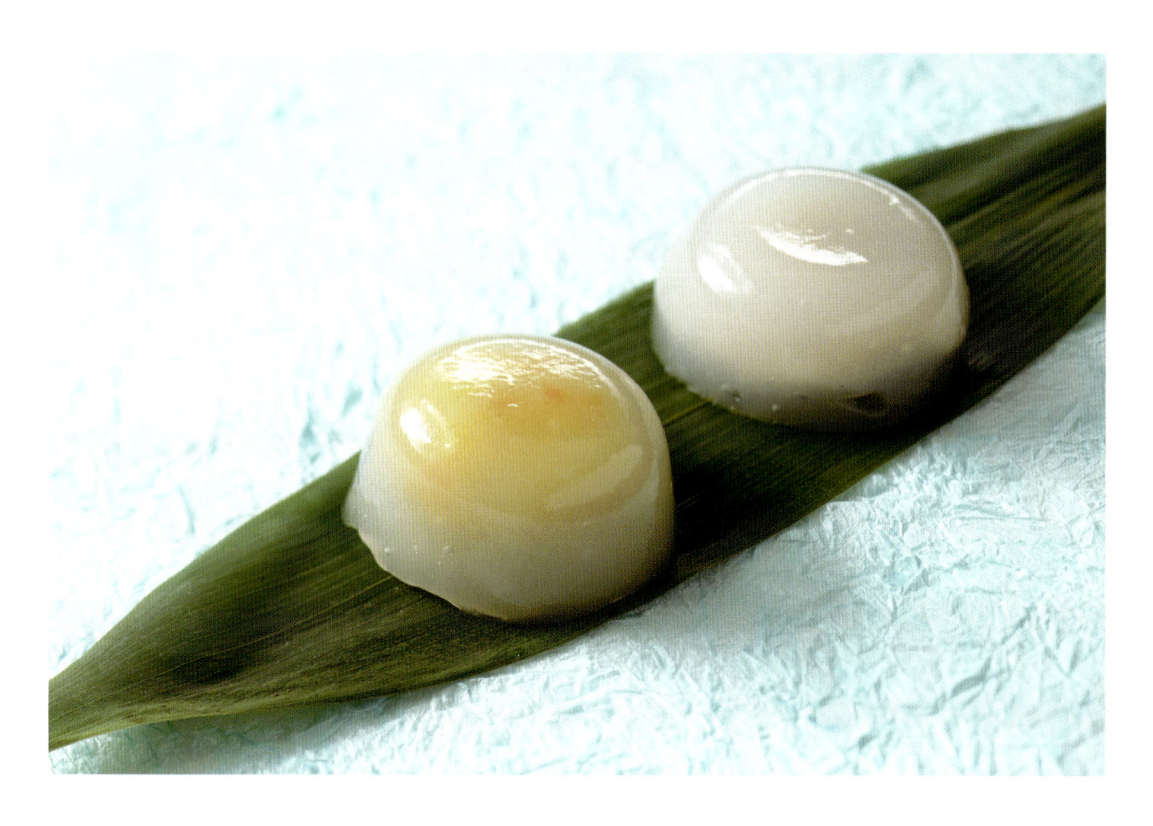

■材料　10個分
（ごま6個　サフランあん4個）

中あん
　白あん　　　　　　　　　　40 g
　サフラン　　　　　　　　　少々
　白練りごま　　　　　　　　20 g
　シロップ（砂糖1：水1）　　20 g
水　　　　　　　　　　　　　300 cc
砂糖　　　　　　　　　　　　120 g
水まんじゅうの素　　　　　　40 g
ⓐ　くず粉　　　　　　　　　2 g
　　水　　　　　　　　　　　10 cc

■作り方

① 水まんじゅうの素と砂糖を合わせておく。
② ①に水300 ccを加えてよく混ぜ、火にかけて沸騰させ、のり状になるまで煮る。
③ ⓐの水10 ccにくず粉を溶いたものを②に入れて全体に混ぜ、再沸騰したら火を止める。
④ 白練りごまとシロップを混ぜてごまだれを作り、6等分にする。白あんとサフランを混ぜて4等分にする。
⑤ 型に③を1/2弱流し、それぞれに中あんを入れて残りを流す。
⑥ 冷蔵庫で冷やし、型から出す。

薬膳ポイント

・サフランは甘味で寒性を持ち、強い清熱の力があります。熱で血が消耗したり、流れが滞るのを改善し、便通もよくします。産量が少なく高価なため、使用できる量もわずかで薬膳の効果はあまり期待できませんが、効能は知っておきましょう。
・白ごまは暑さによる発汗、口渇、熱感を潤し緩和します。

西王母 せいおうぼ

西王母は、中国でお祝いごとに使われる桃です。もともと西王母は神話の登場人物で、三千年に一度実るという不老長寿の桃・蟠桃(ばんとう)を持っています。押し麦を加えて体の熱をとります。

■材料　10個分

中あん（黄味あん）
　白あん　　　　　200g
　押し麦　　　　　大さじ1
　卵黄　　　　　　1個
白あん　　　　　　40g
水　　　　　　　　60cc
砂糖　　　　　　　65g
上用粉　　　　　　25g
小麦粉　　　　　　13g
もち粉　　　　　　10g
片栗粉　　　　　　適量
着色料（緑、赤）　適量
オブラート粉　　　適量

■作り方

① 黄味あんを作る。白あんに卵黄を入れて均一になるまで混ぜる。電子レンジで2分加熱し、やわらかく煮た押し麦を加え、あら熱をとって10等分し丸める。
② ボウルに白あんと水を入れて、ホイッパーでよく混ぜる。
③ 砂糖、上用粉、小麦粉、もち粉を合わせ、②に入れて混ぜる。薄緑に着色し、蒸気のあがった蒸し器で20分蒸す。
④ 蒸しあがった生地をボウルにとり、ついてまとめ、30gをとって赤に着色する。
⑤ 薄緑と赤の生地を片栗粉にとってそれぞれ10等分する。
⑥ 薄緑の生地で赤生地を包み、この生地で黄味あんを包む。
⑦ 桃の形にし、オブラート粉をまぶして仕上げる。

薬膳ポイント

・涼性の大麦から作られた押し麦を加え、涼性の小麦粉と合わせたので、熱をとり、精神を安定させ、便通をよくします。
・卵黄は体を潤し、血を補い、安定させる働きがあり、精神不安、貧血を緩和します。
・平性の上用粉（米）と温性のもち粉（もち米）は、体をあたためると同時に甘味で気力を補充し、胃腸を丈夫にします。胃腸虚弱による疲れ、無気力、食欲不振を改善するので、夏バテ予防におすすめです。

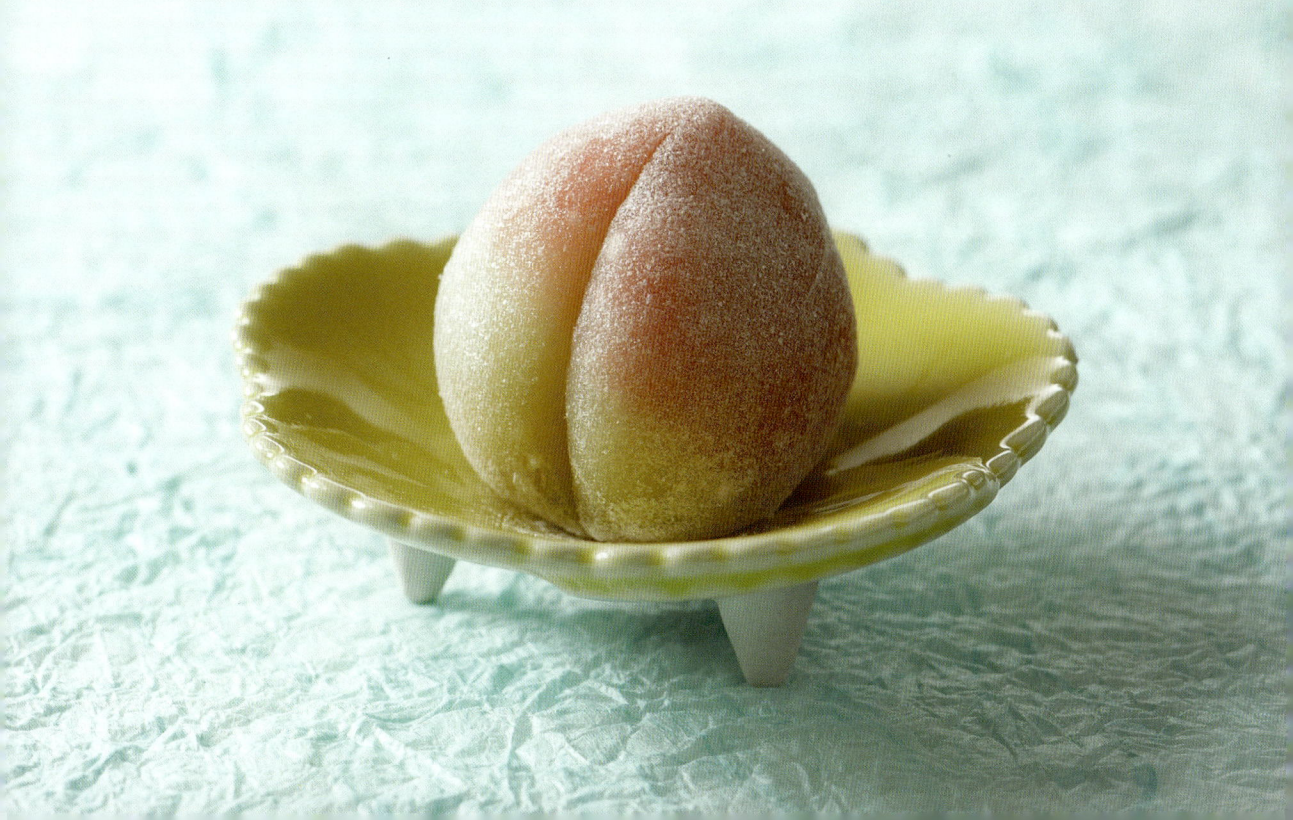

夏

緑豆羊羹 りょくずようかん

羊羹は、もともと羊肉スープを冷やしてかためた煮こごり料理のこと。僧侶によって日本に伝えられ、精進料理として今の羊羹の原型になったそうです。緑豆をはじめ、清熱去暑利湿の組み合わせです。

■材料　流し缶1個分

小豆		60 g
緑豆		60 g
はと麦		20 g
ⓐ	くず粉	5 g
	水	大さじ1
ⓑ	甘草	10 g
	菊花	3 g
	水	300 cc
砂糖		60 g
粉寒天		4 g

＊固形寒天1/2個＝粉寒天4 g＝棒寒天1/2本

■作り方

① 小豆、緑豆、はと麦を水につけ、火にかけてやわらかくなるまで煮て蒸らす。
② ①を裏ごしする。
③ ⓑの甘草と菊花を水300 ccで煮出す。こした煮汁と水（分量外）を合わせ、全量を400 ccにする。
④ 鍋に寒天と③を入れて煮溶かし、砂糖を入れてさらに煮て②を入れ煮詰める。ⓐのくず粉の水溶きを加え、沸騰したら火を止める。
⑤ ④のあら熱をとって、流し缶に入れて冷やしかためる。
⑥ かたまったら型から出して切る。

薬膳ポイント

・緑豆、はと麦、葛根（くず粉）、菊花、天草（寒天）は涼性か寒性の性質を持ち、暑さの熱、汗、口渇を改善し、体内にこもっている熱、飲みすぎた水分を排泄します。

・生の甘草は平性で、甘味が強いので砂糖の代わりに使えます。熱をとり、気力を補充し、解毒作用もあります。

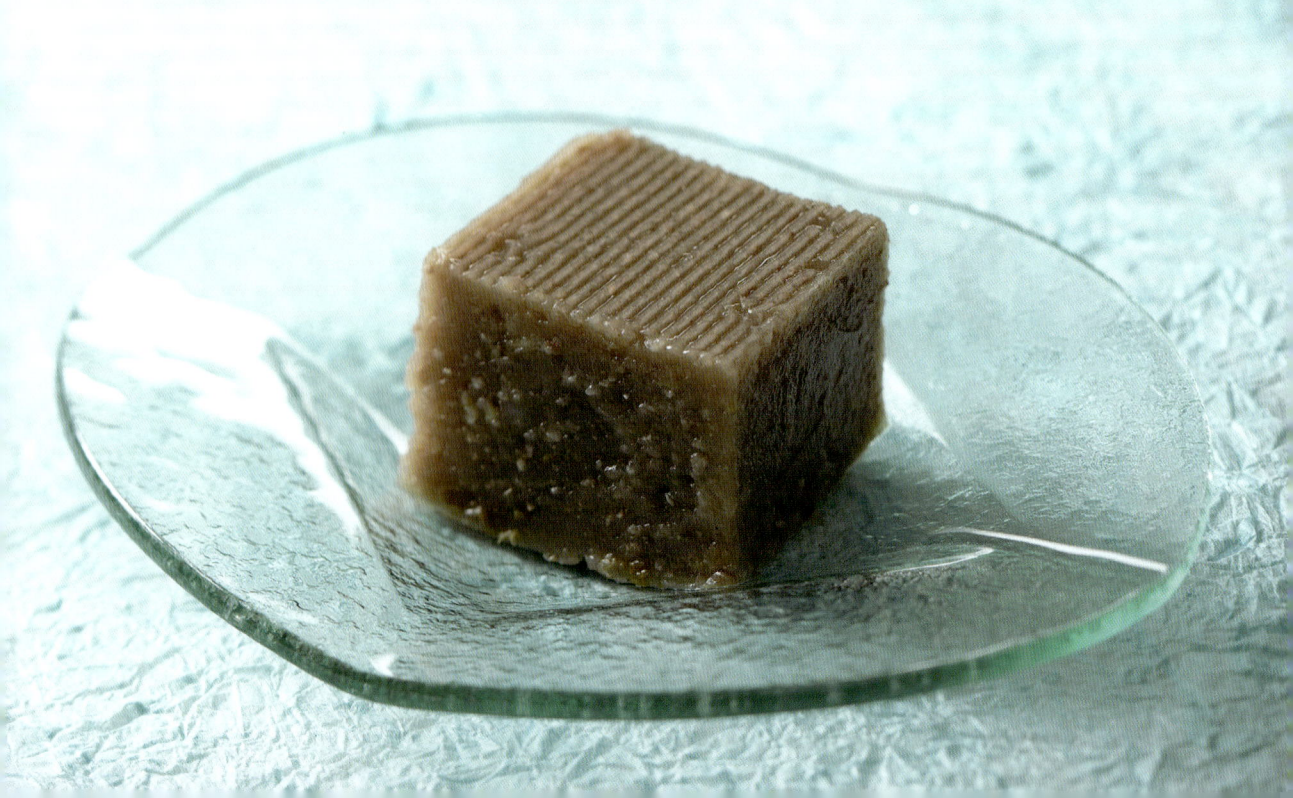

粟ぜんざい

粟の上にあんをかける和菓子で、粟しることもいいます。
昔は冬のお菓子だったようですが、粟と小豆の効能から、夏にもおすすめです。

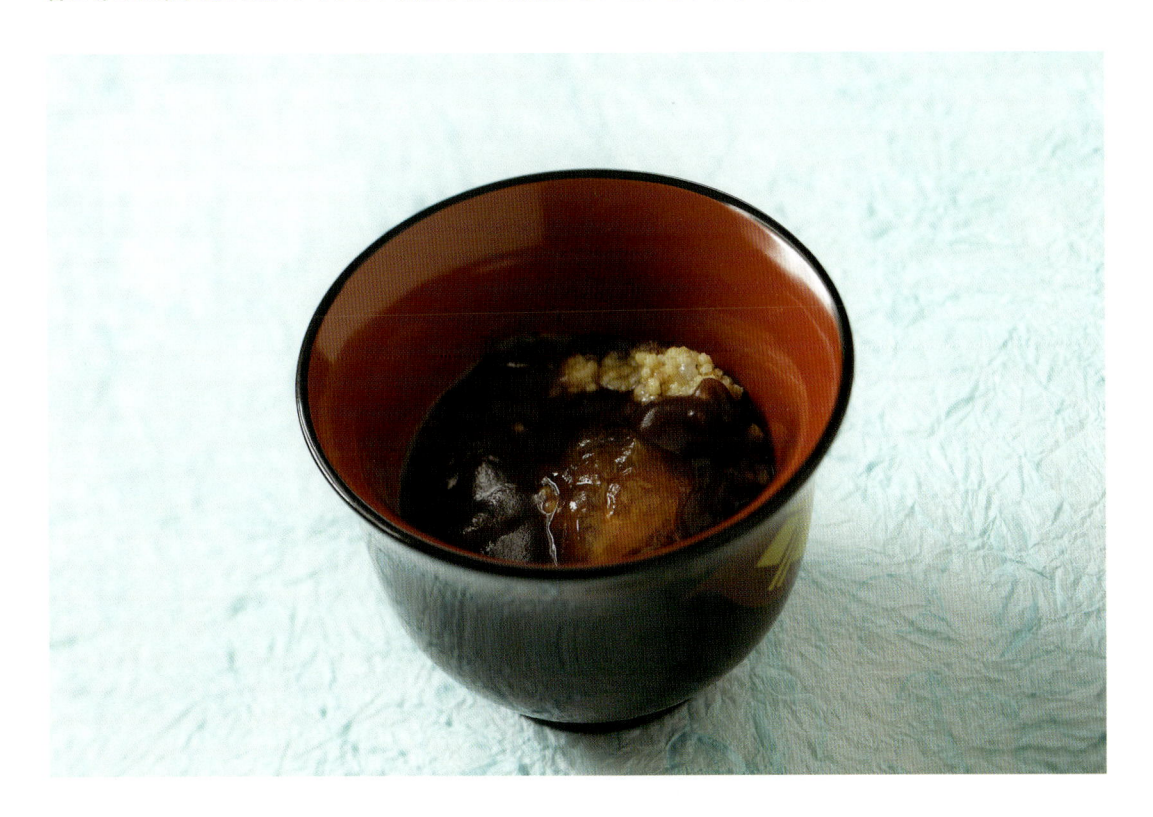

■材料　3人分

粟	60 g
水	120 cc
切り餅	1/2切れ
ⓐ 小豆こしあん	100 g
水	50 cc
梅ジャム	大さじ1

■作り方

① 粟を一晩水につける。
② ①の水を切り、分量の水（120 cc）を加えて電子レンジで5分加熱し、混ぜる。
③ さらに5分加熱して混ぜ、切り餅を1 cm角に切って入れ、1分加熱して混ぜる。
④ ⓐの小豆こしあんに水50 ccを加え、火にかけてゆるめる。
⑤ 器に③を入れてあんをかけ、梅ジャムをのせる。

薬膳ポイント

・粟は涼性で、夏の暑さによる体の熱をとります。甘味と鹹味を持ち、腎・脾・胃に入り、夏の食欲不振、口渇を改善し、発汗によって排尿が少ない症状を緩和します。
・温性のもち米を使って暑さによる疲れ、無気力、息切れ、食欲不振を改善します。
・酸味の梅ジャムを使い、消耗しがちな気力を引き締め、口渇を改善します。

秋

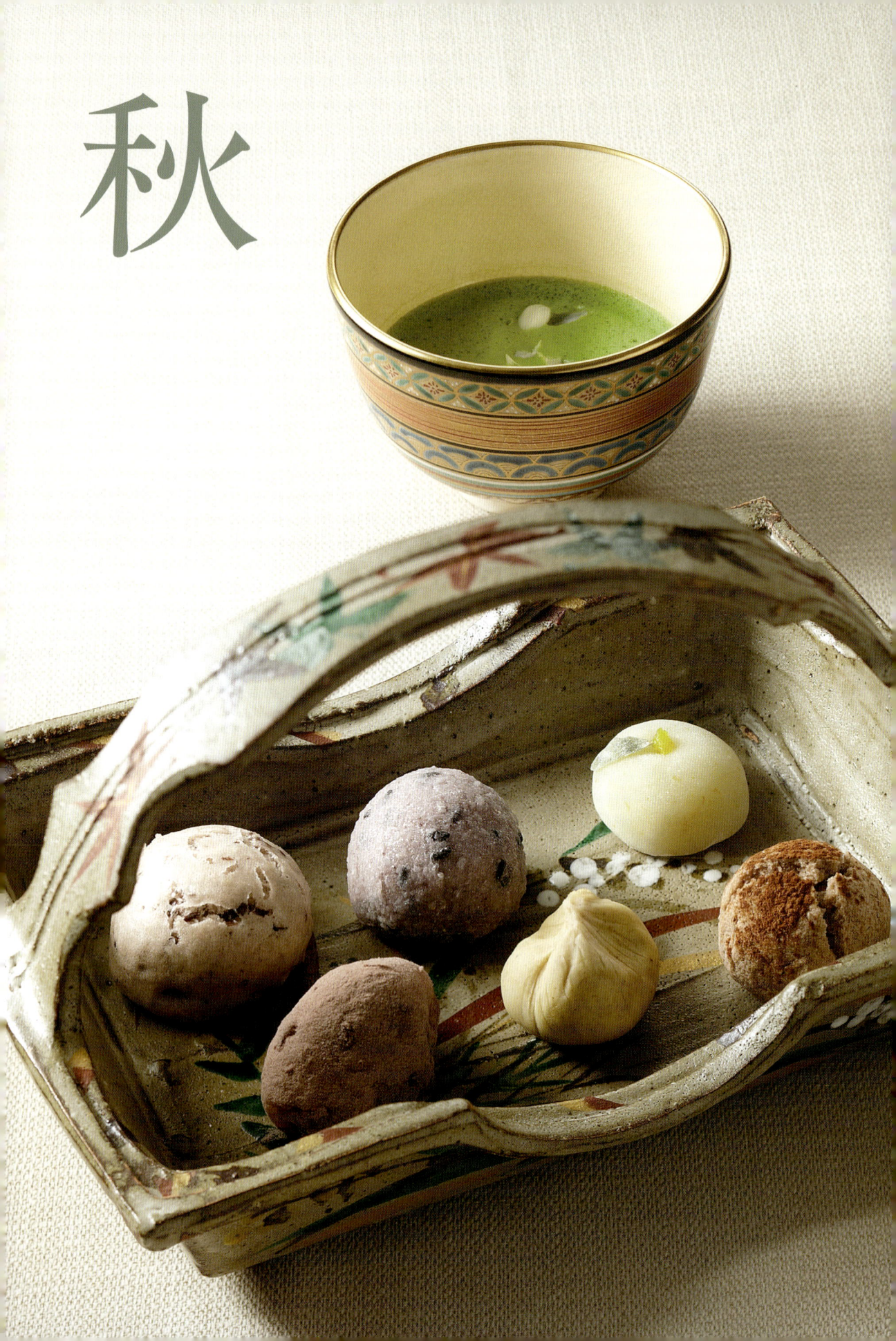

秋の薬膳

秋は立秋から立冬までの3カ月間をいいます。
「山明水浄夜来霜、数樹深紅出浅黄*」といわれるように、
澄んだ爽快な空気に金木犀の香が漂い、
黄・銀・赤に色づいた木の葉や草が五彩繽紛(ごさいひんぷん)と自然を彩ります。
くるみ・栗・銀杏の口が割れ、実が熟します。
太陽の力である陽気が減って涼しくなり、冬を迎える準備に入ります。

*「秋、空気が澄んで山も湖もきれいになり、温度が下がって霜が降りる。木々の葉が染まり紅葉が美しい」という意。

体の変化

秋は肺の働きが活発になる時期です。肺は気の動きを調節し、呼吸や水分の代謝をコントロールします。デリケートな肺ではトラブルが起きやすくなります。

秋によい食薬

米、もち米、きび、豆乳、銀耳(ぎんじ)、松の実、白ごま、卵、びわ、梨、キウイフルーツ、りんご、沙参(しゃじん)、西洋参(せいようじん)、百合、川貝母(せんばいも)、柿、杏仁(きょうにん)、五味子(ごみし)、蜂蜜、梅

養生のための食薬です。平性は肺を潤し、乾燥対策になります。甘味は気・血を補い、酸味は気を引き締めます。冬が近づくと、温性のものを増やします。

おすすめ薬膳茶

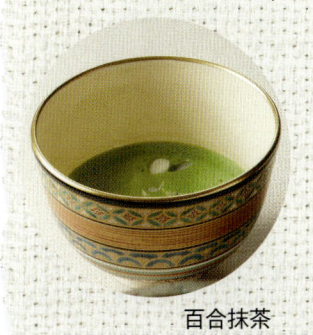

百合根2かけ　抹茶2g　湯60cc

百合根を蒸し、点てた抹茶に入れて飲む。

抹茶は緑茶の一種です。宋の時代、龍鳳団茶という高級な茶を粉末にして飲むという点茶法がありました。粉末にすることで茶の効能をがそのまま現れ、体に残った夏の熱をとることができます。体を潤す百合根とあわせた、秋におすすめの食薬です。

百合抹茶

栗きんとん

シンプルな製法でありながら、高級品として喜ばれるお菓子です。混ぜたり包んだりしやすいので、栗の効能と味のバランスを考慮しながら薬膳に応用できます。ここでは百合根とあわせました。

■材料　12〜13個分

生栗	500 g
百合根	1/2 個
グラニュー糖（または蜂蜜）	裏ごしした栗の 15〜20％

■作り方

① 栗をゆで、熱いうちに半分に切って中身を取り出し、裏ごしする。
② 百合根を蒸してつぶし、裏ごしして①と混ぜる。
③ ②の15〜20％にあたる量のグラニュー糖を計り、まず半量を②に加えてよく混ぜ、弱火で練る。
④ 残りのグラニュー糖を③に入れ、さらに練る。
⑤ 30gずつ丸め、ふきんで絞って形作る。

薬膳ポイント

・秋に収穫した栗は温性で甘味を持ち、脾・胃・腎をあたためて補い、腎機能の低下による足腰のだるさと痛み、消化機能低下による下痢などに用います。

・百合根は微寒の性質を持ち、心・胃に入り、動悸・微熱・精神不安・空咳などの虚弱を改善します。更年期の不調におすすめです。

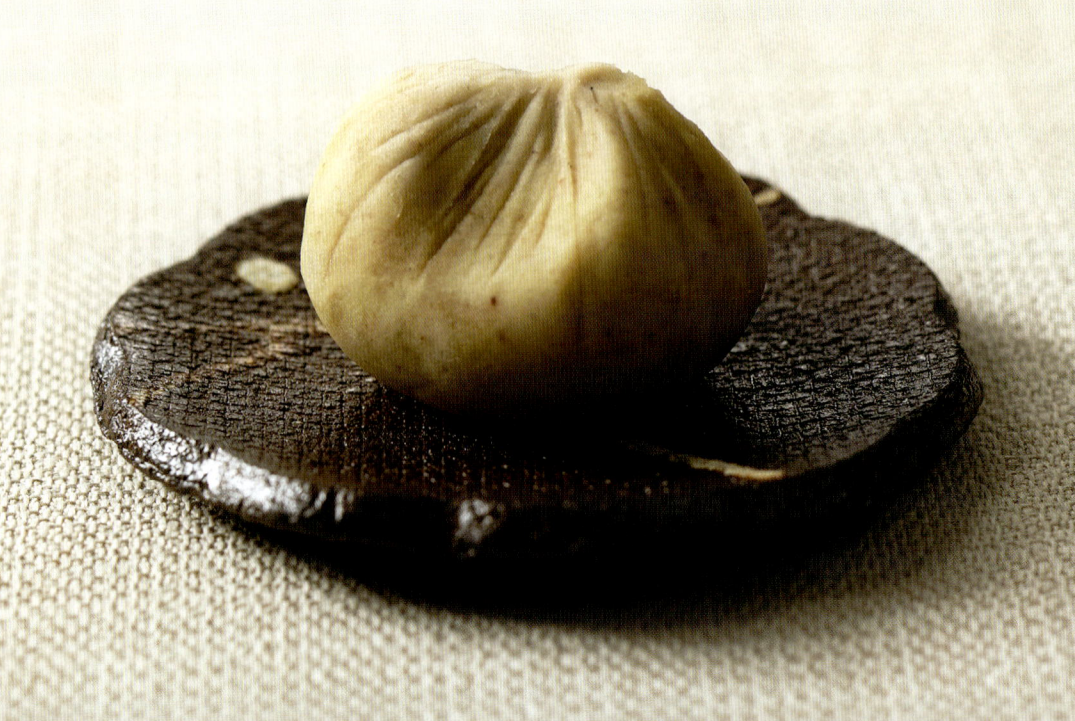

亥の子餅 いのこもち

旧暦10月の最初の亥の日に食すと、子孫繁栄して万病を防ぐといわれています。猪の元気と子沢山にあやかりたいという願いがこめられているのでしょう。長芋を加えることで元気がつきます。

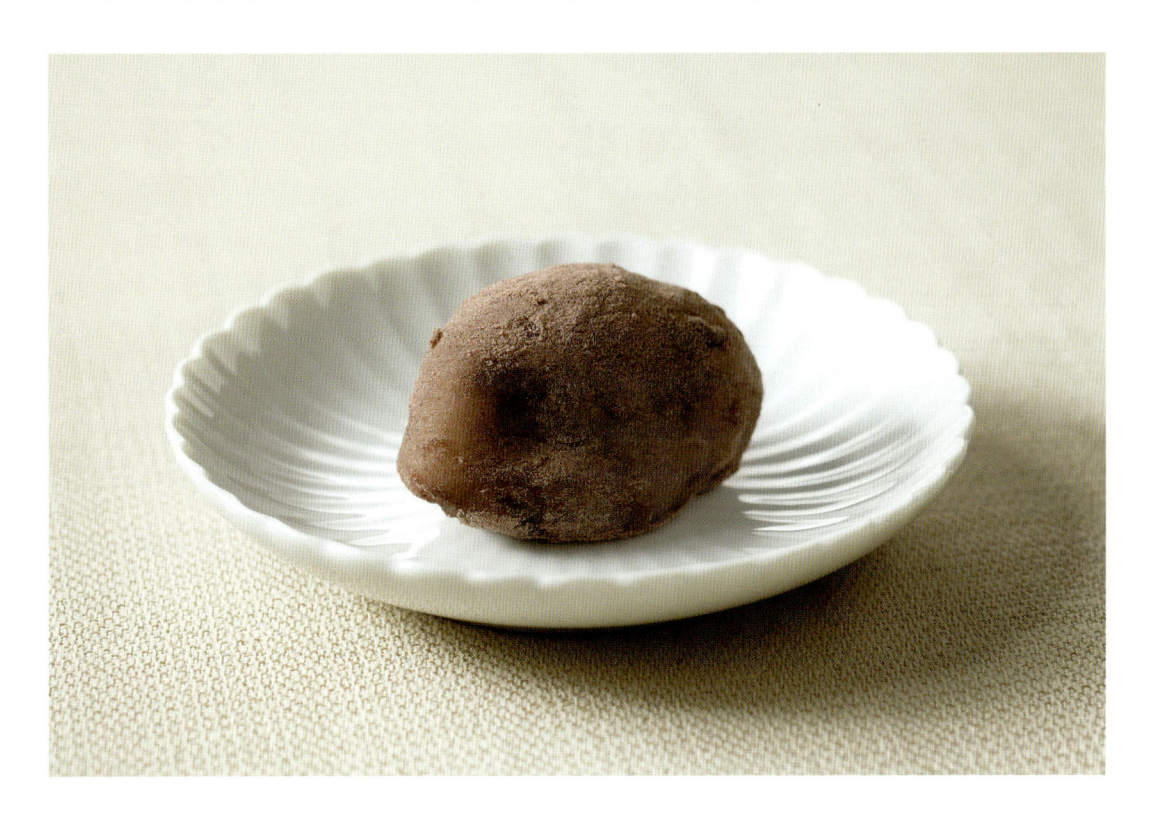

■材料　10個分

中あん
- 小豆こしあん　150 g
- 長芋　50 g

白玉粉　30 g
水　90cc
上新粉　30 g
上南粉　15 g
砂糖　65 g
小豆粒あん　35 g
さらしあん　適量

■作り方

① 白玉粉に水90ccを少しずつ加えて溶かす。
② 上新粉、上南粉、砂糖を合わせて①に入れ、混ぜる。小豆粒あんも加え、さっくりと均一に混ぜる。
③ 蒸し器に枠をおき、濡れふきんを敷いて②を入れ、15分間強火で蒸す。
④ 蒸しあがったらボウルに入れてひとまとめにする。
⑤ さらしあんの上に④を出して10等分にする。
⑥ 中あんを作る。小豆こしあんと蒸した長芋の裏ごしを混ぜて10等分し、丸める。
⑦ ⑤で中あんを包み、亥の子の形にする。上からさらしあんをかけて仕上げる。

薬膳ポイント

- 長芋は平性で甘味があり、脾・肺・腎の気を補い、体を潤し、元気をつけます。
- 米で作った上新粉は平性で甘味があり、もち米で作った白玉粉・上南粉は体をあたためます。あわせて気力を補充し、胃腸を丈夫にして、疲れ、無気力を補強し、むくみ、下痢を改善します。

松しぐれ

時雨は、秋の終わりから冬の初めの降ったり止んだりする雨。菓子のしぐれは、あんに粉類や卵を入れてさっくりと蒸したものをいいます。深秋の冷えに、体をあたためる肉桂末をふりかけました。

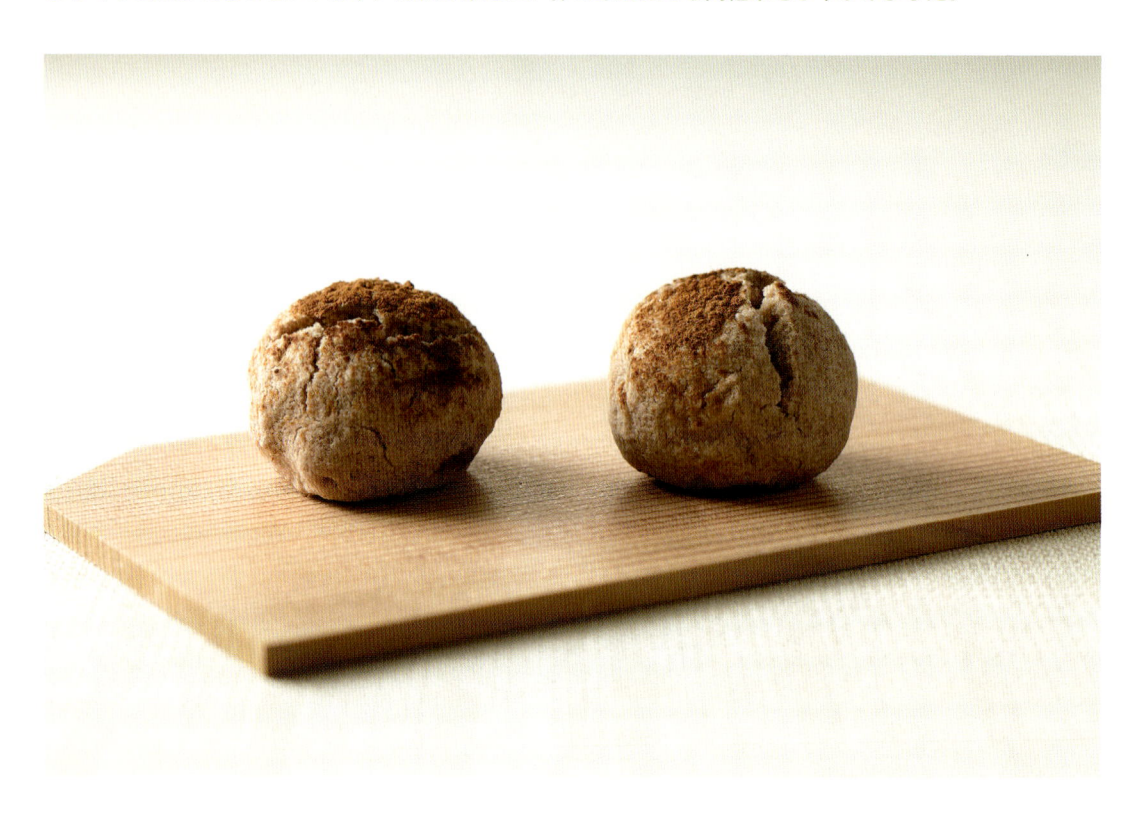

■材料　12個分

中あん
　小豆こしあん　　　250 g
白あん　　　　　　　170 g
小豆こしあん　　　　100 g
卵黄　　　　　　　　1 個
上南粉　　　　　　　8 g
上新粉　　　　　　　2 g
肉桂末　　　　　　　適量

■作り方

① 白あんと小豆こしあん 100 g を均一になるまで混ぜる。
② 卵黄を入れて混ぜる。上南粉、上新粉を加えて軽く混ぜ、12 等分する。
③ 中あんの小豆こしあん 250 g を 12 等分にして丸め、②で包み、肉桂末をふりかける。
④ 蒸気のあがった蒸し器で 7～8 分蒸す。

薬膳ポイント

・肉桂末（シナモン）は体をあたためる作用が強く、晩秋の冷えに用います。辛味・甘味で胃・脾・肝・心に入りやすく、陽気を補い、経絡をあたためて気血の流れをよくします。
・白あんのいんげん豆は平性で甘味があり、脾・胃に入り、胃腸を補益し、溜まっている余分な水分をとります。
・卵黄は体を潤し、血を補い、安定させる働きがあり、精神不安、貧血を緩和します。

柚の香餅 ゆのかもち

柚子の香が香る秋の餅です。和菓子の銘で一番多いのは「○○もち」で、餅は古来よりハレの日の食べ物としてなくてはならないものでした。麦門冬で秋の乾燥を防ぎます。

■材料　10個分

中あん
　小豆こしあん　　200 g
麦門冬　　　　　　15 g
水　　　　　　　　200 cc
白玉粉　　　　　　40 g
上新粉　　　　　　55 g
砂糖　　　　　　　80 g
白あん　　　　　　20 g
柚子　　　　　　　1個
片栗粉　　　　　　適量
挽き茶羊羹
　　（作りやすい分量）
　固形寒天　　　1/2個
　水　　　　　　150 cc
　砂糖　　　　　150 g
　白あん　　　　150 g
　抹茶　　　　　1 g

■作り方

① 水200 ccに麦門冬を入れて煮出してこし、薬汁100 ccをとる。
② 白玉粉に①を少しずつ加えてなめらかに練り、残りの薬汁も全部入れて均一にする。
③ 上新粉と砂糖をよく混ぜて②に加えて混ぜ合わせ、白あん、柚子の皮のすりおろしも入れ混ぜる。
④ 蒸気のあがった蒸し器に枠をおき、濡れふきんを敷いた上に③を入れて、強火で15分蒸す。
⑤ 蒸しあがった生地をボウルにとり、濡れふきんを手にまいて、つきまとめる。
⑥ 片栗粉の上に⑤をおいて10等分する。
⑦ 中あんにする小豆こしあんを10等分して丸める。
⑧ ⑥で⑦を包み、形をととのえる。挽き茶羊羹で作ったヘタと葉を飾る。

薬膳ポイント

・麦門冬は微寒の性質で甘味と苦味があり、肺を潤し、心の熱をとり、胃を補益し、咳・喀血・口渇・イライラ・不眠におすすめです。

・柚子は寒性で甘味と酸味があり、肺を潤し、胃を補益し、咳・喀血・口渇・食欲不振・痰が多い人におすすめします。飲みすぎにも効果的です。

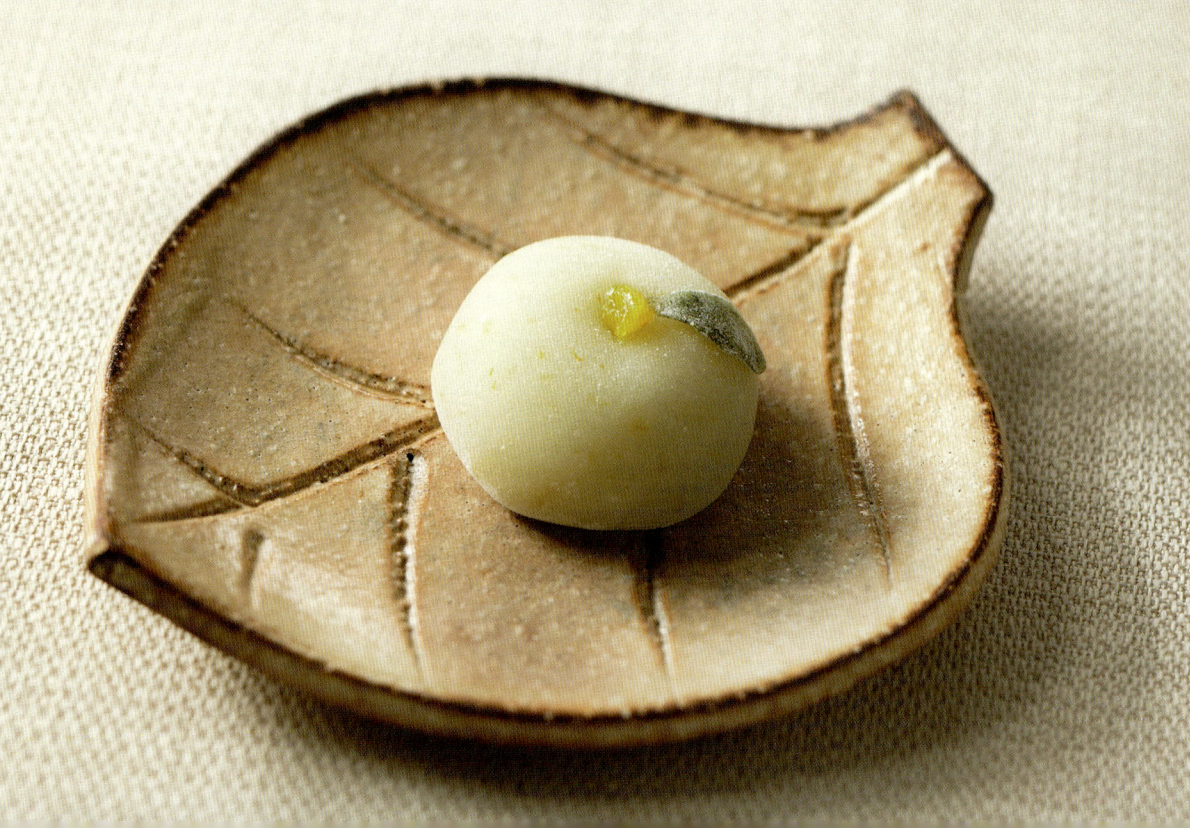

秋

黒米大福

腹持ちがよいので「大腹餅」と呼ばれ、「腹」と通じる吉字の「福」をとって「大福」と変化したそうです。補気と滋陰の食材・食薬をあわせ、冬に向かって体を強壮にします。

■材料　10個分

中あん
- かぼちゃ　　150 g
- じゃが芋　　150 g
- 蓮　　　　　 50 g
- 蜂蜜　　　　 30 g

もち米　　　　200 g
黒米　　　　　 20 g
黄精　　　　　 10 g
玉竹　　　　　 10 g
片栗粉　　　　適量

■作り方

① 黄精と玉竹を水（分量外）で煮出して薬汁100 ccをとる。
② もち米と黒米をそれぞれ水につける。もち米の水気を切り、フードプロセッサーなどで砕いて粉にし、①と混ぜる。
③ ②に黒米を混ぜて蒸し器で20分蒸し、ボウルにとってつきまとめる。
④ かぼちゃ、じゃが芋、蓮の皮をむいて蒸し、つぶして蜂蜜を加えまとめる。
⑤ ④を10等分して丸める。
⑥ 片栗粉を手粉にして③を10等分し、⑤を包んで形をととのえる。

薬膳ポイント

・甘味で温性のかぼちゃと平性のじゃが芋をあわせ、気を補い、脾と胃の消化機能を丈夫にします。
・もち米と黒米は体をあたため、甘味で気力を補充し、胃腸を丈夫にするので、胃腸の虚弱による疲れ、無気力、食欲不振を改善します。
・黄精と玉竹は、肺を潤し、体を滋養して秋の乾燥を予防します。
・蜂蜜は胃腸の虚弱を補い、肺を潤し、咳止めにも利用できます。
・蓮は寒性で甘味を持ち、脾、心、胃に入ります。血熱を冷まして瘀血を取り除き、津液を生じさせて各種出血、目赤疼痛をとります。また、脾胃の働きを強化し、下痢、疲れ、食欲不振、貧血を改善します。

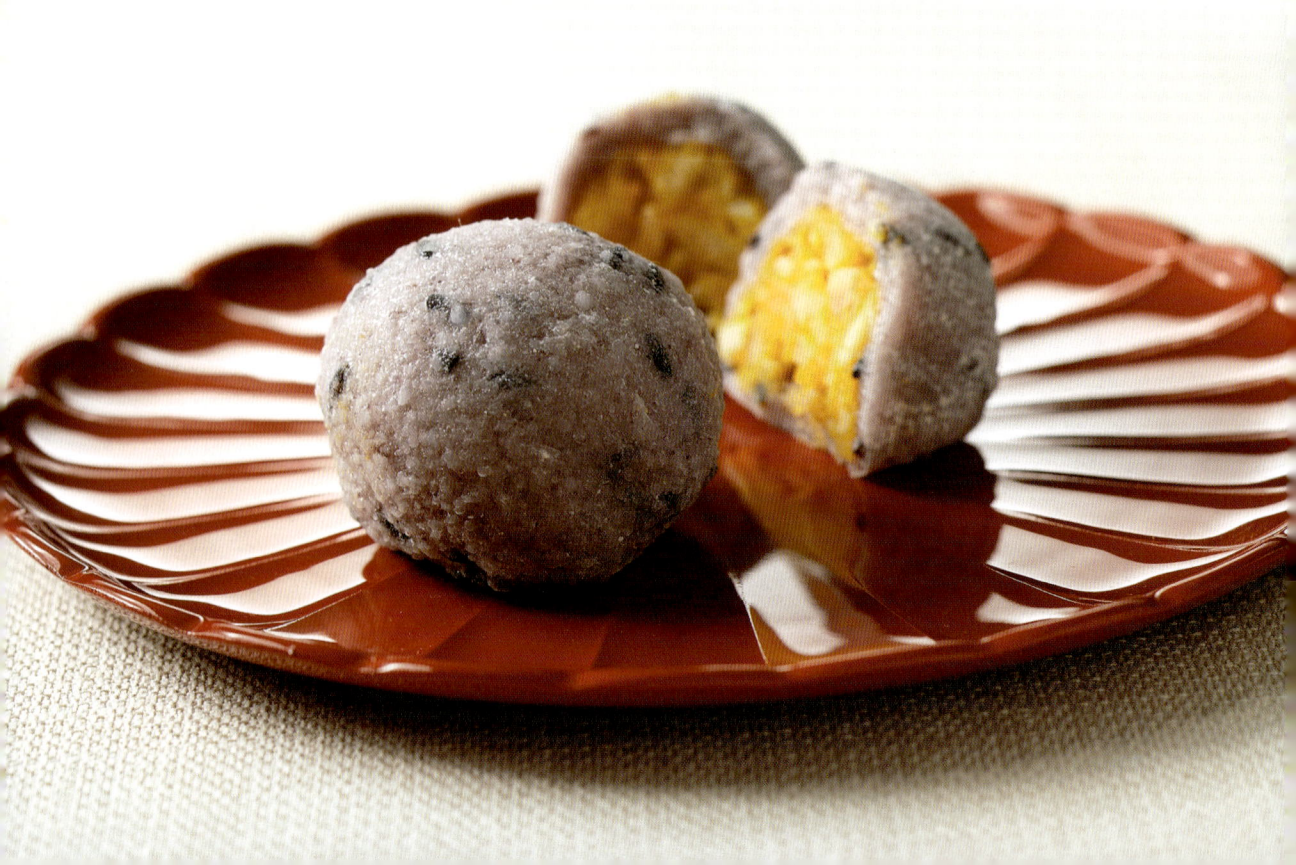

萩まんじゅう

まんじゅうの起源には諸説あり、三国時代の諸葛亮にさかのぼるという説もあります。氾濫する川をおさめるため、小麦粉で作った皮に肉を詰めて川に投げたといわれています。さつま芋を入れて気を補います。

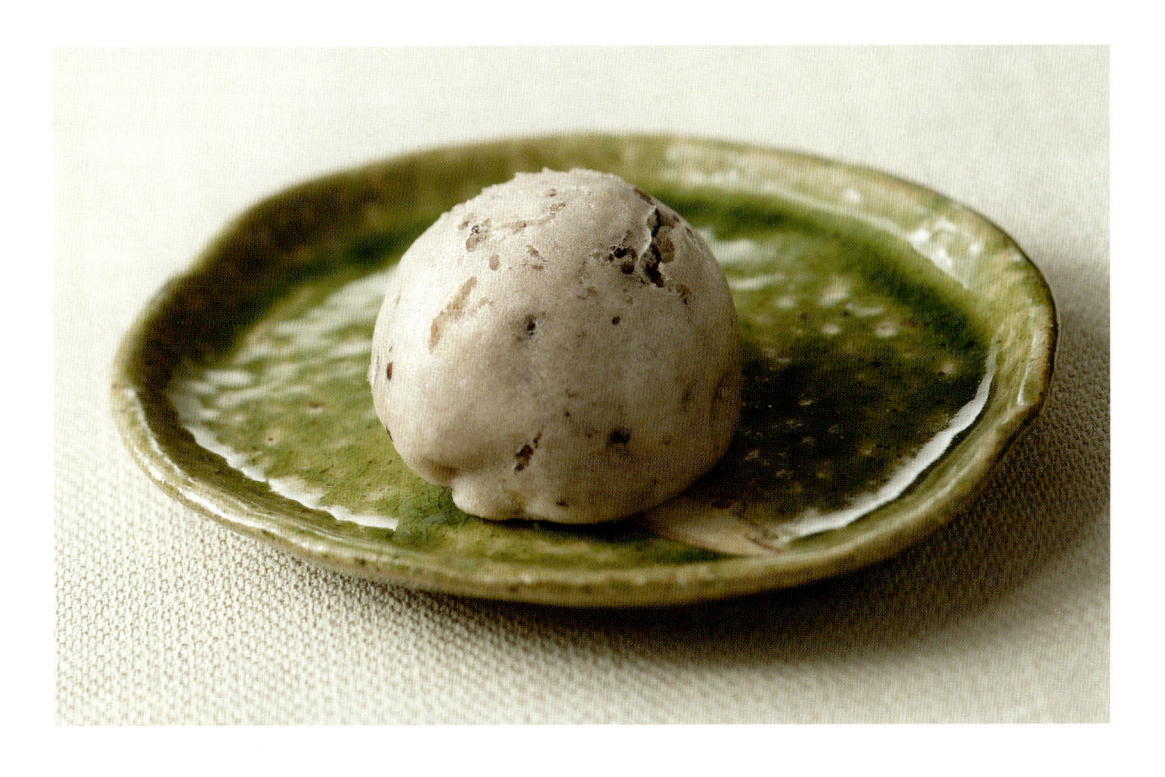

■材料　10個分

中あん
- さつま芋　　125 g
- 白あん　　　125 g

小豆粒あん　　90 g
小麦粉　　　　50 g
もち粉　　　　10 g
B. P.　　　　　2 g
砂糖　　　　　40 g
水　　　　　　15 cc

■作り方

① 砂糖に水を入れて溶かし、小豆粒あんを加えて混ぜる。
② 小麦粉、もち粉、B. P. をよく混ぜてふるい、①に加えて混ぜる。生地を作って15～30分休ませる。
③ ゆでたさつま芋の皮をむいてつぶし、白あんと混ぜ、10等分して丸める。
④ ②を打ち粉に出して10等分し、③を包む。
⑤ 蒸気のあがった蒸し器に入れ、強火で12～15分蒸す。

薬膳ポイント

・甘味で平性のさつま芋と白あん（いんげん豆）を使い、気を補い、脾と胃の消化機能を丈夫にします。肺・脾・腎・肝・胃に入り、胃腸を補益します。
・あんの小豆は平性を持ち、味は甘味と酸味があり、心と小腸に入りやすく、排尿により余分な水分をとり除きます。

冬

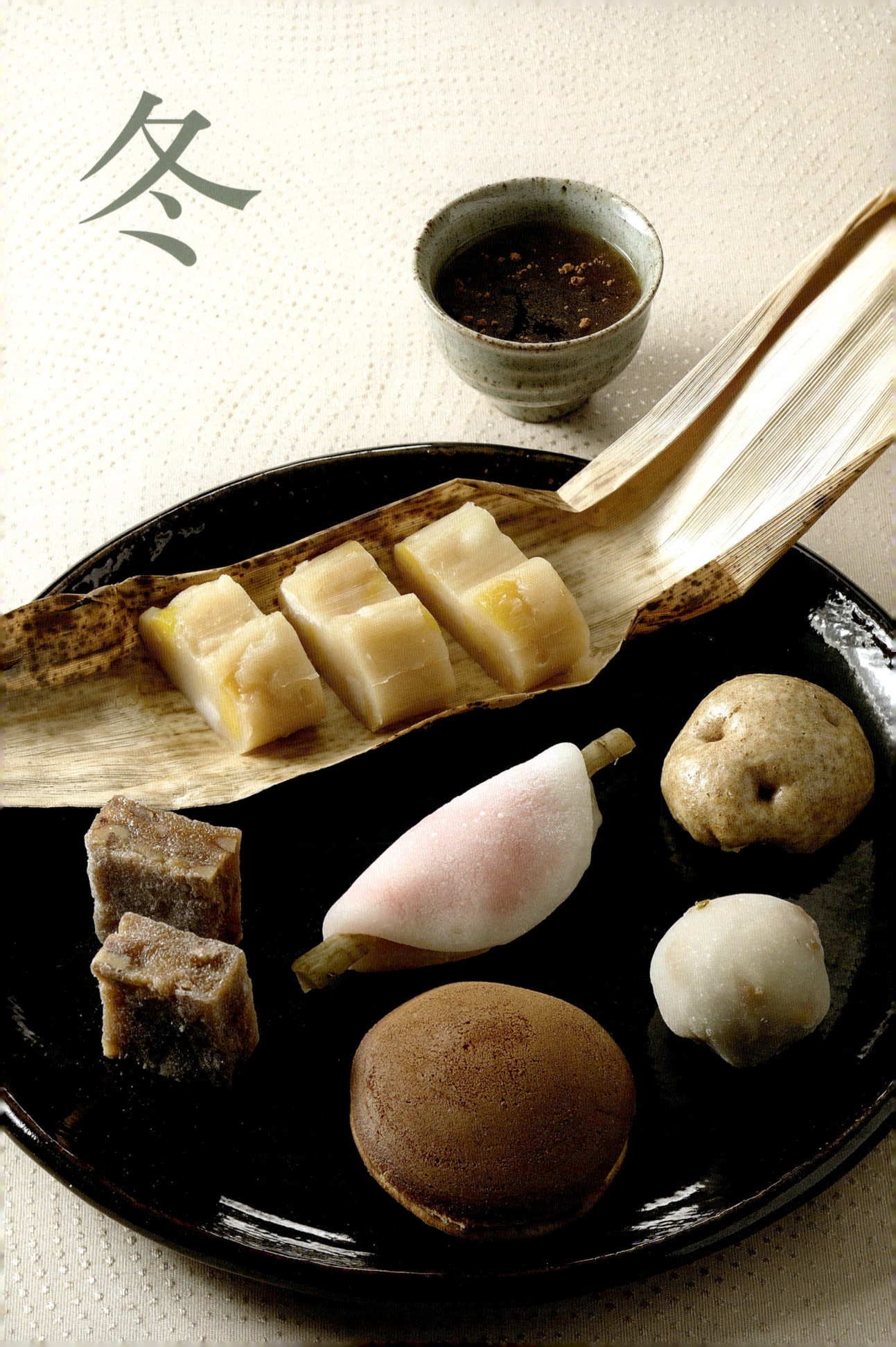

冬の薬膳

冬は立冬から立春までの3ヵ月間にあたります。
「明月照積雪*」といわれるように、大地は凍りはじめますが、
水仙や椿が厳しい空気を和らげてくれます。
養生のために体を休ませる時期に入ります。

*「降り積もった雪を月が明るく照らす」という意。

体の変化

冬は精気を貯蔵するために腎の働きが活発になる一方で、寒さにより腎が傷みやすくなります。足腰がかたくなったり、痛み、頻尿などの症状が出やすくなります。
特に子供や女性、お年寄りは保温に気をつけます。体質を強くし、抵抗力を高めるため、適度な運動をして養生に努めましょう。

冬によい食薬

米、もち米、長芋（山薬）、じゃが芋、いんげん、にんじん、栗、くるみ、落花生、ライチ、ぶどう、銀耳、百合、ごま、乳製品、みかん、グリーンピース、黒砂糖、蜂蜜、白朮、大棗、扁豆、熟地黄、当帰、玉竹、黄精、女貞子、麦門冬、石斛、枸杞子、桑の実（桑椹）、杜仲、肉桂、艾葉、桂花、ジャスミン、玫瑰花、陳皮

冬の養生となる食薬です。温性は気を補い、陽をあたため助けます。平性と涼性のものは精・血を補い、甘味・酸味・鹹味は気・血・陰・陽を補います。

おすすめ薬膳茶

肉桂1g　ほうじ茶3g　湯200cc

① 急須にほうじ茶と肉桂を入れて、お湯を注いで蓋をする。
② 1分間ほど蒸らしてから飲む。

ほうじ茶は、緑茶を炒って苦味と渋みを減らした香ばしい日本茶で、体をあたためる効果が高くなります。肉桂はシナモンの別名。これも体をあたためる力が強く、冬におすすめの薬膳茶です。

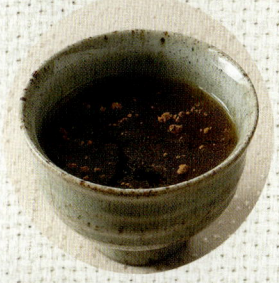

肉桂ほうじ茶

花びら餅

宮中のお正月の行事「お歯固めの祝い」で用いた鏡餅を模したものであるとか、宮中のお雑煮が基になっているなど、種々の説があります。茶道の初釜のお菓子として知られます。枸杞子をあんに加えます。

■材料　10個分

もち粉	100 g
砂糖	100 g＋100 g
水	100 cc＋50〜60 cc
白あん	50 g
卵白	10 g
着色料	適量
蜜漬けごぼう	10本
片栗粉（打ち粉）	適量
枸杞子あん	
枸杞子	10 g
白あん	150 g
水	50 cc
砂糖	40 g
白みそ	30 g

薬膳ポイント

・枸杞子は平性で甘味があり、肝・腎・肺に入り、肝・腎・肺を潤し、目を滋養し、冬の乾燥を予防します。

・もち米から作るもち粉は体をあたため、甘味で気力を補充し、胃腸を丈夫にするので、胃腸の虚弱による疲れ、無気力、食欲不振を改善します。

・ごぼうは寒性か平性を持ち、甘味と苦味があり、肺・胃の熱をとって便通を促進します。

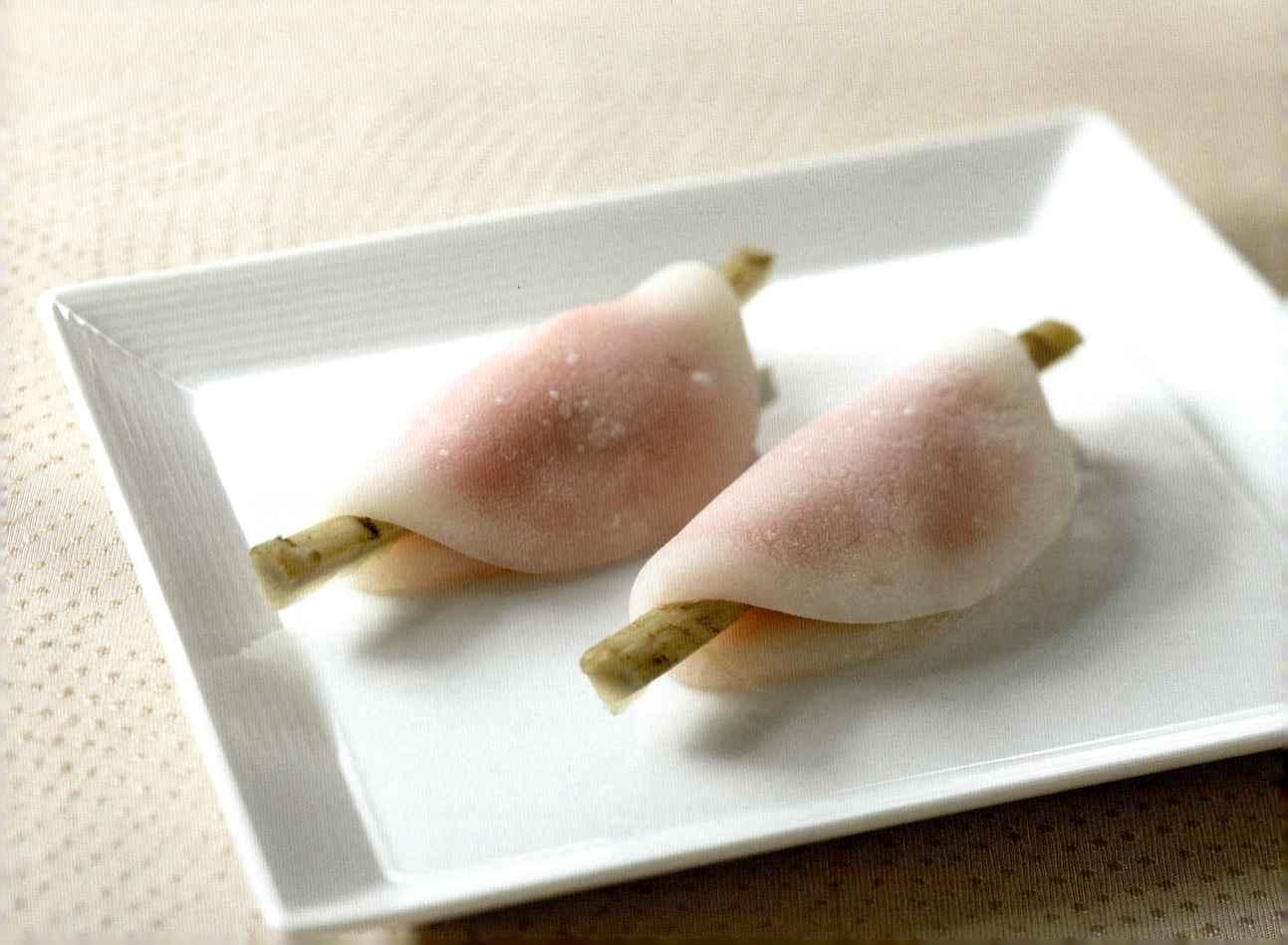

■作り方
① もち粉と砂糖 100 g を合わせ、水 100 cc を加えて混ぜる。強火で 20 分蒸す。
② 鍋に移し、弱火で加熱する。砂糖 100 g と水 50〜60 cc を 3〜4 回に分けて加え、練りあげる。
③ できたぎゅうひに、白あんと卵白を加えてさらに練り、雪平を作る。
④ 40〜50 g くらい残して片栗粉にとり、残した分を赤く着色する。
⑤ 白、赤をそれぞれ 10 等分する。

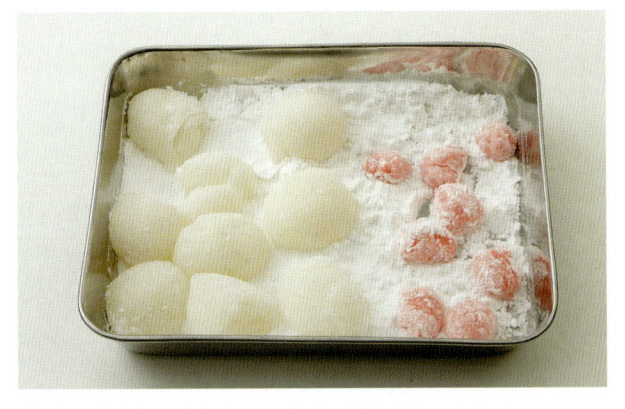

白で包むので、
少し濃いめの赤に着色する。

⑥ 白で赤を包み直径 9 cm に丸くのばす。

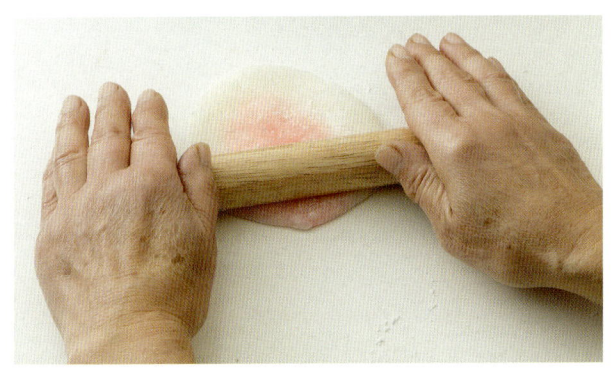

赤が真ん中にくるようにして
丸くのばす。

⑦ 枸杞子あんを作る。鍋に水 50 cc と砂糖 40 g を入れて火にかけ、白あん 150 g を入れて練る。白みそ、もどした枸杞子（刻んでもよい）も入れて練る。
⑧ ⑥に枸杞子あんをのせ、ごぼうをおいて半月状に形作る。

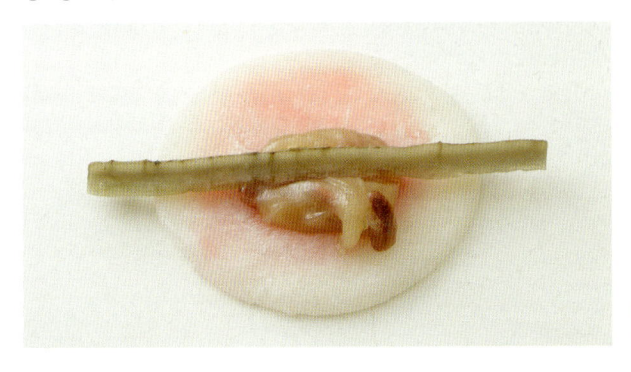

枸杞子あんとごぼうを
中央におく。

■蜜づけごぼうの作り方　10本分
① ごぼうの皮をこそげて 12 cm に切り、酢水に一晩つけてあくをぬく。
② 蒸し器で竹串がすっと通るくらいまで蒸して、水につけて一晩おく。
③ 鍋にごぼうと水を入れ、水の 20％の砂糖を加えて火にかける。沸騰したら火を弱め、10 分煮て火を止め、そのまま冷ます。
④ ③の煮汁を鍋に入れ、砂糖を 10％足して沸騰させる。蜜をごぼうにかけて、そのまま冷ます。

じゃが芋まんじゅう

じゃが芋をかたどった素朴なまんじゅうです。中あんには補気健脾のじゃが芋が入ります。

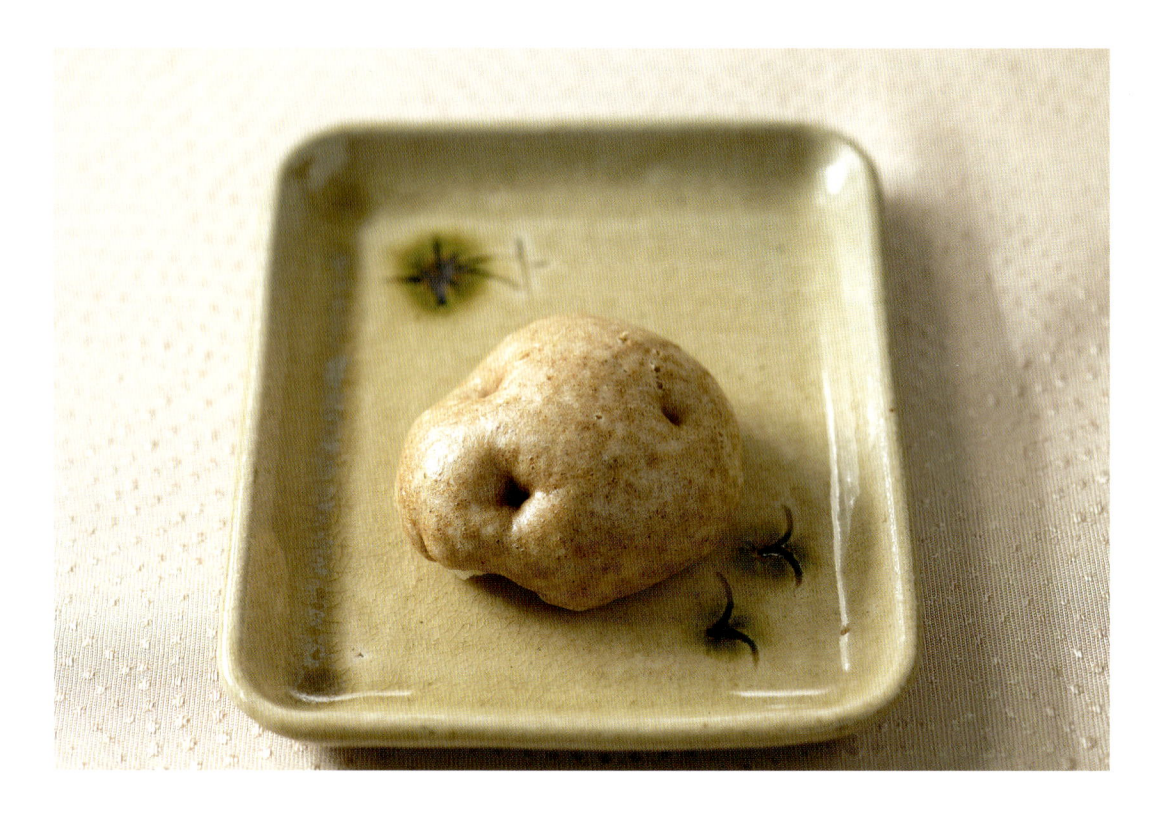

■材料　12個分

中あん
　白あん　　　　　170 g
　じゃが芋　　　　170 g
　食塩　　　　　　　1 g
砂糖　　　　　　　 60 g
水　　　　　　　 18 cc
重曹　　　　　　　1.5 g
ブランデー　　　小さじ2
醤油　　　　　　小さじ1/2
小麦粉　　　　　　70 g
肉桂末　　　　　　適量
赤ざらめ　　　　　15 g

■作り方

① 水の一部で重曹を溶いておく。
② 砂糖と水を混ぜて①とブランデー、醤油を加える。
③ 小麦粉と肉桂末を混ぜて②に入れ、混ぜ合わせる。赤ざらめも加えて混ぜる。
④ 中あんを作る。じゃが芋を蒸して皮をむき、さっくりつぶして白あん、食塩を混ぜ、12等分する。
⑤ ③を小麦粉（分量外）にとって12等分し、中あんを包んでじゃが芋の形にする。
⑥ 強火で12～13分蒸す。

薬膳ポイント

・中あんは、甘味で平性のじゃが芋と白あんをあわせ、脾・胃に入りやすく、気を補い、脾と胃の消化機能を丈夫にして、余分な水分をとります。
・肉桂末（シナモン）は体をあたためる作用が強く、冷えを改善します。
・小麦粉は甘くて涼性を持ち、熱をとり、安定させ、脾胃の虚弱を補益します。

ゆべし

ゆべし（柚餅子）はもともと保存食で、柚子をくりぬいた中に味噌と餅種を詰めて蒸して作ります。菓子のゆべしはもち粉にさまざまな味をつけたもので、各地に名物があります。冬の肺を潤す杏仁を加えました。

■材料　18 ㎝×9 ㎝

味噌	5 g
醤油	20 g
砂糖	170 g
水	85 cc
もち粉	50 g
上南粉	40 g
くるみ	40 g
杏仁（またはアーモンド）	10 g
オブラート粉	適量

■作り方

① 味噌、醤油、砂糖、水を混ぜて煮溶かす。
② もち粉、上南粉を入れて混ぜ、砕いたくるみと杏仁を加える。枠に流して蒸し器に入れ、強火で40分蒸す。
③ 冷まして15等分に切り、オブラート粉をまぶして仕上げる。

薬膳ポイント

・もち米で作ったもち粉と上南粉は体をあたためます。甘味で気力を補充し、胃腸を丈夫にするため、胃腸の虚弱による疲れ、無気力、食欲不振を改善します。

・くるみは温熱性を持ち、腎・肺・大腸をあたためて補いつつ潤します。杏仁はアーモンドを使ってもかまいません。肺を潤し、呼吸を順調にします。

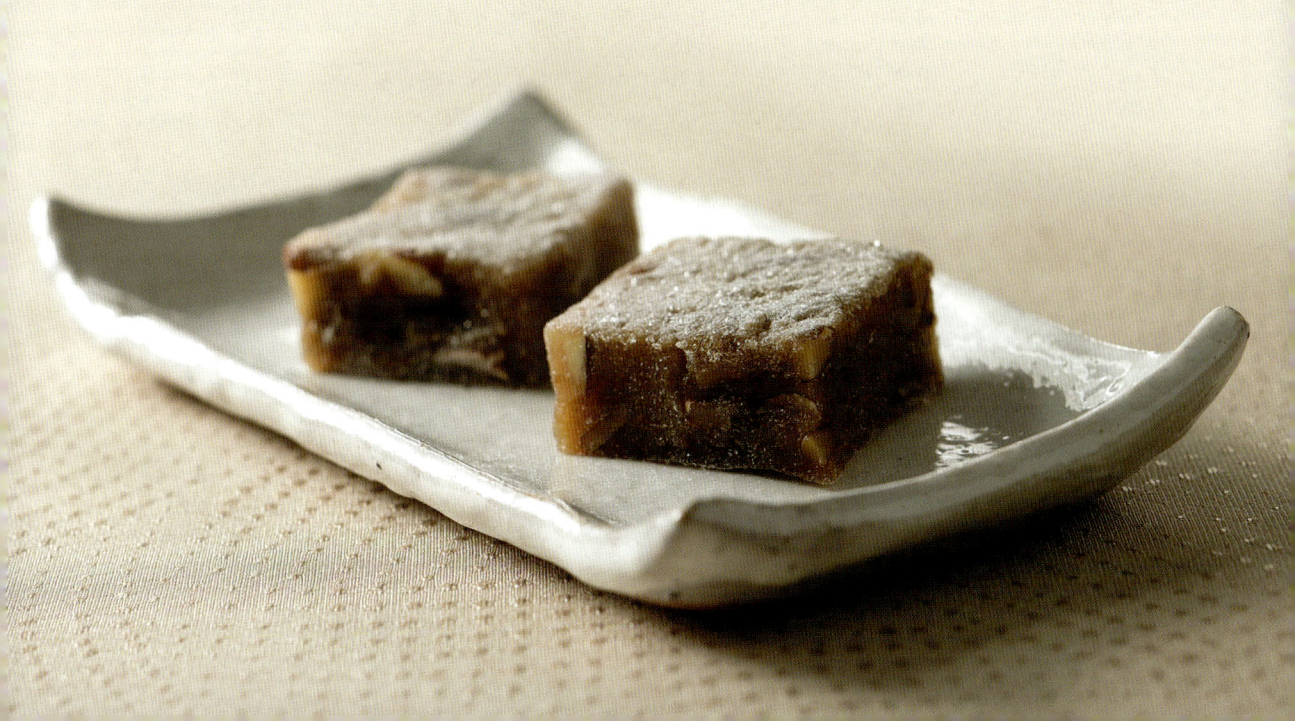

どらやき

江戸時代に生まれたお菓子で、打楽器の銅鑼の形に似ていることからの名前です。関西では三笠山とも呼ばれます。補気滋陰の栗と松の実を加えます。

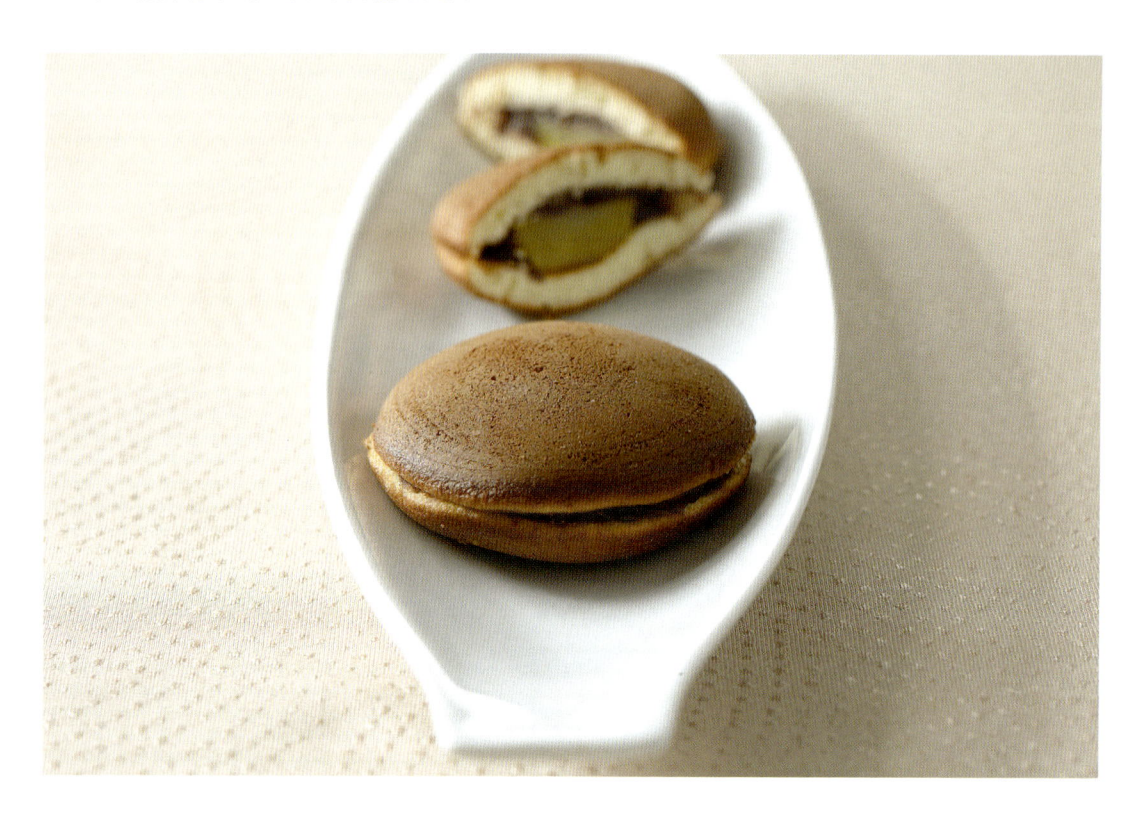

■材料　10個分

中あん
- 栗甘露煮　　　　　5個
- 松の実　　　　　　20 g
- 小豆粒あん　　　　300 g
- 水　　　　　　　　70 cc
- 砂糖　　　　　　　5 g

卵　　　　　　　　　3個
小麦粉　　　　　　　150 g
砂糖　　　　　　　　80 g＋40 g
水あめ　　　　　　　30 g
みりん　　　　　　　30 g
重曹　　　　　　　　1.5 g
水　　　　　　　　　45 cc＋20〜30 cc
サラダ油　　　　　　適量

■作り方

① 卵黄3個を溶きほぐし、砂糖80 gを入れてよくすりまぜ、水あめ、みりんも加えて均一になるまで混ぜる。

② 水45 ccから少量とり、水溶き重曹を作って①に加える。残りの水も加えて混ぜる。

③ ふるった小麦粉を②に加えて混ぜる。

④ 卵白3個分に砂糖40 gを加えながら7分だてにする。2度にわけて③に入れて混ぜ、30分くらい休ませる。

⑤ 中あんを作る。砂糖5 gと水70 ccを煮立て、小豆粒あんと砕いた松の実を入れてやわらかくする。

⑥ ホットプレートにうすくサラダ油を塗ってふきとる。水20〜30 ccでかたさを調節した種を流して皮を焼き、あんと、半分に切った栗甘露煮をはさんで形をととのえる。

薬膳ポイント

・栗は温性で甘味を持ち、脾・胃・腎に入り、脾胃の虚弱を補い、慢性の下痢を緩和します。腎を強壮にする働きを持ち、腎の老化防止によい素材です。卵は平性で五臓に入りやすく、血を養い、五臓を潤し、乾燥を緩和します。松の実を加えると、体を潤す力が強くなり、ともに腎機能を高めます。

くるみ大福

もち生地にくるみを入れて、くるみ大福にしました。黒豆や干しぶどうなどを入れると体を強壮にします。

■材料　12個分

中あん
- かぼちゃ　　　150 g
- 白あん　　　　150 g
- 落花生　　　　20 g
- 黒ごま　　　　10 g

くるみ　　　　　40 g
もち粉　　　　　100 g
砂糖　　　　　　50 g
浮粉　　　　　　30 g
ブドウ糖　　　　20 g
塩　　　　　　　ひとつまみ
水　　　　　　　130cc
片栗粉　　　　　適量

■作り方

① くるみを小豆大に砕き、沸騰した湯で5〜6分ゆでておく。
② もち粉、砂糖、浮粉、ブドウ糖、塩を合わせ、水を加えて混ぜ、くるみも入れる。
③ 蒸し器に入れて強火で20分蒸す。
④ 中あんを作る。蒸してつぶしたかぼちゃと白あん、砕いた落花生、黒ごまを混ぜて12等分して丸める。
⑤ 蒸しあがった生地をボウルで混ぜてまとめ、片栗粉を手粉にして、12等分する。
⑥ 中あんを包んで形をととのえる。

薬膳ポイント

・平性で甘味がある白あんは、甘い温性のかぼちゃともち粉を加えることで、ともに脾・胃に入り、脾・胃を補益し、溜まっている余分な水分をとり、虚弱による便秘を改善します。

・平性で甘味の落花生と黒ごまを加えることで、血を養い、虚弱を補い、乾燥した体を滋養し、虚弱による便秘を改善します。

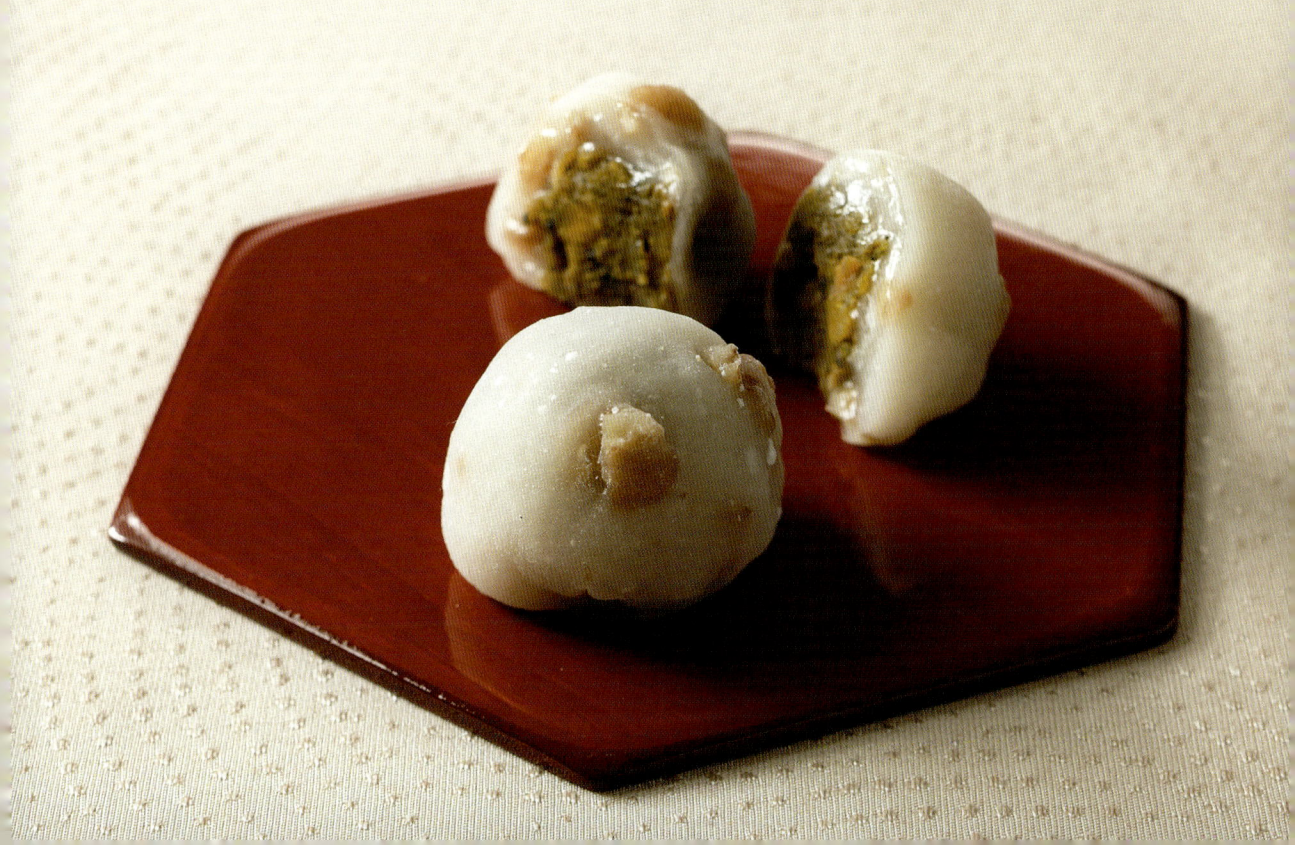

冬

蒸し羊羹 むしようかん

羊羹の具に山薬（長芋）、栗、百合根、玉竹、麦門冬などの食薬を加えてアレンジしました。

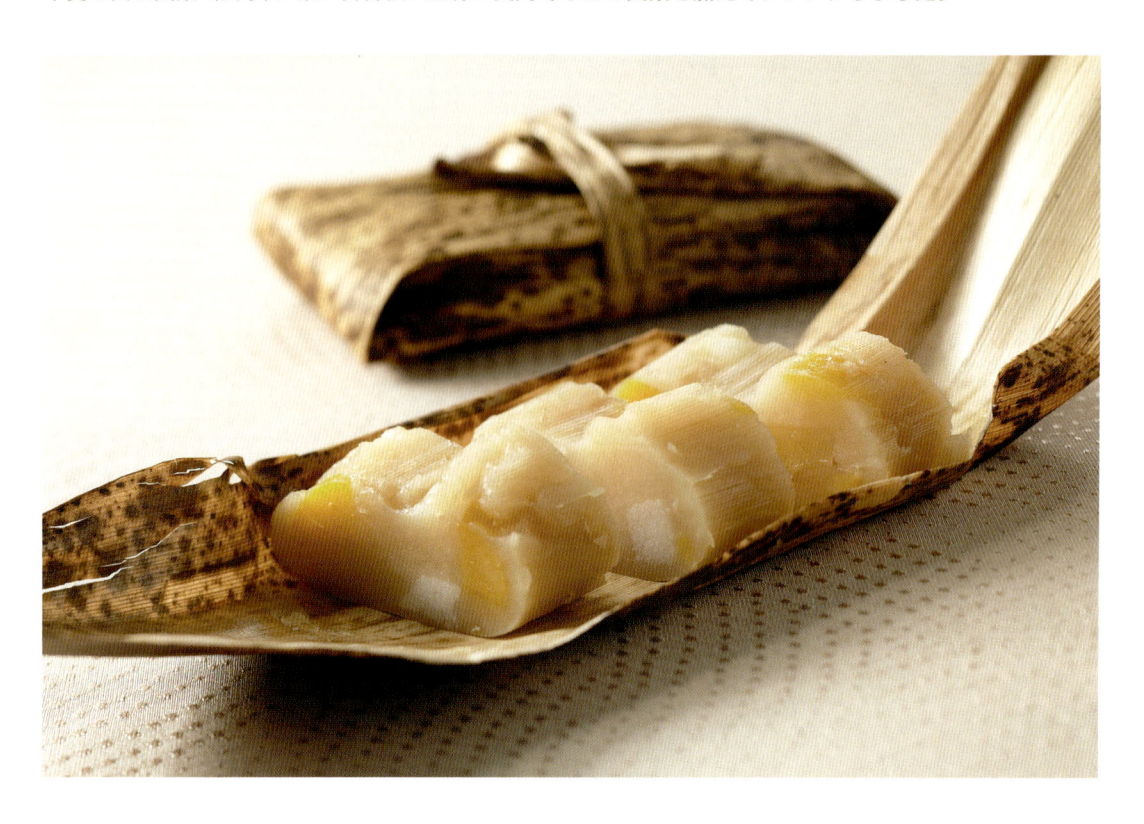

■材料　3本分

白あん	400 g
百合根	50 g
栗	50 g
長芋	100 g
シロップ（砂糖1：水1）	100 cc
玉竹	10 g
麦門冬	6 g
水	200 cc
小麦粉	50 g
片栗粉	10 g
食塩	1 g
竹の皮	3 枚

■作り方

① 百合根は一片ずつはがし、栗と長芋は皮をむいてさいの目に切る。蒸してシロップにつける。
② 玉竹と麦門冬を水200 ccに1時間つけてから30分間煎じ、100 ccの薬汁をとって冷ます。
③ 白あんに小麦粉、片栗粉、食塩をもみ混ぜ、②の薬汁を少しずつ加えてなめらかにする。
④ 竹の皮を濡れふきんでふき、③を3等分してのせる。②も1/3ずつ入れ、蒸している間に流れないようにまとめる。
⑤ 蒸し器に入れ強火で20分蒸し、熱いうちに形をととのえて縛る。

薬膳ポイント

・いんげん豆の白あんは平性で甘味があり、脾・胃に入り、胃腸を補益し、溜まっている余分な水分をとります。
・平性の長芋は温性の栗とあわせ、脾・肺・腎・胃に入りやすく、気力を補充し、肺を養い、腎機能を高め、胃腸を丈夫にして、虚弱による咳、疲れ、無気力、食欲不振を改善します。
・百合根と玉竹、麦門冬は乾燥を嫌って肺を潤し、心を滋養し、精神を安定させます。

第 2 章

体質に合わせる薬膳お菓子

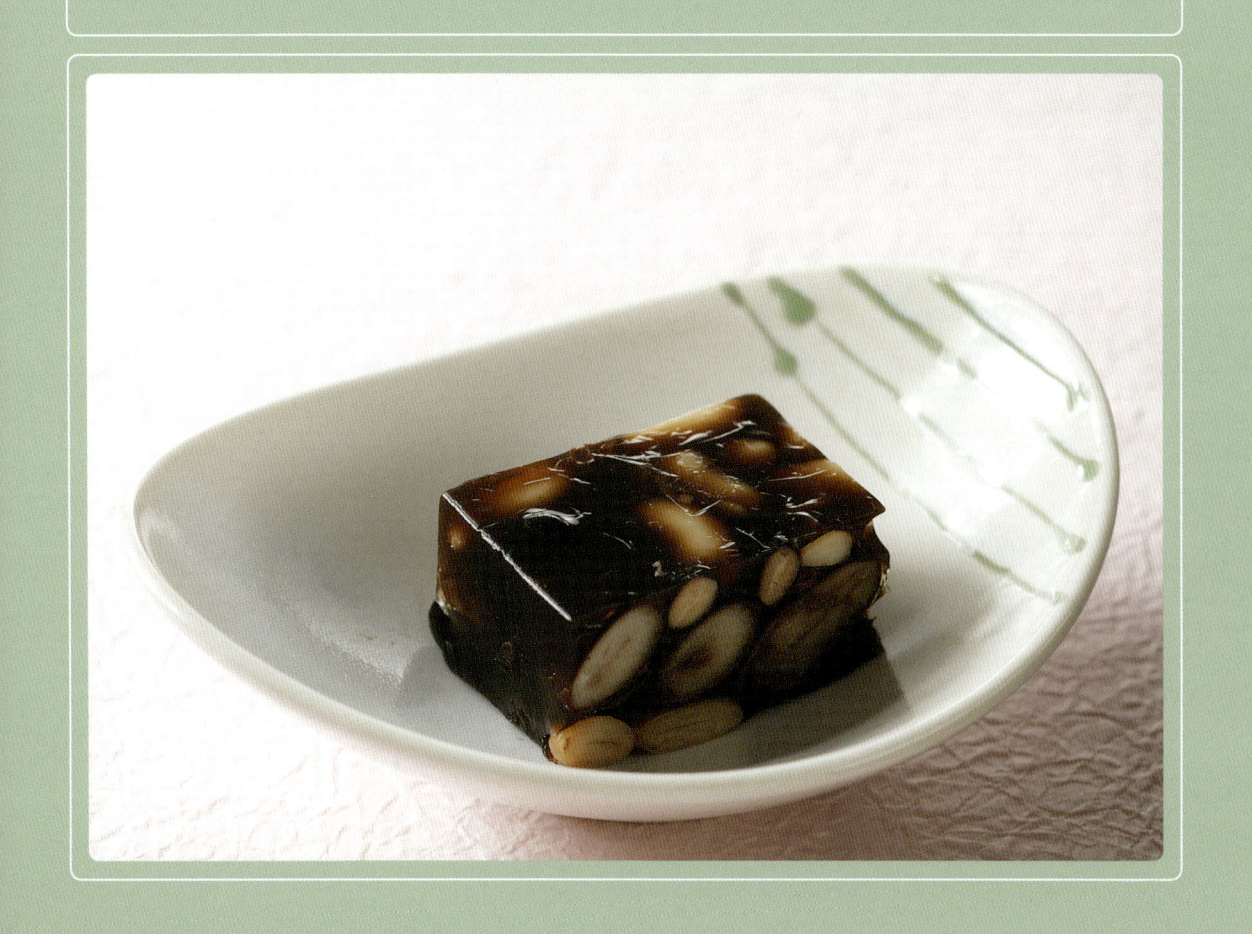

体質に合わせて薬膳を活用する

　中医薬膳学では、人はそれぞれに独自の体質を持っていると考えます。たとえば、暑がりの人がいれば寒がりの人もいるように、ひとりひとり持っている体質が違うのです。体質には個人差があり、遺伝や、生活環境・習慣、食生活、加齢などのさまざまな要因で少しずつ変化します。
　自分の体質を知ったうえで、その体質に合わせた食事やお菓子、お茶を摂取することが、薬膳では重要なポイントとなります。

体質の分類

　体質は、平和な体質と病的な体質とに分けられます。平和な体質は体内の各臓腑・組織の働きが順調であり、病的な体質とは、体内の各臓腑・組織の働きがどこかで偏ってしまっている状態です。病的な体質は原因となる臓腑・組織によってさまざまに分類されます。

平和な体質

体型と体力	体型適中、体力強壮
顔色	よい
睡眠	良好
反応	すばやい
食欲	正常
大小便	順調
舌象	舌色淡紅、舌辺円滑、舌苔薄白
脈象	脈象平均

病的な体質

気虚（ききょ）	臓腑の機能が低下した状態
陽虚（ようきょ）	臓腑の機能が衰退し、冷えている状態
血虚（けっきょ）	血の量が不足し、質が低下した状態
陰虚（いんきょ）	津液・陰血が不足し、虚熱が現れている状態
気鬱（きうつ）	気の巡りが滞り、情緒不安定になっている状態
血瘀（けつお）	血の流れが緩慢になり、停滞している状態
痰湿（たんしつ）	肥満、水の代謝に異常がある状態
陽盛（ようせい）	身体が強壮、臓腑機能が強盛な状態

各体質の特徴

体質の特徴は、体型・顔色・食の好み・自覚症状・大小便の状態などに現れます。舌象については167ページ、脈象については168ページを参照してください。

体質	体型	顔色	好み	自覚症状	大小便	舌象	脈象
気虚	消痩肥満	顔色白、むくみ	あたたかいもの	汗、疲れ、弱々しい声、息切れ、健忘、食欲不振、腹脹	軟便、頻尿、尿漏れ	舌淡苔白	虚弱
陽虚	むくみ	顔色淡白、唇淡	あたたかいもの	疲労、汗、手足の冷え、足腰の痛み、腹痛、生理痛	下痢しやすい、頻尿、尿漏れ	舌淡胖	沈、無力
血虚	虚弱	顔色白・黄色、唇淡白、爪色が薄い	あたたかいもの	不眠、多夢、めまい、動悸、痺れ、食欲不振、立ちくらみ	便秘しやすい	舌淡苔白	細無力
陰虚	痩せる	午後にほおが赤くなる、微熱	冷たいもの	のどの渇き、唾液が少ない、寝つきが悪い、睡眠が浅い、寝汗、煩躁、手足の汗	大便乾燥、小便が黄色い	舌紅少苔	細数
気鬱	消痩肥満	顔色が暗い・黄色	特になし	時々乱暴、時々鬱、ため息、胸悶、腹脹、食欲不振、不眠	便秘、下痢、正常	舌紅、苔白	弦
血瘀	強弱虚弱	顔色が暗い、皮膚青紫	特になし	各種疼痛、腫塊、乾燥肌、小腹硬満、脇痛、不正出血	大便が黒い	舌紫暗・瘀点	細渋
痰湿	肥満	顔色黄色、むくみ、唇淡白	油っこいもの	疲倦、身体が重たい・たるむ、眠気、痰、めまい、口中粘膩	下痢しやすい	舌体胖大、苔滑膩	濡・滑
陽盛	強壮	顔色赤	冷たいもの、油っこいもの	高い声、呼吸があらい、汗、食欲旺盛	大便が臭い、小便が熱赤	舌紅苔黄	洪、大

体質形成の原因

両親からの遺伝	体質は、生まれる時点でほとんど決まっています。両親の健康状態によって、子供によい体質を与えられるかどうかが決まります。
地理と生活環境	住む土地によって気候、物産、食生活、日常の生活習慣は異なります。こうした地理環境は体質に大きな影響を与えます。
性別の素因	性別により、生理特徴、臓器の構造、体質などの方面に差異が出てきます。男性は、性格が陽気旺盛で身体が丈夫なため、陽盛の体質が多くなります。女性の場合は、月経、妊娠、出産などにより、常に血液不足の状態になっているので、血虚、気虚、陽虚の体質が多くなります。
年齢の素因	人体の結構、働き、代謝などは年齢により変化します。歳を重ねることで体質も変化し、気虚、陽虚、陰虚、痰湿の体質が多くなります。
精神の素因	長期のストレス、または感情の変化が重なると臓腑が傷つき、気滞、血瘀の体質に変化することがあります。

気虚
ききょ

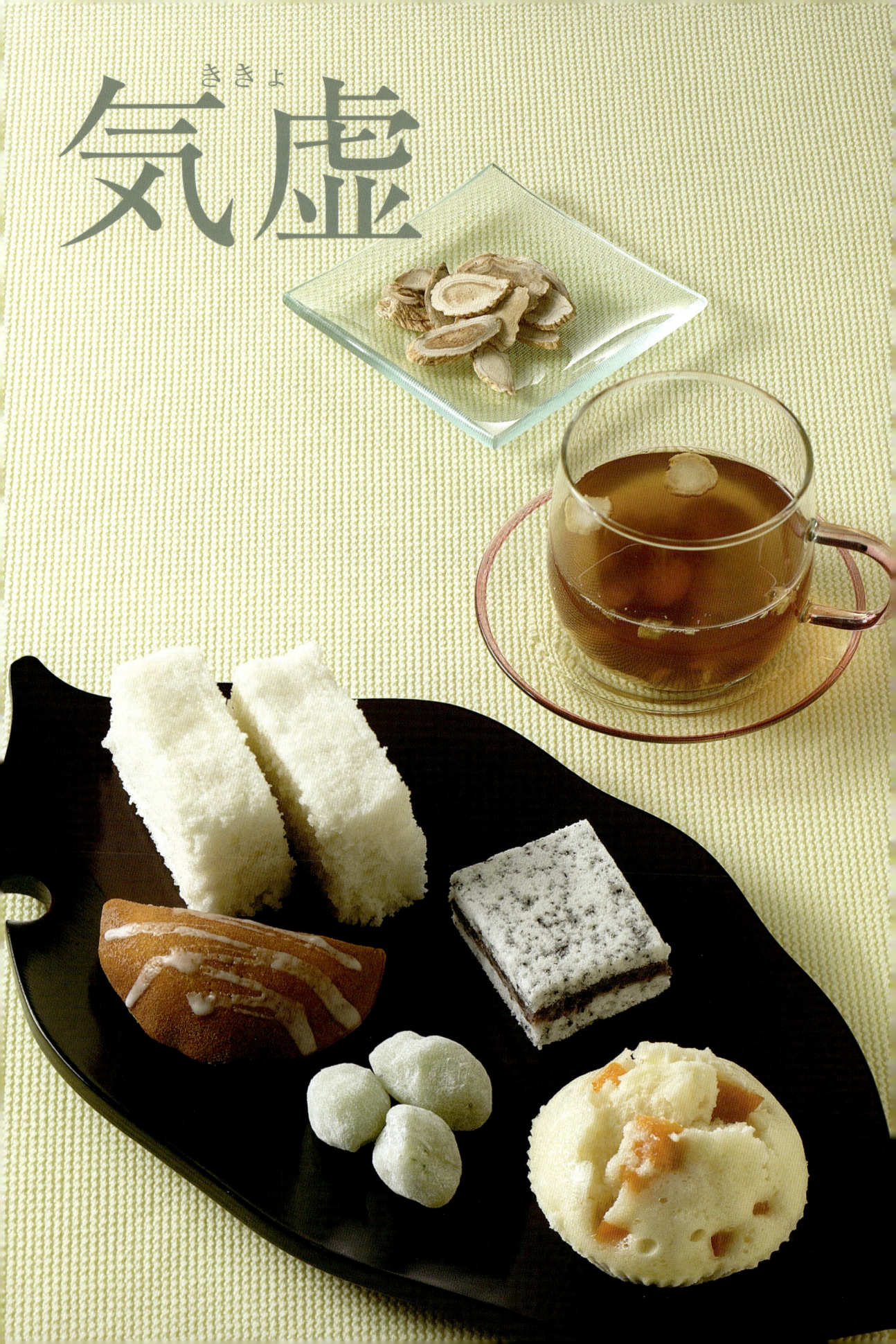

気虚体質

気虚は気の機能が弱まった状態。気とは臓腑の働きを指します。
臓腑の機能が低下して、身体にさまざまな症状が現れます。

身体	消痩、または肥満
顔色	白い、むくみがある
好み	あたたかいもの
自覚症状	汗、疲れ、弱々しい声、息切れ、食欲不振、腹脹
大小便	軟便、頻尿、尿漏れ
舌象	舌質淡、舌体胖、舌辺有歯痕、舌苔白

おすすめ食薬

- 米
- もち米
- 長芋
- じゃが芋
- かぼちゃ
- いんげん豆
- 白豆
- 栗
- 桃
- 吉林人参（きつりんにんじん）
- 党参（とうじん）
- 黄耆（おうぎ）
- 甘草
- 大棗（たいそう）
- 蓮の実
- 芡実（けんじつ）

吉林人参

性味：甘、微苦、微温
帰経：肺、脾
働き：気を補い、大汗、動悸、めまい、大出血、嘔吐、下痢などの症状を改善する。
　　　脾胃の気を補い、肺の気を益し、脾肺気虚の疲れ、自汗、喘息、食欲低下、むくみなどの症状を改善する。
　　　津液を生じさせ、のどの渇き、乾燥を鎮める。
　　　精神・情緒を安定させ、智力を高め、不安、不眠、多夢、心悸、健忘などの症状を改善する。

黄耆

性味：甘、微温
帰経：脾、肺
働き：気を補い、陽気を上昇させ、脾肺気虚の息切れ、めまい、腹脹、下痢症状を改善する。
　　　気を益し、自汗、風邪を引きやすいなどの症状を改善する。
　　　皮膚の慢性潰瘍の治癒が遅れるのを防ぐ。
　　　利尿作用により、むくみ、尿量減少などの症状を改善する。

おすすめ薬膳茶

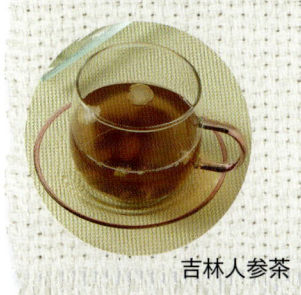

吉林人参6g　黄耆6g　紅茶3g

① 吉林人参と黄耆を水2カップに30分間つけたあと、30分間煎じる。
② 火を止め、紅茶を入れて3分間蒸らしてこす。数回に分けて飲む。湯を注ぎ足せば、何回でも飲める。

吉林人参茶

かぼちゃ蒸しパン

ベーキングパウダーを使ってふっくらと作る蒸しパンです。発酵の必要がないので手軽にできます。体をあたためるかぼちゃを加えます。

■材料　8個分

小麦粉	200 g
かぼちゃ　5mm角	60 g
水	170 cc
砂糖	100 g
塩	1 g
B.P.	8 g
卵	20 g

■作り方

① 水に砂糖と塩を入れてよく溶かす。
② 卵を①に加え、混ぜる。
③ B.P.と小麦粉を合わせて、2度ふるいにかける。②に入れてさっくりと混ぜる。
④ かぼちゃの角切りを③に入れて混ぜる。
⑤ アルミカップに④を均等に入れ、蒸気のあがった蒸し器に入れて強火で15分蒸す。

薬膳ポイント

・かぼちゃは甘味で温性を持ち、脾・胃に入り、脾・胃を補益し、疲れ・無気力・食欲不振・便秘を改善します。虚弱を補益し、精神を安定させます。

・小麦粉は甘味で涼性を持ち、熱をとり、精神を安定させ、虚弱した脾胃を補益して消化機能を促進します。

・卵は平性で五臓に入りやすく、血を養い、五臓を潤し、乾燥を緩和します。

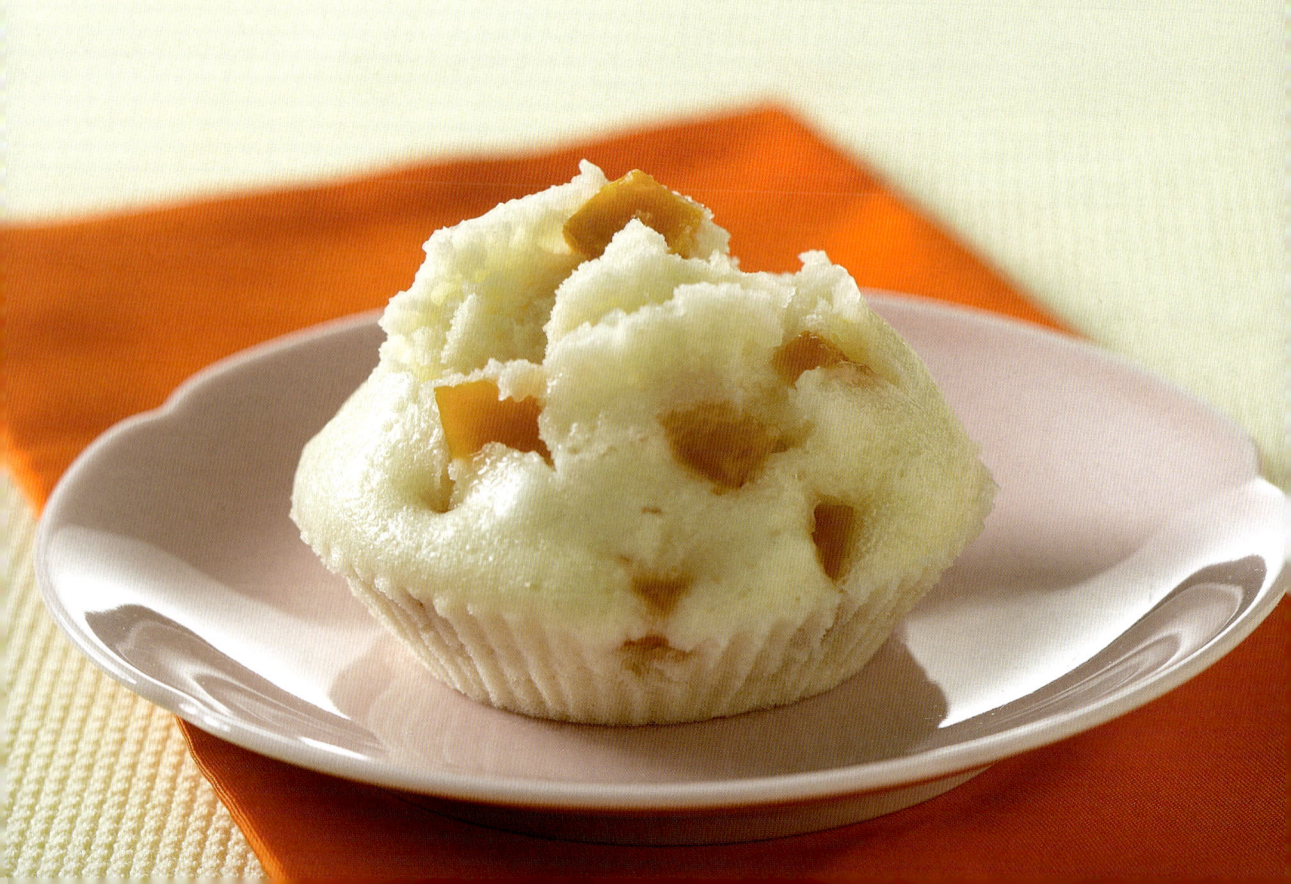

山椒餅 さんしょうもち

餅の材料に補気の黄耆、体をあたためる乾姜と山椒を加えて薬膳のお菓子に仕立てました。加齢につれ体を守る気が虚弱し、風邪を引きやすくなりますので、特に風邪予防におすすめします。

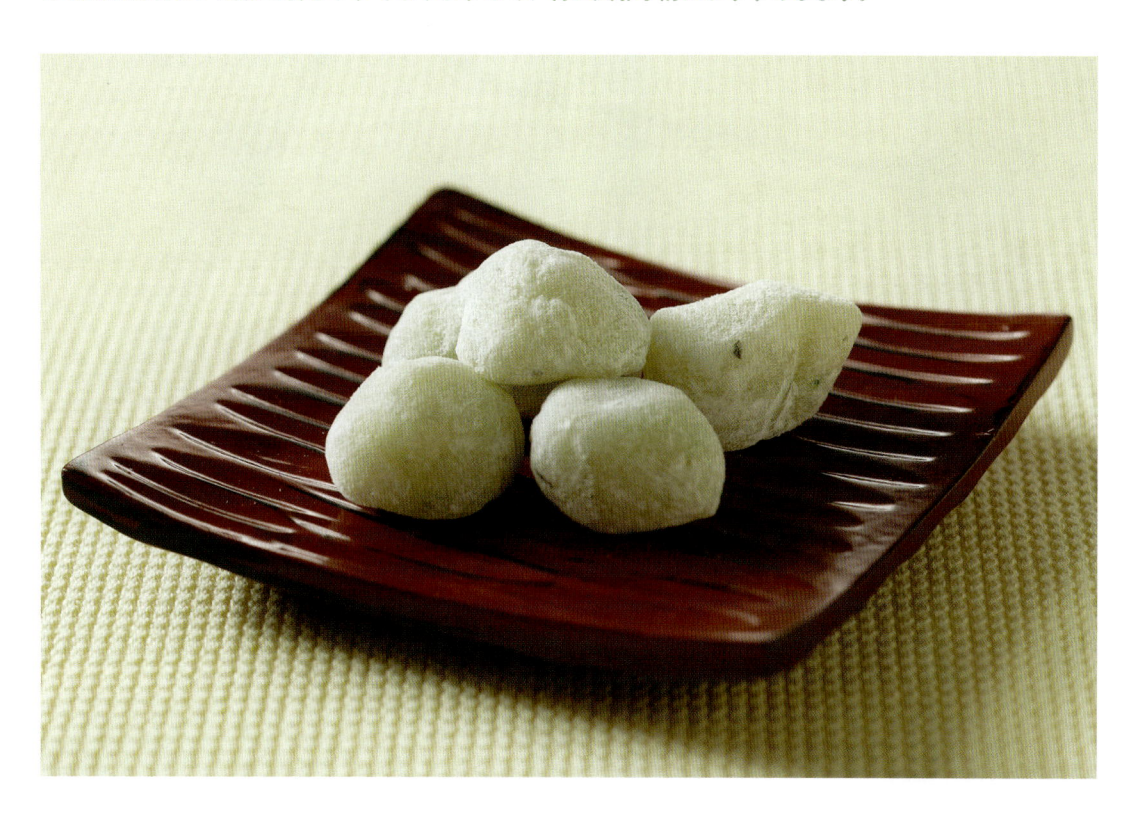

気虚

■材料

白玉粉	100 g
砂糖	100 g
薬汁	
黄耆	10 g
乾姜	5 g
水	200 cc
山椒葉	5〜10 g
和三盆糖	適量
片栗粉（打ち粉）	適量

■作り方

① 黄耆と乾姜を水 200 cc に 30 分間つけたあと、30 分間煎じる。薬汁 100 cc をとる。
② 白玉粉に薬汁を少しずつ入れてなめらかにし、砂糖を加える。
③ 耐熱容器に入れて電子レンジで 3 分間加熱し、よく混ぜる。
④ さらに 1 分加熱して混ぜ、山椒の葉を細かく刻んで加える。
⑤ 片栗粉にとり、一口大にちぎる。
⑥ 表面についた片栗粉を払い、和三盆糖をまぶして仕上げる。

薬膳ポイント

・もちに加えた黄耆は、脾と肺の気を補い、免疫力を高めます。
・乾姜は心・肺・腎・脾・胃などの臓腑に入り、体をあたため、辛味によって気血の流れを促進し、冷えを緩和します。
・温性で甘味のもち米で作った白玉粉は、虚弱した脾・胃を補益し、溜まっている余分な水分をとって、下痢を改善します。

塩 釜 しおがま

落雁という干菓子のひとつ。名前の由来は、東北の塩どころでできたからともいわれます。あんには蓮の実を入れました。

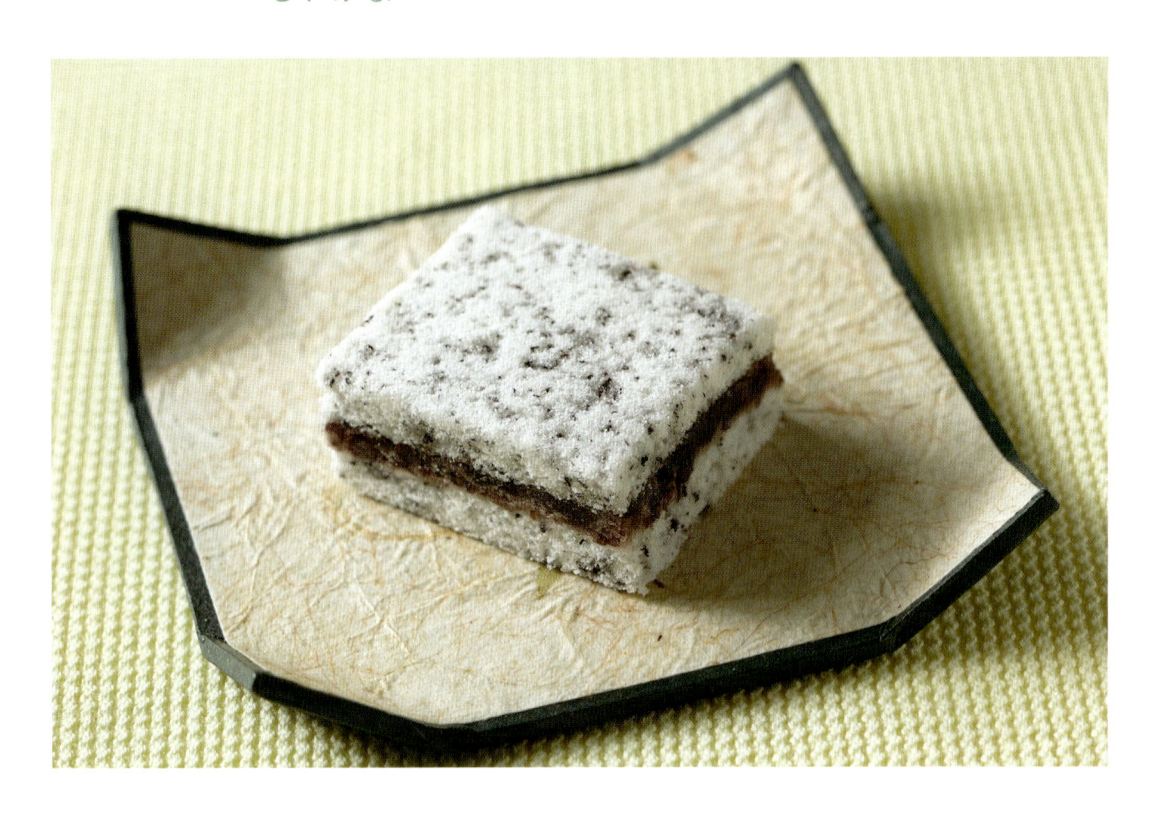

■材料　流し缶1個分

中あん
　小豆粒あん　　150 g
　蓮の実　　　　 50 g
寒梅粉　　　　　 80 g
砂糖　　　　　　100 g
白あん　　　　　 10 g
水あめ　　　　　 5 g
熱湯　　　　　　 3 cc
ゆかり　　　　 大さじ1

■作り方

① 水あめに熱湯を入れて溶かし、白あんも加えて混ぜる。
② 砂糖に①を入れてしっかりもみ混ぜる。
③ 寒梅粉の2/3くらいを入れて、手で握るようにしながら強くもんで混ぜる。
④ 残りの寒梅粉を加え軽く混ぜる。ゆかりを入れて混ぜる。
⑤ 中あんの小豆つぶあんとやわらかくゆでてつぶした蓮の実を混ぜる。流し缶の寸法にのばしておく。
⑥ 流し缶に底紙を敷いて④の半分を入れ、平らにしてしっかり押し、⑤のあんをのせる。
⑦ 残りの種を入れて平らにし、しっかりと押す。重しをしてしばらく置き、缶から出して切り分ける。

薬膳ポイント

- 蓮の実は平性で甘味があり、渋味も持っています。脾・腎・心に入りやすく、脾・腎・心を補益し、食欲不振、慢性の下痢、精力の低下、精神不安、不眠などの不調を改善します。
- 小豆は平性で甘味と酸味があり、心と小腸に入りやすく、排尿により余分な水分をとります。
- もち米で作った寒梅粉は、体をあたためると同時に甘味で気力を補充し、胃腸を丈夫にし、下痢止めの働きがあります。
- 赤紫蘇で作ったゆかりは温性で辛味を持ち、体をあたため、気の巡りを促進し、食欲を誘い、冷えを改善します。あわせて虚弱による疲れ、無気力を補強し、むくみ、下痢を改善します。

かるかん

島津家が作らせたのがはじまりという鹿児島名物です。
補気の大和芋とかるかん粉、党参の薬汁で作りました。

■材料　流し缶1個分

かるかん粉 100 g／大和芋 75 g／砂糖 100 g／党参 6 g／水 75 cc／卵白 2 個分／砂糖 15 g

＊かるかん粉は米を水にひたし、水気を切ってひいた目の粗い生新粉。

■作り方

① ボウルにすりおろした大和芋を入れ、砂糖を加えながらめん棒でよくすり混ぜる。
② ①に党参を水 75 cc で煮出した薬汁 60 cc を加えてゆるめる。かるかん粉を入れてさらにすり混ぜ、全体を均一にする。
③ 卵白に砂糖を加えて8分だてにし、②に2～3回に分けて加える。
④ 流し缶に紙を敷いて③を入れ、蒸し器で30分蒸す。蒸しあがったら缶から出して切り分ける。

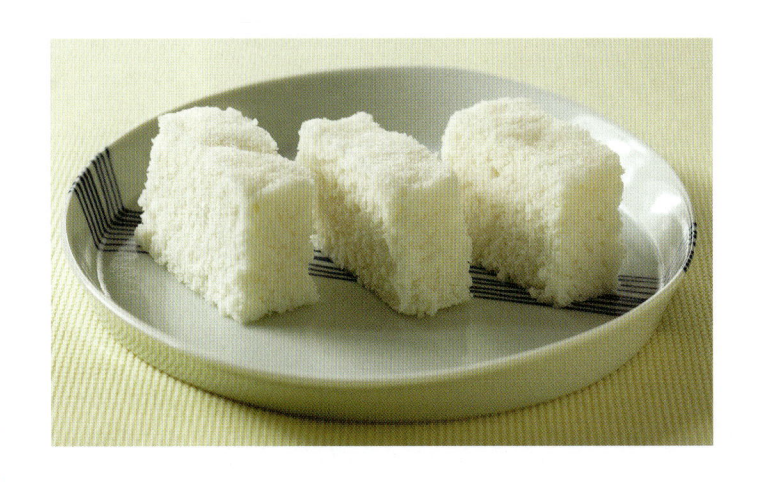

薬膳ポイント

・大和芋は平性で脾・肺・腎に入りやすく、党参は甘くて平性を持ちます。ともに気を養いながら潤いを与えます。老化防止によく使われる食薬です。
・米で作るかるかん粉は甘くて平性を持ち、脾胃を補益します。

月影 つきかげ

月の満ち欠けは、古くから人々の生活と深く結びついてきました。蓮の実を入れ、月に見立てたお菓子です。

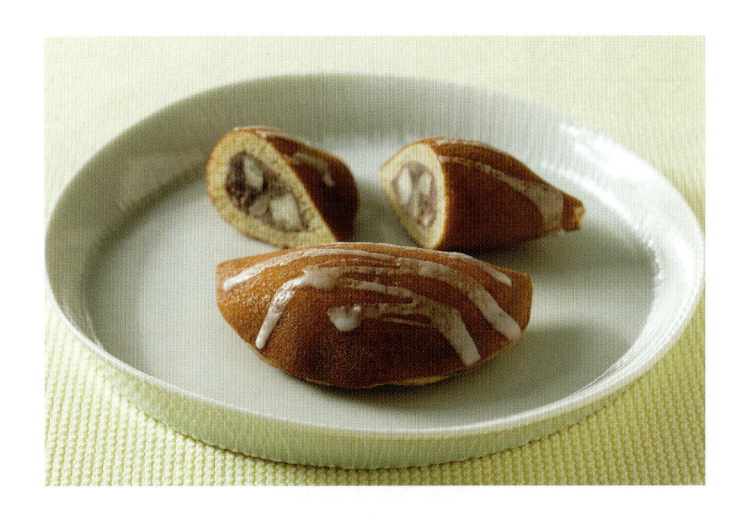

■材料　10個分

中あん(小豆こしあん 100 g／蓮の実 100 g)／卵 80 g／砂糖 80 g／水あめ 8 g／生姜汁 8 g／小麦粉 50 g／上新粉 3 g／水 30 cc／すり蜜 (粉糖 30 g／水 5 cc／酢 1 滴)

■作り方

① 卵を割りほぐして砂糖を加えてすり混ぜ、水あめ、生姜汁を加える。
② 小麦粉、上新粉をふるって加え、混ぜて30分休ませる。
③ やわらかく煮た蓮の実と小豆こしあんを混ぜて10等分にし、丸める。
④ ②に水を加えてゆるめる。ホットプレートで直径9 cmに焼き、ホットプレートの上にあんを置いて半月に閉じる。
⑤ あら熱がとれたら、すり蜜(粉糖に水と酢を加えて練る)を刷毛で塗る。

薬膳ポイント

・米で作った上新粉と蓮の実は平性で甘味があり、気力を補充し、胃腸を丈夫にし、疲れ、無気力を補強し、むくみ、下痢を改善します。

気虚

陽虚
ようきょ

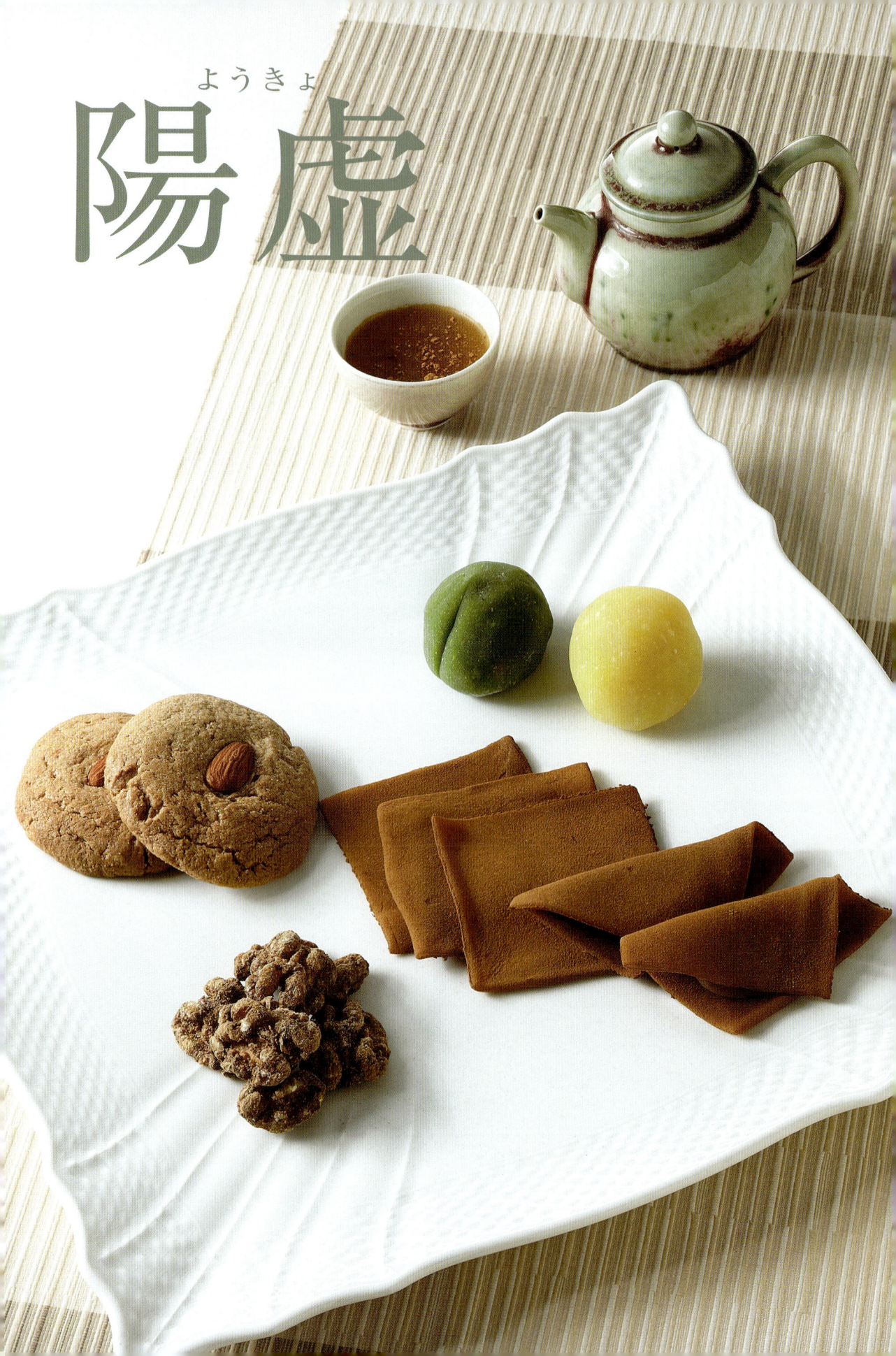

陽虚体質

生まれつき体内の陽気が虚弱なため、
臓腑の機能が衰退して現れる状態。冷える症状が中心です。

身体	虚弱
顔色	淡白、むくみ、唇の色は淡
好み	あたたかいもの
自覚症状	疲労、自汗、手足の冷え、足腰の痛み、むくみ、腹痛、生理痛
大小便	下痢しやすい、頻尿、尿漏れ、尿清長
舌象	舌質淡、舌体胖、舌辺有歯痕、舌苔が白

おすすめ食薬
- 桂花(けいか)
- 小茴香(しょううぃきょう)
- 生姜
- くるみ
- 肉桂(にっけい)
- 杜仲(とちゅう)
- うど
- ナツメグ

肉桂

性味：辛、甘、大熱
帰経：腎、脾、肝、心
働き：脾腎陽虚の冷え、むくみ、インポテンツ、生理不順、下痢、多汗、喘息、心悸、不眠の改善。
　　　脾胃をあたため、寒邪を取り除き、食欲低下、胃脘部の冷痛をとる。
　　　経絡をあたため、慢性の瘡瘍腫毒をとり、閉経を調整する。
　　　寒邪を取り除き、生理痛、関節・筋肉の痺痛などの痛みを改善する。

おすすめ薬膳茶

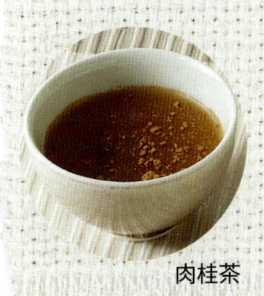

肉桂末 0.5g　紅茶 3g

① 急須をあたため、紅茶と肉桂末を入れて湯を注ぐ。
② 3分間蒸らしてからこし、数回に分けて飲む。

肉桂茶

胡桃肉の黒糖がらめ ことうにくのこくとうがらめ

胡桃はくるみのこと。くるみと黒砂糖は薬膳によく使う食薬です。
紅茶と一緒に楽しみましょう。

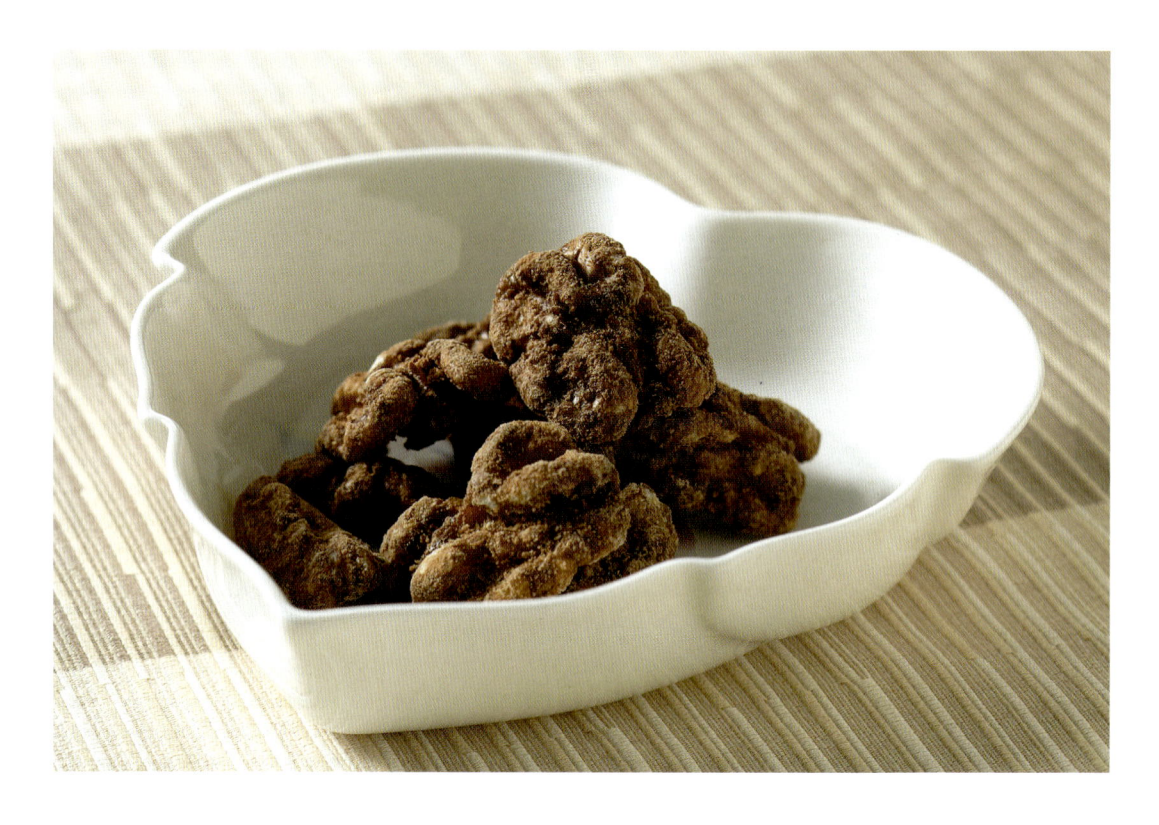

■材料
くるみ　　　　300 g
黒糖　　　　　 80 g
杜仲茶　　　　 30 cc

■作り方
① くるみは、から焼きしておく。
② 鍋に黒糖と濃く出した杜仲茶を入れ、中火で煮詰めて106℃まで温度を上げる。
③ くるみを入れ、粉がふいた状態になるまで混ぜる。
④ 火を止めて紙に移し、冷ます。

薬膳ポイント

・甘味で温性のくるみは、虚弱した腎・肺・大腸をあたため補益します。またその働きを高めながら潤いを与え、咳・喘息、冷え、便秘を緩和します。
・甘味の杜仲は温性を持ち、肝・腎をあたため補い、筋骨を丈夫にします。精力の低下、冷え、頻尿、足腰のだるさ、生理痛に効果があります。
・黒糖は肝・脾・胃をあたため、胃痛・腹痛・生理痛によく使われます。あわせて虚弱した臓腑をあたため補います。

杏仁酥 きょうにんスー

酥とは、小麦粉、ラード、卵などで作ったクッキーのような中国の焼き菓子です。
食薬の杏仁、落花生を入れて焼いたものを、それぞれ杏仁酥、花生酥といいます。

■材料　15個分

小麦粉	100 g
アーモンドプードル	50 g
肉桂	3 g
重曹	5 g
B.P.	2 g
バター	40 g
ラード	30 g
砂糖	70 g
卵	30 g
アーモンドホール（皮付き）	15粒

■作り方

① 小麦粉、アーモンドプードル、肉桂、重曹とB.P.を合わせてふるっておく。
② ボウルにバターとラードを入れてクリーム状にし、砂糖を加えてさらによく混ぜる。
③ ②に卵を少しずつ加え、混ぜる。
④ ③に①を入れてさっくり混ぜる。生地をまとめて15等分にする（ベタつくときは冷蔵庫で冷やしてから作業する）。
⑤ 1個ずつ丸めて天板に並べる。
⑥ 中心を指で押してへこませ、アーモンドホールをのせる。
⑦ 170℃に熱したオーブンで13分焼く。

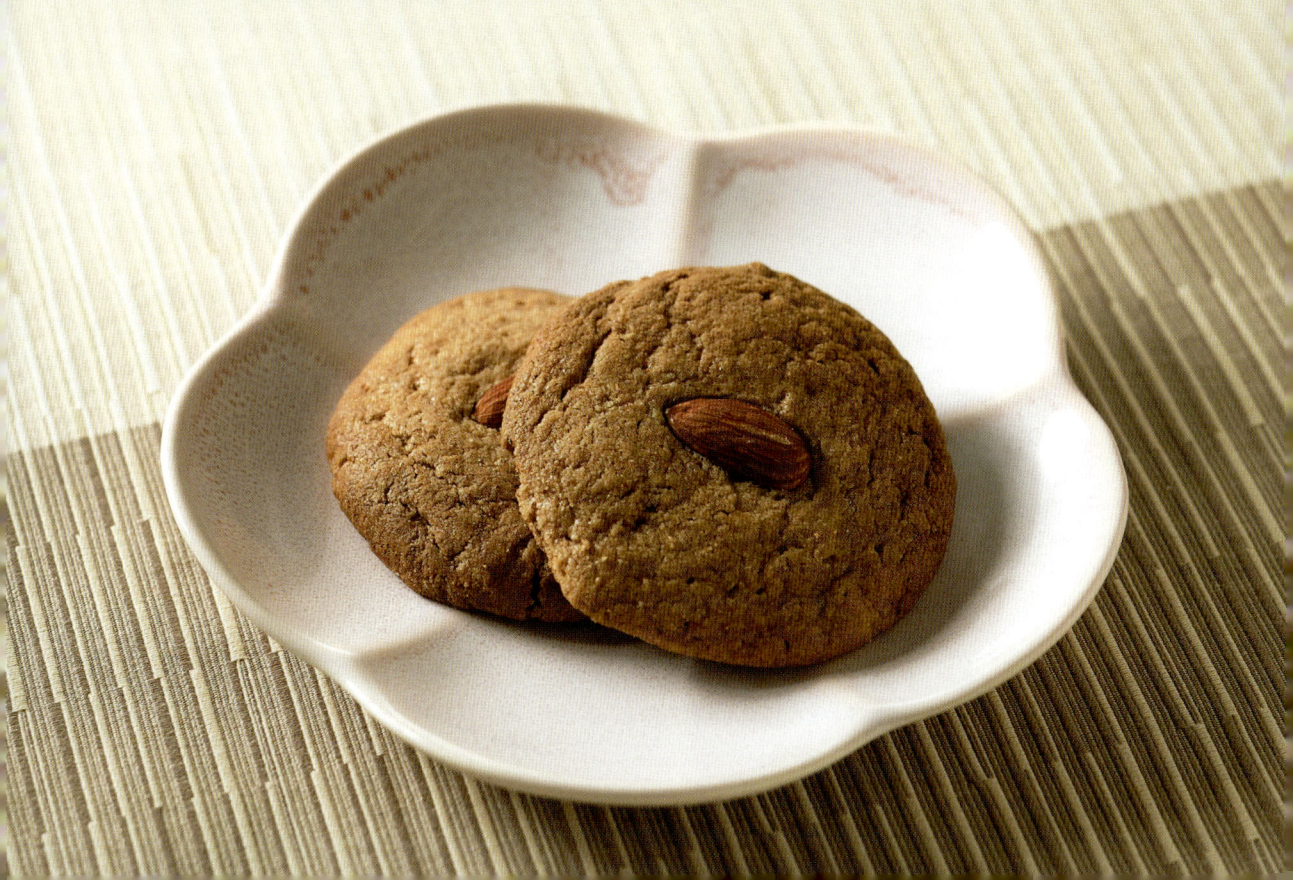

薬膳ポイント

・**小麦**は涼性で甘味を持ち、心・脾・腎に入り、熱をとります。イライラを抑え、心気を養い、精神を安定させ、躁鬱、精神不安などの症状を改善します。また、脾胃の機能を増強し、口渇、食欲不振、下痢症状を改善します。涼性の小麦は、陽虚により冷える症状には合わないため、熱性の**肉桂**、温性の**アーモンド**を加えて焼く方法を取り入れました。

陽虚

生やつはし

京みやげとして有名なやつはしは、琴に似た形から、琴の名手・八橋検校にちなんで名付けられたともいわれます。体をあたためる肉桂末が薬膳の働きを活かします。

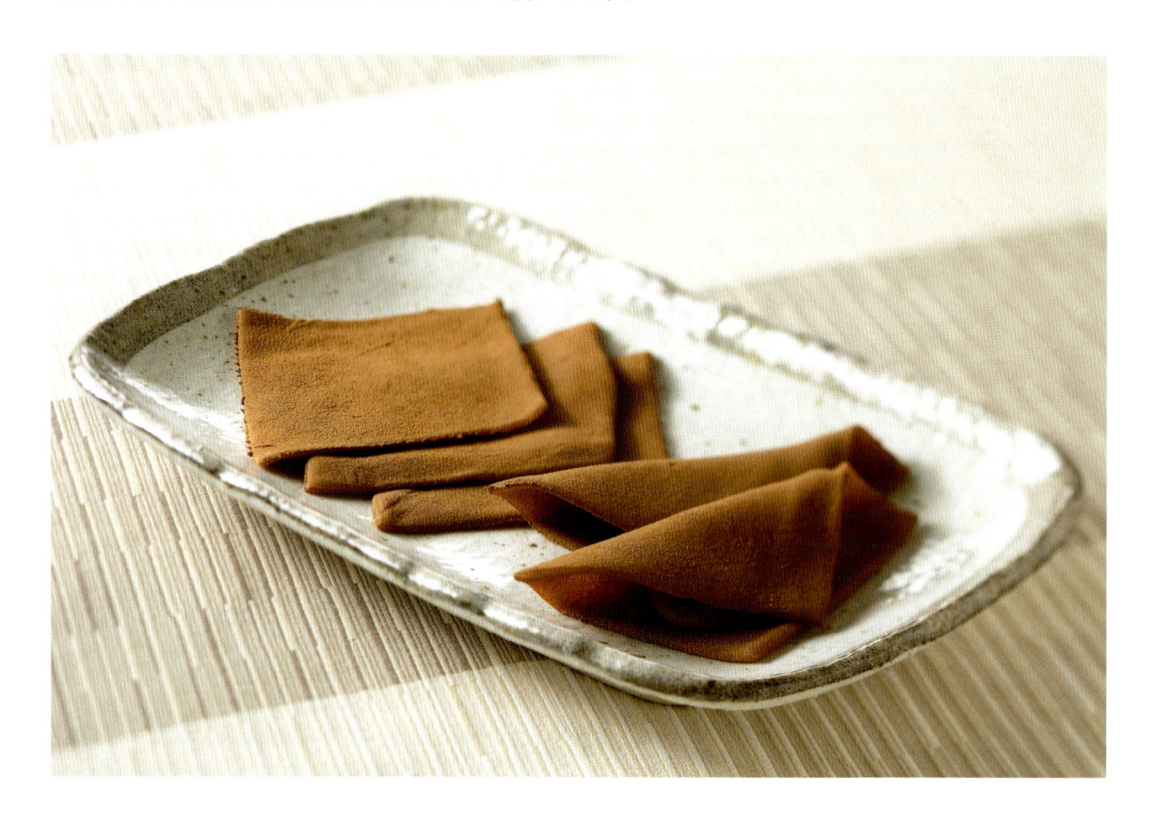

■材料　18個分

中あん
　白あん　　　　150 g
上用粉　　　　　60 g
白玉粉　　　　　30 g
砂糖　　　　　　70 g
水　　　　　　　90 cc
肉桂末　　　　　適量

■作り方

① 白玉粉に水を少しずつ加えて、なめらかに練る。
② 上用粉と砂糖を混ぜて①に入れ、混ぜて均一にしたあと、15分蒸す。
③ 蒸しあがったらボウルにとって練りまとめ、3等分する。
④ 肉桂末を敷いた上に生地を置き、それぞれ14 cm×21 cmにのばす。
⑤ 中あんを18等分する。
⑥ ④を7 cm×7 cmの正方形に切り、中あんをのせて三角形にする。

薬膳ポイント

- 肉桂末は、体をあたたかくする力が強い大熱性を持っています。胃・脾・肝・腎をあたため、辛味によって血流を促進し、冷えを改善します。
- 白あんは平性で甘味があり、脾・胃に入り、胃腸を補益し、溜まっている余分な水分をとります。
- もち米が原料の白玉粉は、体をあたためると同時に甘味で気力を補充し、胃腸を丈夫にするので、胃腸の虚弱による疲れ、無気力、食欲不振を改善します。
- 米が原料の上用粉は平性で、白あんと白玉粉とともに脾、胃を補益します。

びわ（ういろう）

初夏のお菓子です。半透明のういろうが中あんの色をかすかに映して、雰囲気を出しています。姜黄と紅花を加えました。

■材料　12個分

中あん（白あん 200g／栗 5粒／金時豆甘納豆 24粒）／上用粉 54g／もち粉 15g／浮き粉 5g／くず粉 5g／砂糖 100g／水 100cc／姜黄 1g／紅花 1g

■作り方

① 上用粉、もち粉、浮き粉、くず粉、姜黄、紅花、砂糖、水を混ぜ合わせ、蒸し器で20分蒸す。
② 蒸しあがったら、ボウルに出してよくもみまとめる。
③ 栗を粗みじんにして白あんと混ぜ、12等分する。それぞれ金時豆を2粒ずつ包む。
④ ②を12等分して、③を包む。びわをイメージして腰高に形作る。

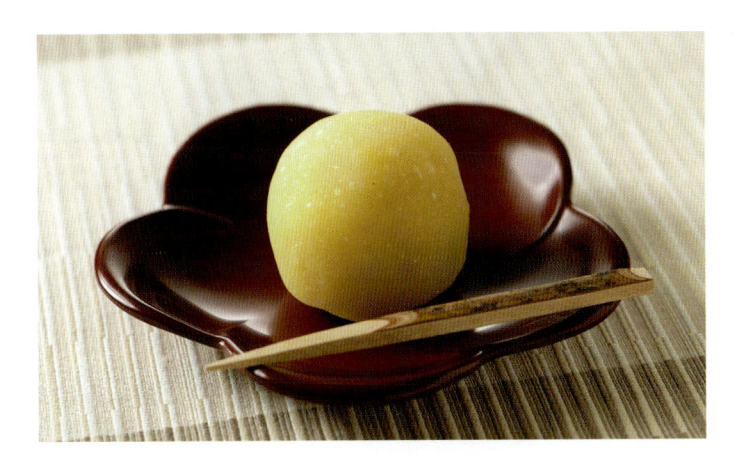

薬膳ポイント

・黄色の姜黄はターメリックともいいます。紅花と同じく体をあたため、辛味で血流を促進します。陽気の不足からくる体の冷え、痛みに用います。
・温性のもち粉は脾・胃・肺を補益し、その働きを高めます。
・温性の栗を加え、脾・胃・腎をあたため補い、食欲を誘い、筋骨を丈夫にします。

陽虚

青梅（ういろう）

青梅はびわと同じく、季節の菓子として愛されています。中あんに梅の甘煮を入れて、味も梅を表しました。

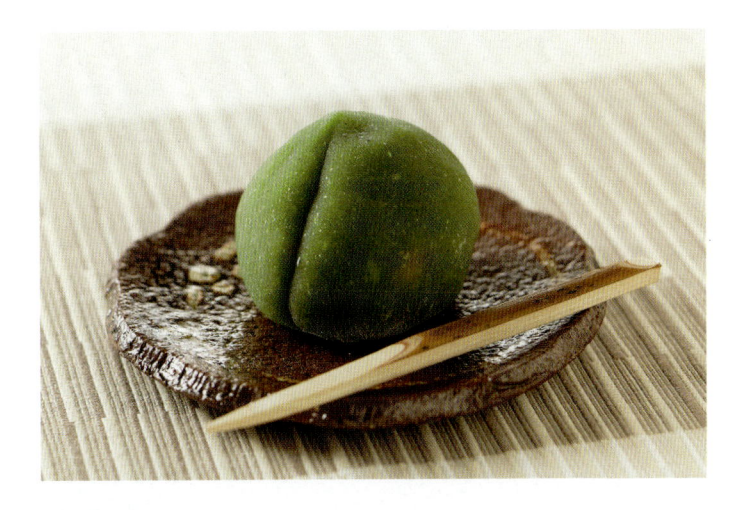

■材料　12個分

中あん（白あん 120g／ゆでた卵黄 1個／梅の甘煮 12個）／上用粉 54g／もち粉 15g／浮き粉 5g／くず粉 5g／砂糖 100g／水 100cc／抹茶 適量／片栗粉 適量

■作り方

① 上用粉、もち粉、浮き粉、くず粉、砂糖、水を混ぜ合わせ、蒸し器で20分蒸す。
② 蒸しあがったらボウルに出してよくもみまとめる。抹茶を加え、青梅の色にする。
③ 白あんとゆでた卵黄を混ぜて黄味あんを作り、梅の甘煮を包んで中あんにする。
④ ②で③の中あんを包み、梅を形作る。刷毛で片栗粉をまぶす。

薬膳ポイント

・平性の梅は、肝・脾・肺・大腸に入ります。酸が強く、締める力があるため、陽虚による慢性の咳や喘息、慢性の下痢、口渇を改善します。

けっきょ
血虚

血虚体質

血の量が不足し、質が低下するため
臓腑組織に栄養が足りなくなる状態です。

身体	虚弱
顔色	蒼白あるいは黄色、唇の色は淡白、爪の色が薄い
好み	あたたかいもの
自覚症状	不眠、多夢、めまい、健忘、動悸、手足のしびれ、立ちくらみ
大小便	便秘しやすい
舌象	舌質淡、舌苔白

おすすめ食薬
- ほうれん草
- にんじん
- 落花生
- ライチ
- 竜眼肉（りゅうがんにく）
- ぶどう
- 桑の実（桑椹）（そうじん）
- 大棗（たいそう）
- 当帰（とうき）
- 熟地黄（じゅくじおう）
- 何首烏（かしゅう）

竜眼肉
性味：甘、温
帰経：心、脾、肝、腎
働き：気血不足の出血、貧血、脾虚下痢、倦怠感、虚労をとる。
不眠、健忘、心悸、驚悸、めまい、記憶力減退などの症状を改善する。

当帰
性味：甘、辛、苦、温
帰経：肝、心、脾
働き：血を補い、血を調節し、めまい、顔色不華、心悸、生理不順などの症状を改善する。
血の流れをよくし、生理痛、虚寒の腹痛、瘀血（おけつ）によって生じた痛み、痺れをとる。
大腸を潤し、便通をよくして便秘を改善する。

おすすめ薬膳茶

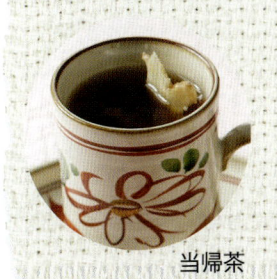

当帰茶

当帰3g　竜眼肉6g　烏竜茶3g

① 竜眼肉と当帰を水2カップに30分間つけて、20分間煎じる。
② 火を止めて烏竜茶を入れ、5分間蒸らしてこし、数回に分けて飲む。湯を注げば何回も飲める。竜眼肉も一緒に食す。

にんじんタルト

スポンジ生地ににんじんを入れ、大棗入りきんとんあんを巻いたおいしい薬膳のタルトです。

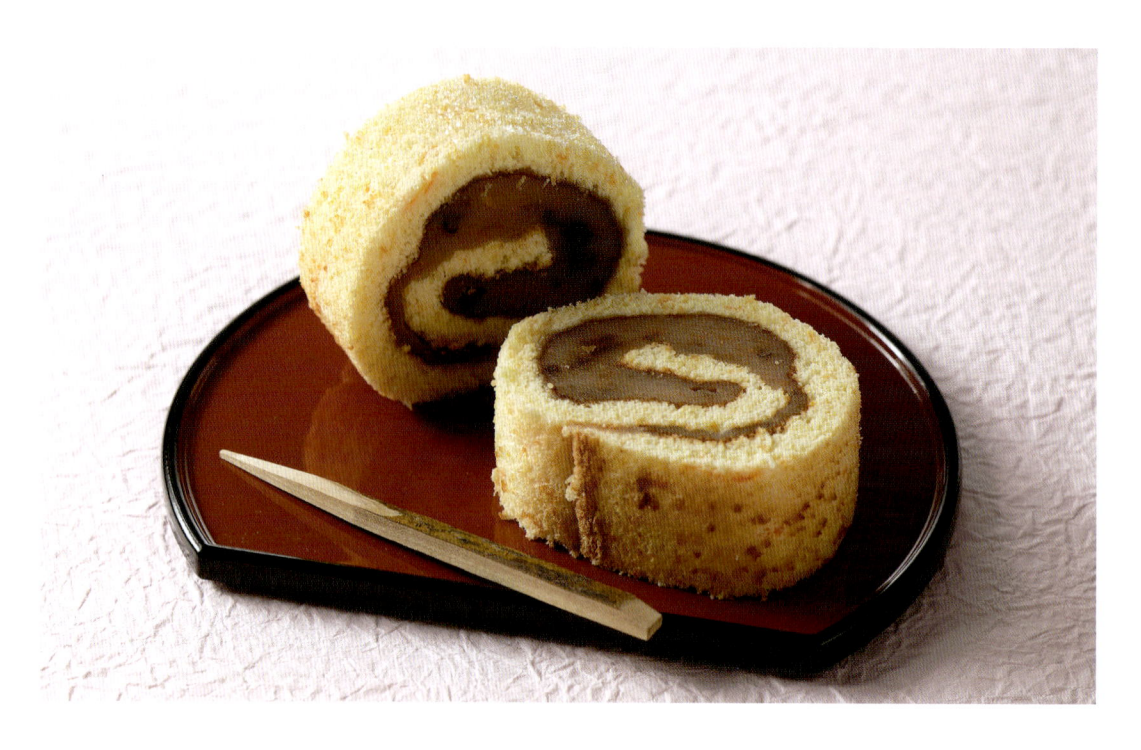

■材料　1本分

生地
- にんじんすりおろし　　30g
- 卵　　2個
- 卵黄　　1個
- 砂糖　　80g
- 小麦粉　　60g
- 牛乳　　15cc

きんとんあん
- にんじんすりおろし　　50g
- 白あん　　200g
- 大棗　　5個
- 水　　200cc
- 水あめ　　10g
- 粉寒天　　1g
- グラニュー糖　　適量

■作り方

① スポンジ生地を作る。卵と卵黄をときほぐし、砂糖を加えて湯煎にかける。もったりするまで泡立てる。
② にんじんのすりおろしを入れ、小麦粉を混ぜて牛乳も加える。
③ 天板に紙を敷いて生地を流し、190℃に熱したオーブンで15分焼く。
④ きんとんあんを作る。分量の水に大棗を入れて煮て、薬汁100ccをとる。薬汁に粉寒天を振り入れて煮溶かし、白あんを加えて煮る。
⑤ にんじんのすりおろし、大棗の果肉と水あめも加え、きんとんあんを煮あげる。
⑥ スポンジの焼き面を上（内側）にしてきんとんあんを流し、少しかたまりかけたら巻く。
⑦ あんがかたまったら、仕上げにグラニュー糖をまぶして切りわける。

薬膳ポイント

- **大棗**は、中国では女性がよく食べる果物です。貧血・疲れ、血色が悪いとき、生理期間に出血で体調が崩れたときも食べます。棗を煮込んだ汁のみ使うか、または煮込んだ棗の肉をとり、白あんに混ぜて使います。
- **にんじん**は平性（微温）で甘い食材です。肺・脾・胃・肝に入りやすく、血の不足を養い、肝機能を助け、目を潤し、消化不良を解消します。
- **卵**は平性で甘味があり、五臓を滋養し、貧血を改善し、妊婦の精神不安を調整します。

水牡丹 みずぼたん

涼しげな銘と透明感ある意匠が夏にふさわしいお菓子です。ピンク色の生地から黄味あんが透けて見えるように、夏牡丹のつぼみをイメージして作りましょう。補血作用のある落花生を加えます。

■材料　10個分

中あん（黄味あん）
　白あん　　　　　240 g
　落花生ペースト　 20 g
　卵黄　　　　　　 2個
白あん　　　　　　40 g
砂糖　　　　　　　50 g
くず粉　　　　　　20 g
上用粉　　　　　　 8 g
もち粉　　　　　　 7 g
片栗粉（手粉）　　適量
ハイビスカス　　　 3 g
水　　　　　　　100 cc

■作り方

① 黄味あんを作る。白あんに卵黄を入れてよく混ぜ、落花生ペーストも加える。電子レンジで2分加熱して混ぜ、さらに1分加熱して混ぜる。冷まして10等分に丸める。
② 水にハイビスカスを入れて煮出し、こして冷ます。
③ くず粉に②を加えて溶かし、白あんを入れてよく混ぜる。
④ 粉類と砂糖をよく混ぜて③に加え、混ぜる。
⑤ 蒸し器で15分蒸し、ボウルにとりまとめる。
⑥ ⑤を片栗粉にとり、10等分して①を包み、牡丹のつぼみに形作る。

薬膳ポイント

・落花生（ピーナッツ）は平性で甘味があり、肺・脾を潤し補います。女性の貧血や疲れ、血色が悪いときにすすめる食材です。

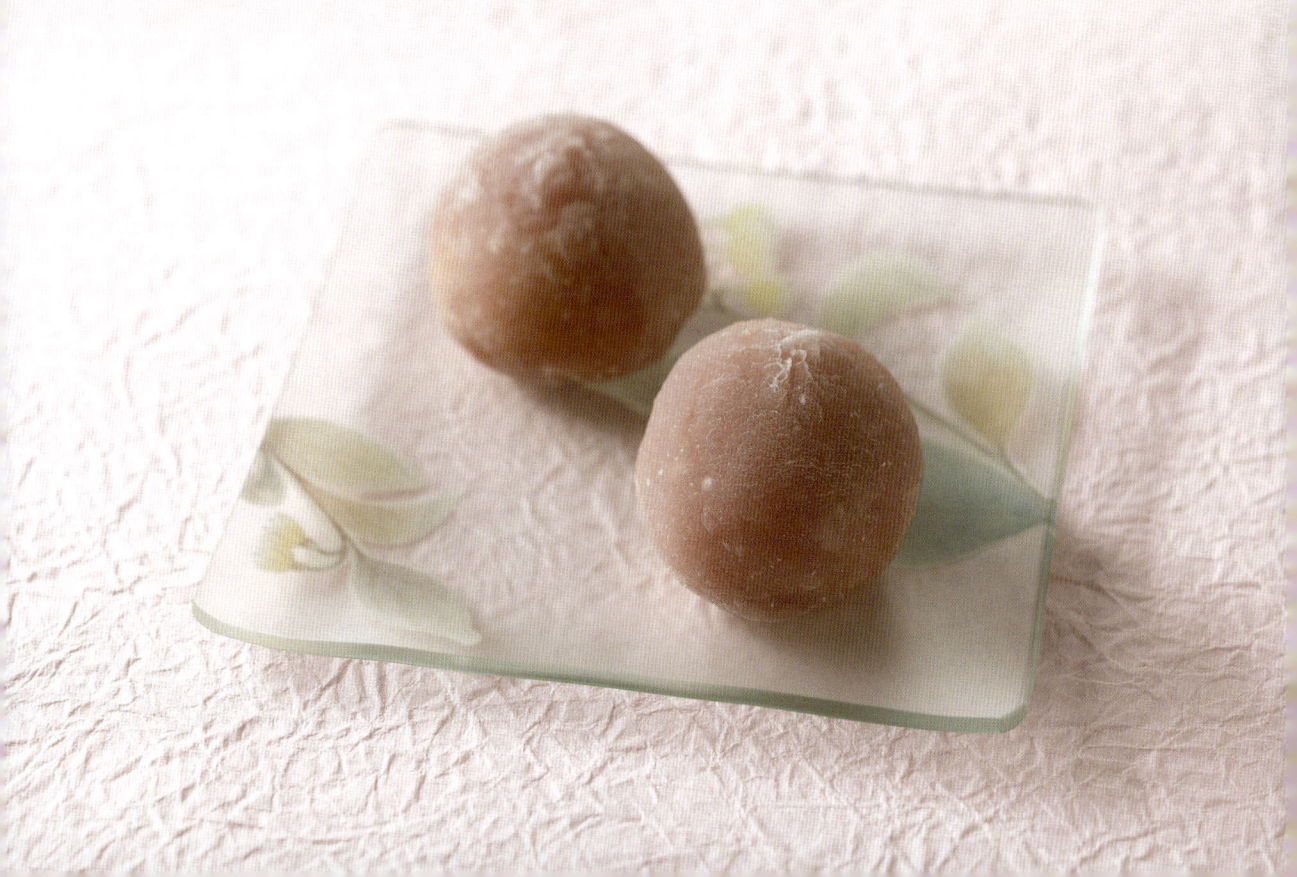

血虚

豆羹 まめかん

いろいろな種類の豆を入れて寒天でかためました。
大小の豆の切り口が水玉のように見える楽しいお菓子です。熟地黄と当帰の補血作用が期待できます。

■材料　流し缶1個分

扁豆煮豆（へんず）	100 g
花豆煮豆	100 g
黒豆煮豆	100 g
干しぶどう	50 g
熟地黄	10 g
当帰	6 g
水	300 cc
固形寒天	1/2 個
蜂蜜	50 g

＊固形寒天 1/2 個＝粉寒天 4 g＝棒寒天 1/2 本

■作り方

① 干しぶどうは洗って水気を切っておく。
② 熟地黄と当帰は水に30分間つけてから沸騰させ、弱火で40分煎じる。こしとった200 ccの薬汁に寒天を入れてふやかし、火にかけて煮溶かす。
③ ②に蜂蜜を加えて煮詰め、豆類と干しぶどうを入れて火を通す。
④ あら熱をとって流し缶に入れてかためる。
⑤ かたまったら缶から出し、切り分ける。

薬膳ポイント

・扁豆、花豆、黒豆は平性で甘味を持ち、脾・胃に入ります。脾・胃・腎を補益し、水の代謝を促進します。

・干しぶどうは平性で、甘くて酸味を持ち、脾・肺・腎に入り、血を養い、気を補い、血色が悪いときや貧血・疲れに用います。

・当帰は女性の宝ともいわれ、肝・腎・脾と関わり、血を補充し、血流をよくし、生理を調節して生理痛を緩和します。

・熟地黄は微温の性質を持ち、甘味で肝・腎・心を滋養し、血を補います。

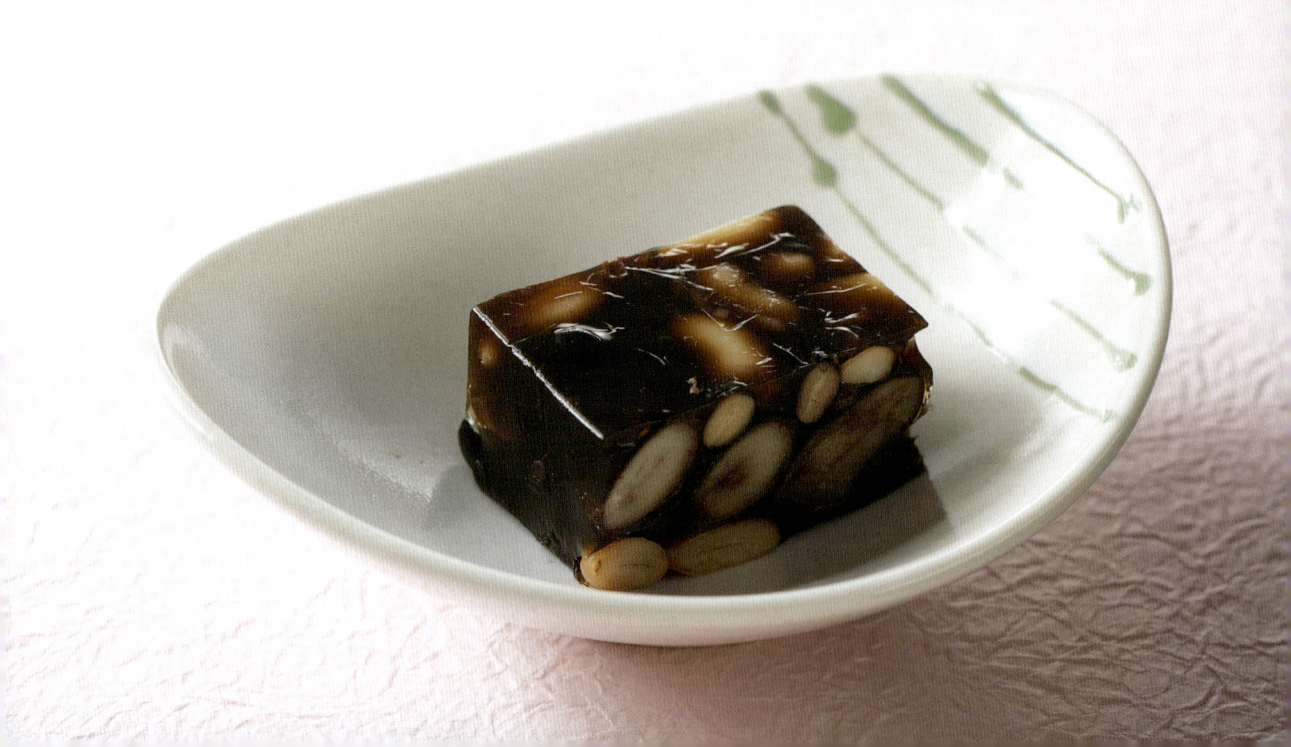

ピーナッツ大棗しぐれ

表面に入ったひびの隙間から色の違うあんが見え隠れするさまは、いろいろなことを想像させます。
女性の貧血に効く大棗と落花生をあんに加えました。

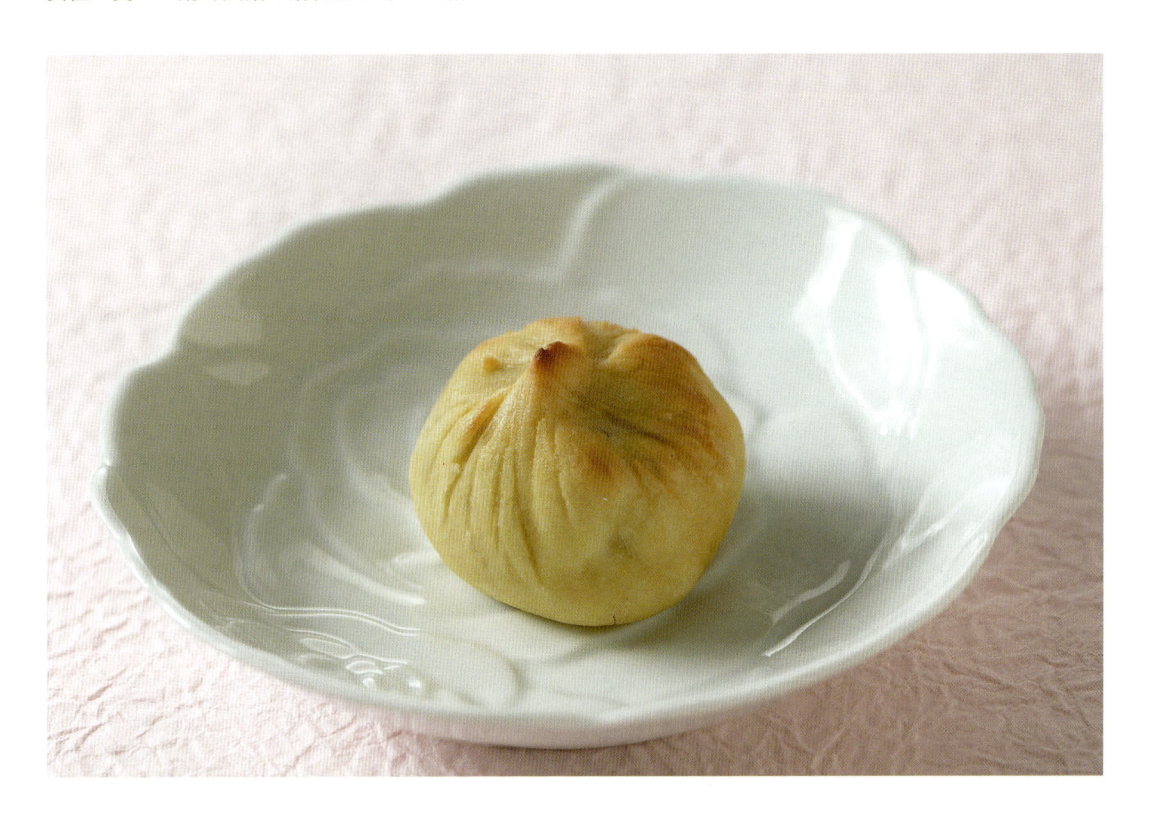

血虚

■材料　10個分
中あん
　白あん　　　　　　130 g
　大棗　　　　　　　4〜5個
　ピーナッツバター　70 g
白あん　　　　　　　200 g
ゆでた卵黄　　　　　1.5個
寒梅粉　　　　　　　4 g
つや卵
　卵黄　　　　　　　1個
　みりん　　　　　　適量

■作り方
① 白あんにゆでた卵黄を裏ごしして加え、混ぜる。
② ①に寒梅粉を混ぜ、10等分する。
③ 中あんを作る。白あんとピーナッツバター、刻んだ大棗を混ぜて10等分し、丸めておく。
④ ②の生地で③を包み、ふきんで茶巾絞りにする。
⑤ 照用のつや卵を先のほうに塗り、180℃に熱したオーブンで12〜13分焼いて仕上げる。

薬膳ポイント

・大棗は体をあたためると同時に甘味で気力を補充し、胃腸を丈夫にし、血を補充し、精神を安定させます。胃腸の虚弱による疲れ・無気力・食欲不振・めまい・不眠を改善します。
・卵は平性で五臓に入りやすく、血を養い、五臓を潤し、乾燥を和らげます。
・白あん（いんげん豆）は平性で甘味があり、脾・胃に入り、胃腸を補益し、溜まっている余分な水分をとります。
・板もちを焼いて作る寒梅粉は温性を持ち、もち米より体をあたためる力が強くなります。虚弱した脾・胃・肺を補益し、疲れ・発汗・食欲不振・息切れ・下痢を改善します。

陰虚
いんきょ

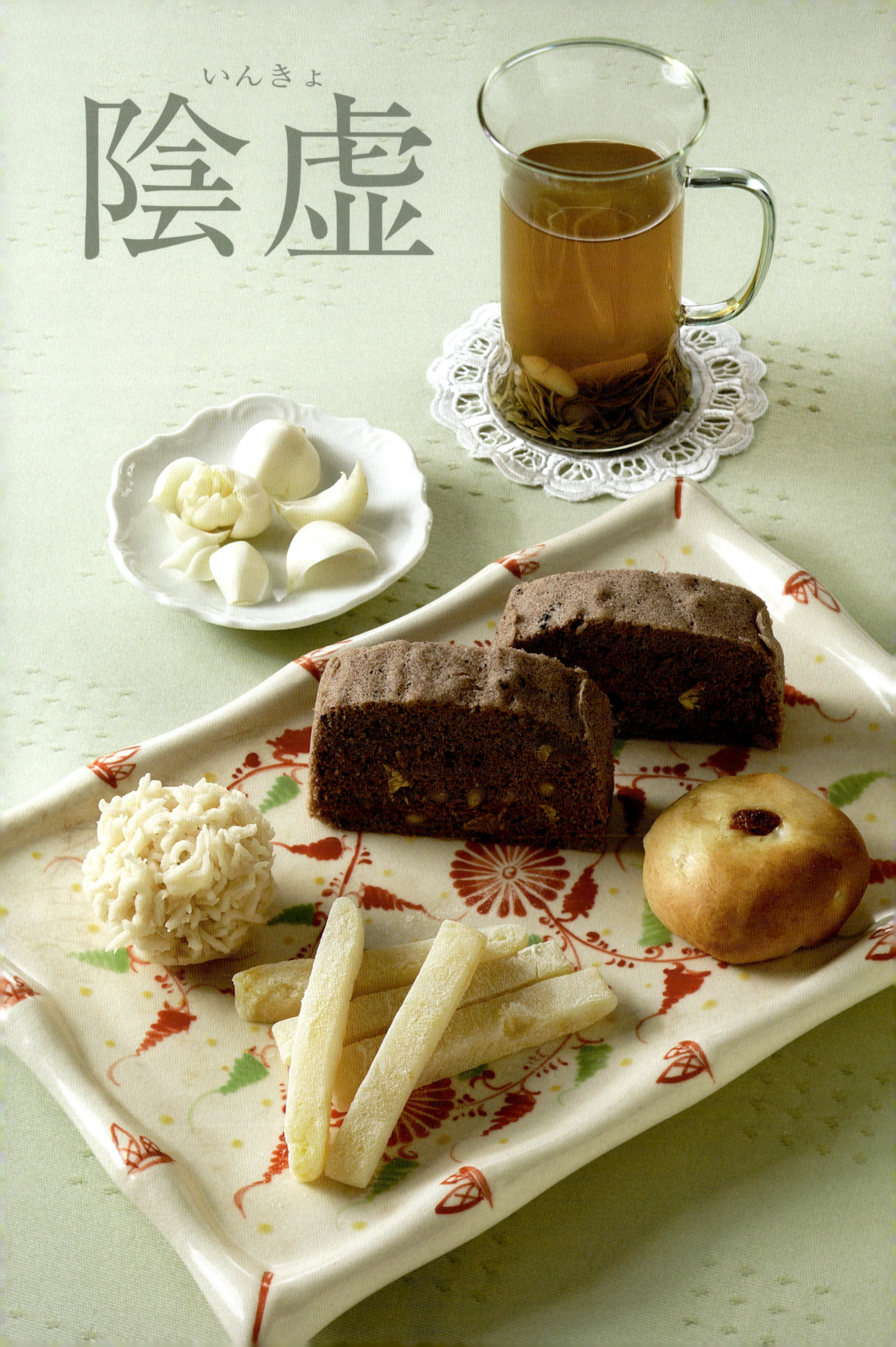

陰虚体質

臓腑の機能が低下し、精・津液や陰血が不足して現れる症状。

身体	消痩
顔色	午後に頬が赤くなる、微熱
好み	冷たいもの
自覚症状	のどの渇き、寝汗、寝つきが悪い、イライラ、ほてり、のぼせ、手足の汗
大小便	大便乾燥、小便黄色
舌象	舌質紅、舌苔が少ない

おすすめ食薬

- 黒ごま
- 白ごま
- 粟
- 蜂蜜
- 乳製品
- 卵
- 銀耳(ぎんじ)
- 百合根
- 女貞子(じょていし)
- 黄精(おうせい)
- 玉竹(ぎょくちく)
- 麦門冬(ばくもんどう)
- 枸杞子(くこし)
- 桑の実(桑椹(そうじん))
- 桑葉
- 山茱萸(さんしゅゆ)
- 五味子(ごみし)

麦門冬

性味：甘、微苦、微寒
帰経：肺、心、胃
働き：熱をとり、肺を潤し、肺陰虚(はいいんきょ)の空咳、痰を緩和する。
　　　胃を養い、津液を生じさせ、口渇、イライラ、不眠を改善する。
　　　腸を潤し、便通をよくして便秘を改善する。

桑葉

性味：苦、甘、寒
帰経：肺、肝
働き：発熱・軽咳・頭痛・咽痛などの症状を、発汗により改善する。
　　　肝の熱をとり、肝火上炎(かんかじょうえん)の目赤、涙、肝陰不足(かんいんふそく)による目のかすみ、かゆみを改善する。

おすすめ薬膳茶

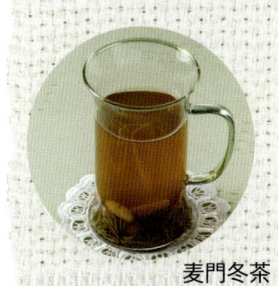

麦門冬6g　桑葉3g　緑茶3g

① 麦門冬と桑葉を2カップの水に30分間ひたしてから、20分間煎じる。
② 火を止め、緑茶を入れて5分間蒸らす。こして数回に分けて飲む。湯を注ぎ足せば何回でも飲める。

麦門冬茶

ミルクまんじゅう

乳製品をたっぷり加えた焼き菓子です。百合根・枸杞子を加えました。しっとり感が長持ちするので、ラッピングして贈り物にも。

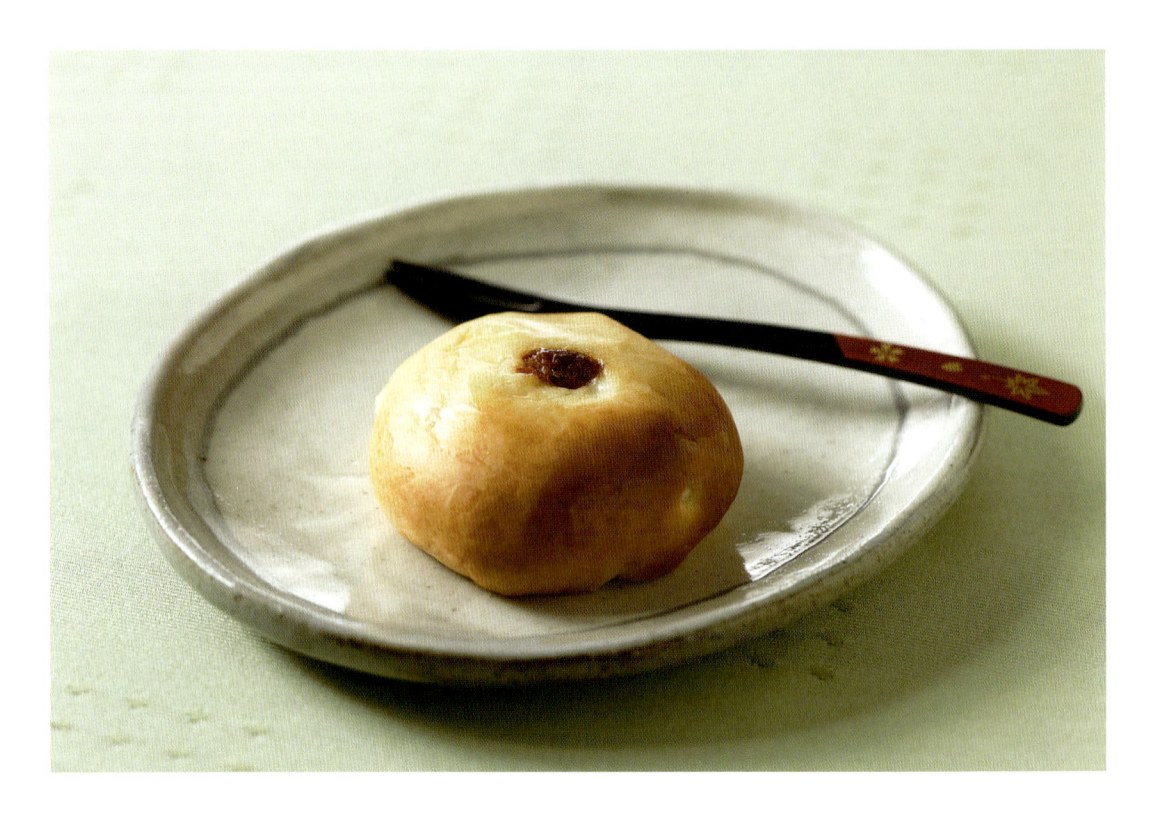

■材料　10個分

中あん
　白あん　　　　　　　250 g
　クリームチーズ　　　 50 g
　百合根　　　　　　　 50 g
小麦粉　　　　　　　　 70 g
B.P.　　　　　　　　　 2 g
加糖練乳　　　　　　　 70 g
卵　　　　　　　　　　 15 g
枸杞子　　　　　　　　適量
牛乳　　　　　　　　　適量
小麦粉(打ち粉)　　　　適量

■作り方

① 練乳と卵をよく混ぜ合わせる。
② 小麦粉とB.P.を合わせてふるい、①に加えて混ぜる。
③ 中あんを作る。白あんとクリームチーズ、蒸した百合根を混ぜて10等分し、丸める。
④ 打ち粉に②を出して10等分し、③を包んで形をととのえる。
⑤ 牛乳を刷毛で塗り、中心に枸杞子をおく。180℃に熱したオーブンで12分焼く。

薬膳ポイント

・甘い百合根は微寒性で肺を潤し、心と胃に入りやすく、心を安定させます。動悸・微熱・精神不安・空咳などの虚弱に用います。
・枸杞子は肝・腎・肺を潤しつつ滋養します。老化防止に最もよく使われる食薬です。
・乳製品（練乳・牛乳・クリームチーズ）は平性で甘味を持ち、五臓を潤し滋養します。
・白あんは平性で甘味があり、脾・胃に入り、胃腸を補益し、溜まっている余分な水分をとります。

薯蕷きんとん じょうよきんとん

きんとんはもともと金糖・金唐といい、甘く作ったものに黄色の衣をかける意。大和芋を使うものを薯蕷きんとんといいます。大和芋には補気の働きがあるので、百合根やりんごも加えて薬膳の工夫をしました。

■材料　10個分

中あん
　百合根　　　　　150g
　りんごジャム　　 50g
　蜂蜜　　　　　　20g
白あん　　　　　　200g
大和芋　　　　　　100g
ぎゅうひ　　　　　15g
水あめ　　　　　　 3g

■作り方

① 中あんを作る。百合根を蒸してやわらかくし、りんごジャム、蜂蜜と一緒にさっと煮る。
② ①を冷まして10等分し、丸める。
③ 大和芋を蒸して裏ごしし、白あんと混ぜる。電子レンジで2分加熱して水分をとばす。
④ ③にぎゅうひを加えて混ぜ、1分加熱して水あめも混ぜる。
⑤ ④が冷めたらきんとん篩で裏ごし、②のあんに植えつける。

薬膳ポイント

・りんごは涼性で微酸味・甘味を持ち、脾・胃・心の熱をとり、潤します。
・大和芋（長芋）は平性で甘味を持ち、脾・肺・腎を補いながら滋養します。更年期の不調によい食薬です。

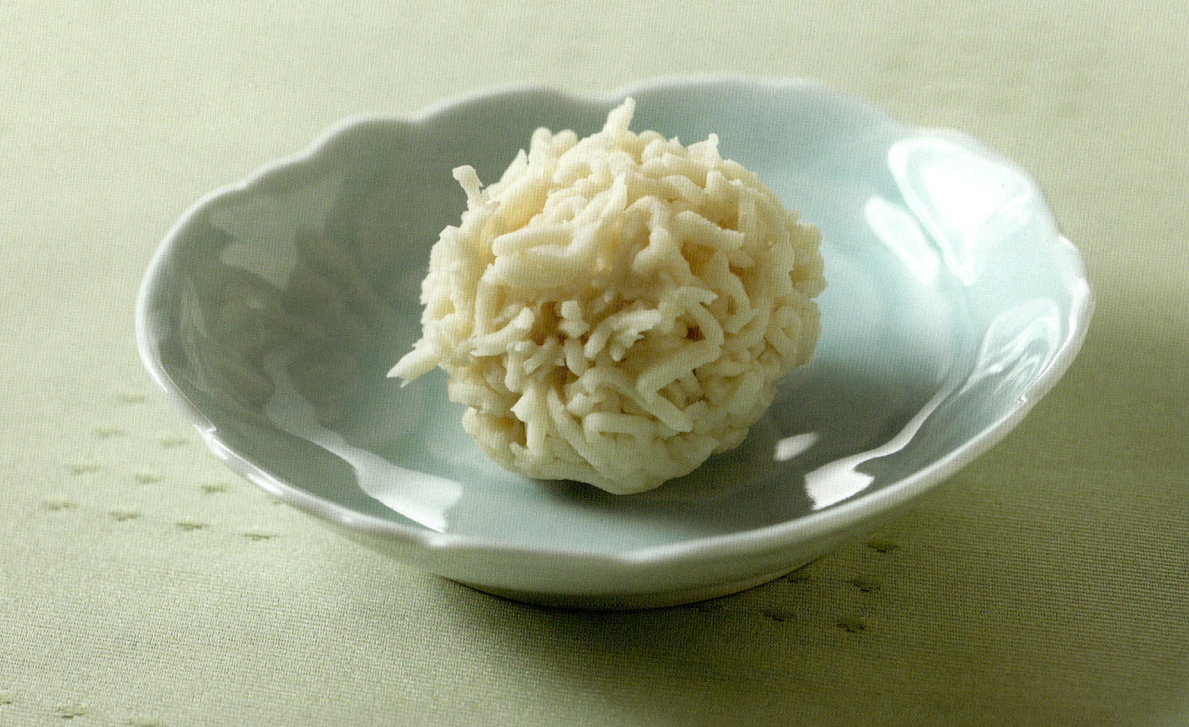

陰虚

柚子餅 ゆずもち

柚子の香り豊かなかわいい餅菓子です。桑葉や菊花など体を潤し、熱をとる薬汁を加えましたので、のぼせやほてりにおすすめできます。

■材料

白玉粉	100 g
砂糖	100 g
薬汁	
桑葉	3 g
菊花	5 g
麦門冬	10 g
玉竹	6 g
水	300 cc
柚子皮	1個分
和三盆糖	適量
片栗粉（打ち粉）	適量

■作り方

① 薬汁をとる。4種の中薬を水300 ccに30分間ひたしてから沸騰させる。弱火で20分間煎じてこし、薬汁100 ccをとる。
② 白玉粉に薬汁を少しずつ入れてなめらかにし、砂糖を加える。
③ 蒸し器に入れて15分蒸す。
④ 蒸しあがったら鍋にとり、弱火で練りまとめ、柚子皮のすりおろしを加える。
⑤ 片栗粉にとり、5 mm厚さにのばして1 cm幅に切る。
⑥ 表面についた片栗粉を払い、和三盆糖をまぶして仕上げる。

薬膳ポイント

・桑葉と菊花は寒性で、体内の余計な熱をとります。

・麦門冬は微寒、玉竹は平性で、ともに体の乾燥を防いで潤し、のぼせ・ほてりを緩和します。

・甘い温性のもち米で作った白玉粉は、虚弱した脾・胃を補益し、溜まった余分な水分をとり、下痢を改善します。

・柚子は寒性です。体内に熱がこもると汗が出て毛孔が開き、邪気が侵入しやすくなります。これに対して、柚子は熱をとり除くことができます。

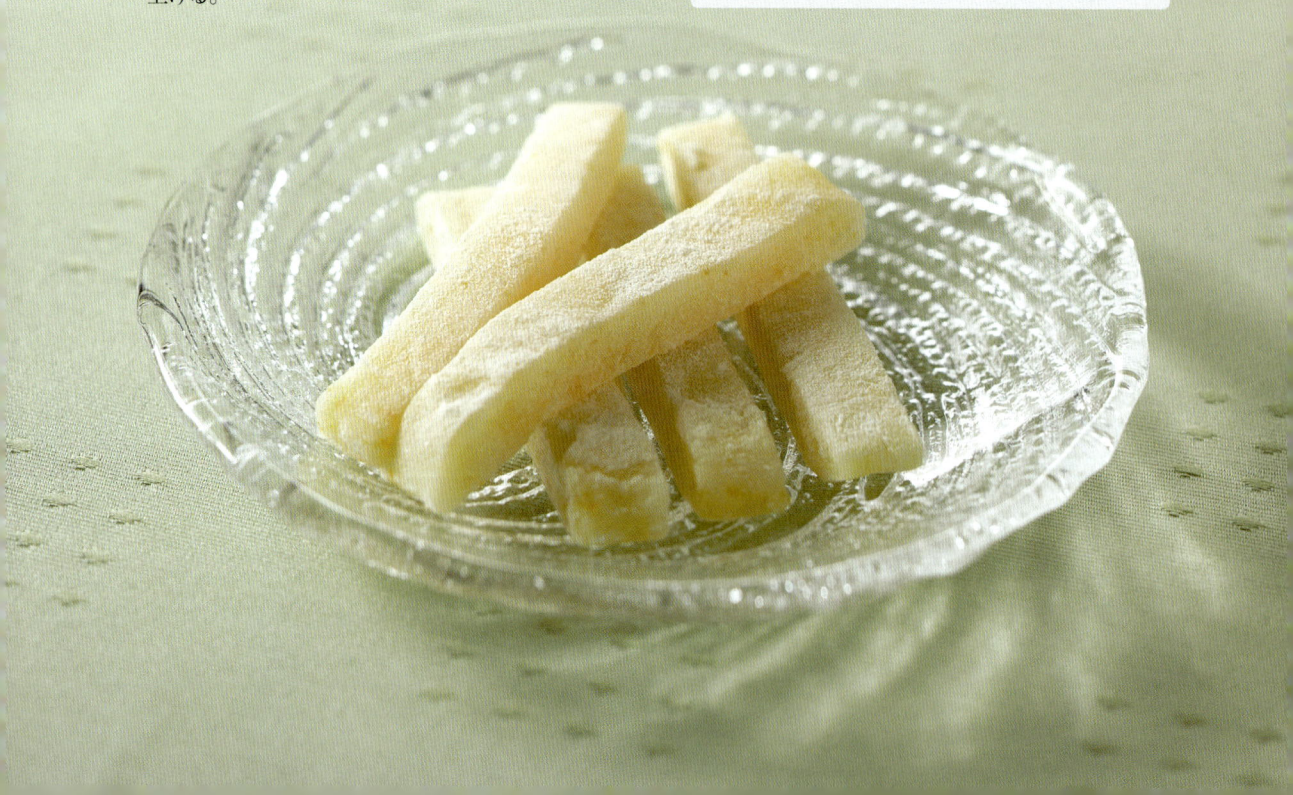

やまづと(浮き島)

やまづと(山苞)とは、山里のおみやげの意。松の実とごまの香りの、ほっくりした薬膳の蒸し菓子です。和菓子独特のきめ細かさを持つ蒸しカステラを、浮き島と呼びます。

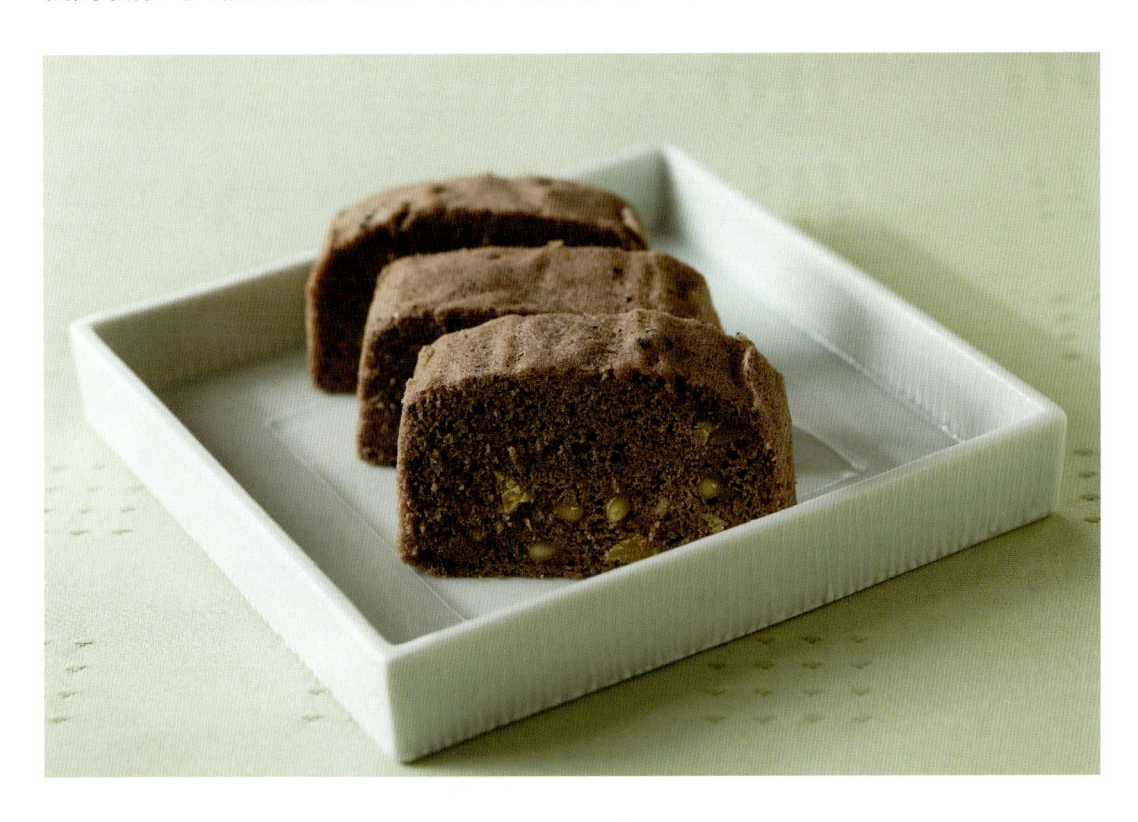

陰虚

■材料　18cm×9cmの角枠1個分

小豆こしあん	300g
卵黄	3個
砂糖	30g
卵白	3個
砂糖	30g
小麦粉	15g
上新粉	15g
松の実	10g
すりごま	10g

■作り方

① 卵黄に砂糖30gを入れて混ぜ、小豆こしあんも加えてなめらかにする。
② 卵白に砂糖30gを少しずつ入れながら、しっかりと泡立てる。
③ ①に②を入れて混ぜる。
④ 小麦粉と上新粉を一緒にふるい、③に入れて混ぜ、松の実とすりごまも加える。
⑤ 枠に紙を敷いて④を流し、蒸し器に入れて強火で20〜25分蒸す。
⑥ 蒸しあがったら枠をはずし、あら熱をとって切り分ける。

薬膳ポイント

・こしあんの小豆は平性で甘味と酸味があり、心と小腸に入りやすく、排尿により体内に溜まった余分な水分をとり除きます。
・卵は平性で甘味があり、五臓を滋養し、貧血を改善し、妊婦の精神不安を調整します。
・平性のごまと温性の松の実はともに甘味を持ち、体を潤しながら大腸を滋養し、便通を順調にします。

気鬱
きうつ

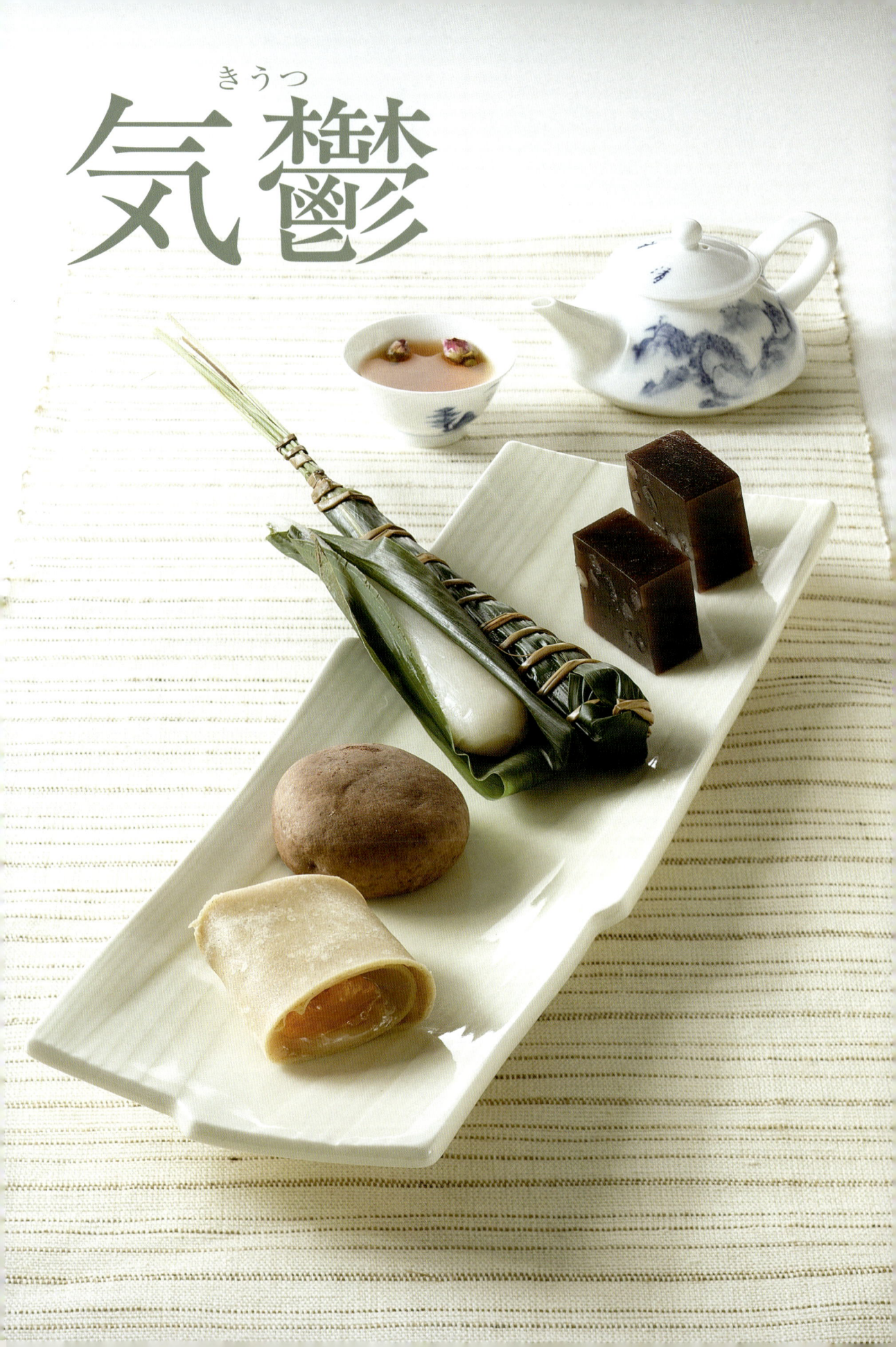

気鬱体質

気の巡りが滞って起きる不調。
精神的ストレスや、臓腑機能の失調によって起こります。

身体	消痩、または肥満
顔色	暗い、または黄色
好み	特に興味がわかない
自覚症状	イライラ、ため息、胸悶(きょうもん)、腹脹(ふくちょう)、食欲不振、不眠
大小便	便秘か下痢、または正常、排尿正常
舌象	舌質紅、舌苔白

おすすめ食薬

- そば
- えんどう豆
- オレンジの皮
- みかんの皮
- 陳皮(ちんぴ)
- 玫瑰花(まいかいか)
- 小茴香(しょういきょう)
- 桂花(けいか)
- ジャスミン

玫瑰花

性味：甘、微苦、温
帰経：肝、脾
働き：気の巡りをよくし、肝胃不和(かんいふわ)の胃痛、脇痛張満(きょうつうちょうまん)、げっぷ、食欲不振、鬱症状をとる。
血流をよくし、生理不順、外傷瘀痛(がいしょうおつう)、心痛をとる。

おすすめ薬膳茶

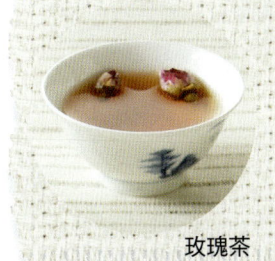

玫瑰花 6g　烏龍茶 3g

① 急須をあたため、烏龍茶と玫瑰花を入れて湯を注ぐ。
② 5分間蒸らし、こして数回に分けて飲む。湯を注ぎ足すと何回でも飲める。

玫瑰茶

ねり羊羹 ねりようかん

寒天が知られる前、羊羹といえば蒸し羊羹でした。江戸時代に寒天が作られるようになって練り羊羹ができます。砂糖をたくさん加え、よく練って作るので日持ちするお菓子です。理気の陳皮を加えます。

■材料　流し缶1個分

固形寒天	1個
陳皮	6 g
水	350 cc
グラニュー糖	300 g
小豆こしあん	300 g
蜜づけ大納言	150 g
水あめ	30 g

＊固形寒天1/2個＝粉寒天4g＝棒寒天1/2本

■作り方

① 陳皮と水を鍋に入れて30分間ひたしたあと、15分間煎じてこし、300 ccの薬汁をとる。
② 鍋に寒天と①を入れてふやかし、火にかけて寒天を煮溶かす。
③ グラニュー糖を加えて煮溶かす。
④ 小豆こしあんをちぎり入れ、全体になめらかになったら十分に煮詰める。
⑤ 蜜づけ大納言を加え、水あめも加え混ぜる。
⑥ あら熱をとって流し缶に入れ、かためる。

薬膳ポイント

・陳皮は乾燥させたみかんの皮です。温性を持ち、気の巡りをよくする辛味と、痰湿を乾燥する苦味を持っているため、痰をとる働きが強くなります。効果が高いのは広東省のみかんの皮です。

・こしあんと蜜づけ大納言の小豆は平性を持ち、甘味と酸味があり、心と小腸に入りやすく、体内の余分な水分をとり除きます。

・寒天は寒性で鹹味を持っています。肝・胃・腎に入り、熱をとり、水の排泄を促進し、痰を消し、かたまりを和らげます。

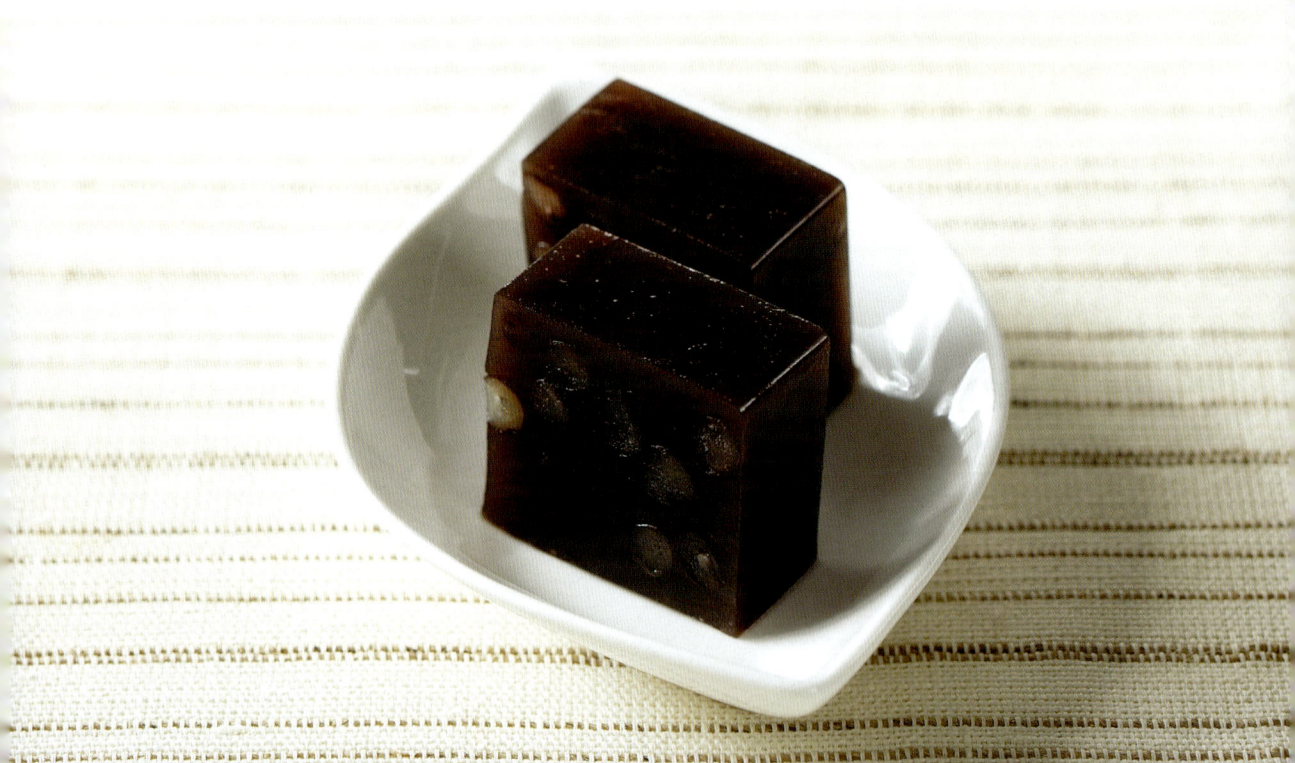

そば粉のクレープ

もともとクレープは、小麦の栽培が難しいフランス北西部で生まれたそば粉料理です。
気の巡りをよくする温性のナツメグ、フェンネル、みかんをあわせます。

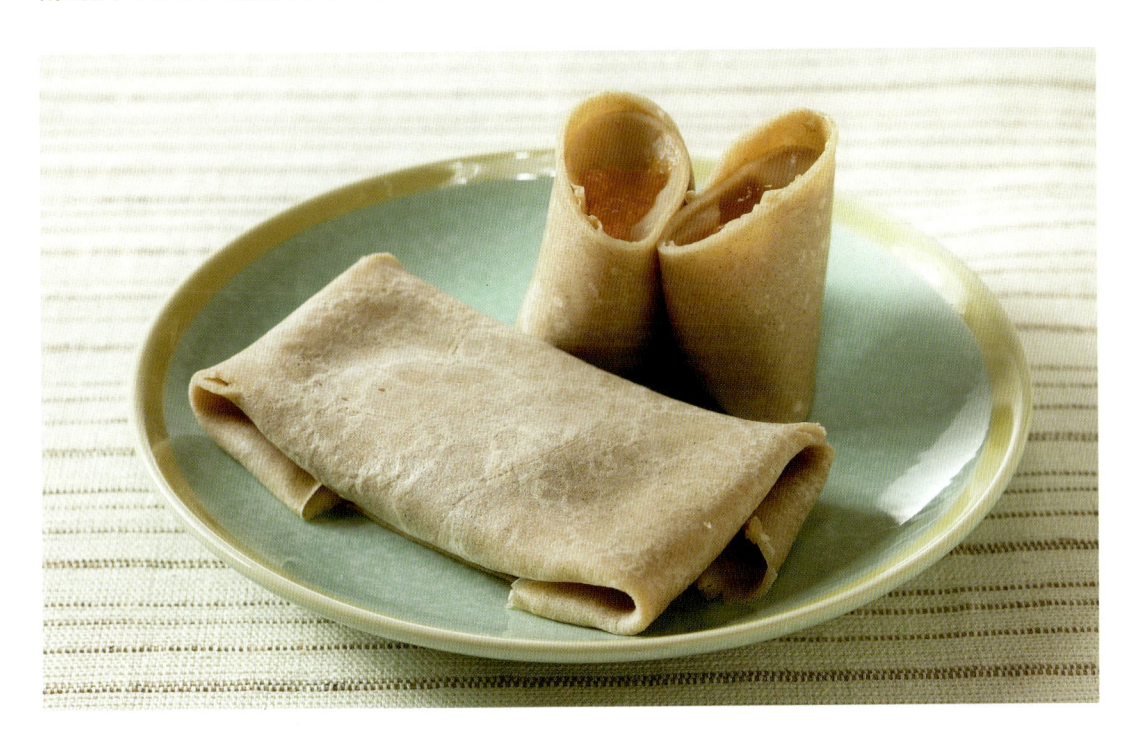

■材料　6枚分

そば粉	100 g
小麦粉	50 g
塩	1.5 g
牛乳	100 cc
ナツメグ	1 g
フェンネル	1 g
水	130 cc
卵	2個
白あん	120 g
みかん	1個
溶かしバター	20 g
油	適量

■作り方

① 鍋にナツメグとフェンネル、水を入れて30分間ひたし、10分間煎じる。薬汁120 ccをとる。
② そば粉、小麦粉、塩を合わせてふるっておく。
③ 卵に牛乳と薬汁（少し残す）を入れて混ぜ、②に少しずつ加え混ぜる。30分休める。
④ 白あんに残った薬汁を入れてゆるめる。みかんの皮をむき、袋から出しておく。
⑤ 休めた生地に溶かしバターを加え、混ぜる。
⑥ 熱したフライパンに薄く油を敷いて生地を流し、直径20 cmくらいに薄く焼く。
⑦ 中心にあんをおいてみかんをのせ、包む。

薬膳ポイント

- 温性で香りの強いナツメグは肉豆蔲（にくずく）ともいい、辛味があり、脾・胃・大腸をあたため、気の動きを促進します。
- フェンネルは小茴香ともいい、肝・腎・脾・胃をあたためます。ともに腹部の冷え、腹痛、慢性の下痢に使い、そばの涼性を緩和できます。
- 香りのあるみかんは脾・肺に入り、脾気を巡らせ、痰湿をとり除きます。
- そばは涼性で、甘味があります。脾・胃・大腸に入り、胃・大腸の気の動きを促進し、食欲を誘います。
- 乳製品である牛乳とバターは、平性で甘味を持ち、五臓を潤し滋養します。
- 白あんは平性で甘味があり、脾・胃に入り、胃腸を補益し、余分な水分をとります。
- 卵は平性で甘味があり、五臓を滋養し、貧血を改善し、妊婦の精神不安を改善します。

気鬱

ジャスミン粽 ジャスミンちまき

楚の屈原は、秦軍が首都を攻め落としたと聞き川に身を投げました。彼を偲んだ楚の人々は、五月五日に粽を作って川に投げたそうです。ジャスミン茶を使ってストレスを改善します。

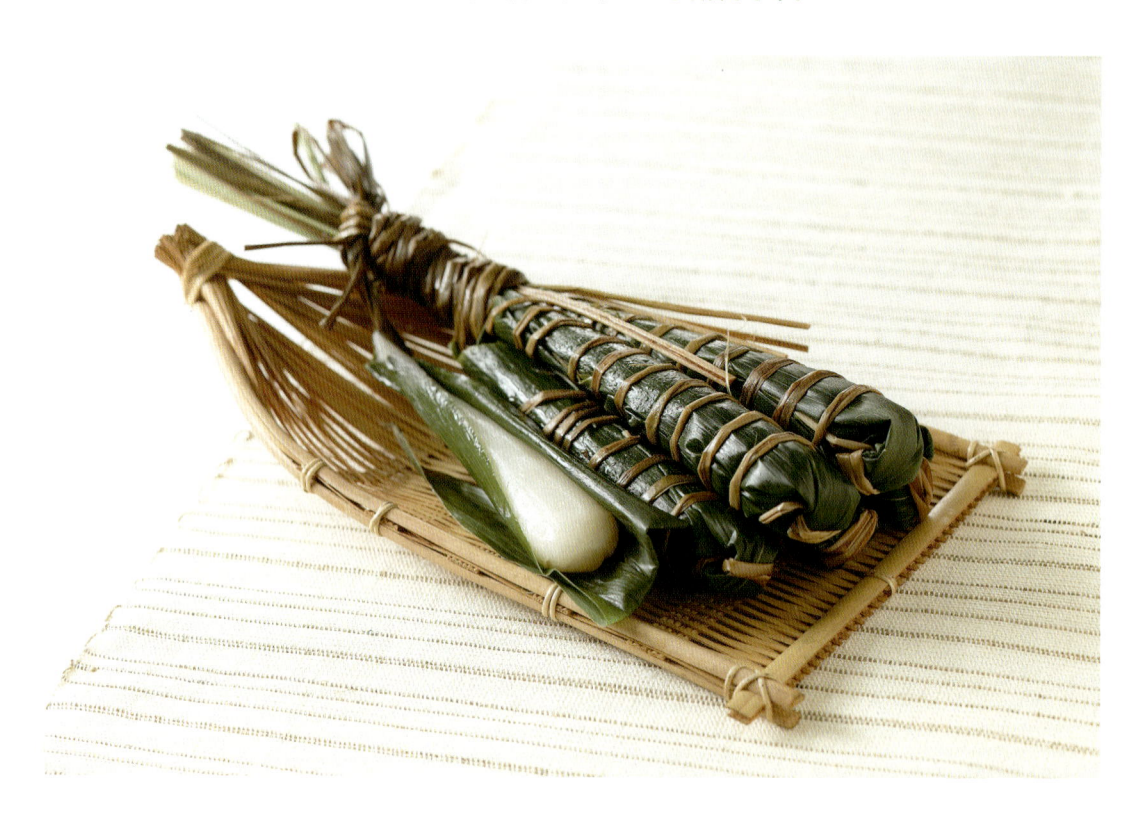

■材料　15本分

上新粉	190 g
もち粉	35 g
砂糖	225 g
ジャスミン茶	180 cc
笹の葉	45 枚
いぐさ	36 本

■作り方

① 上新粉、もち粉、砂糖にジャスミン茶を注いでよく混ぜ、蒸し器に入れて20分蒸す。
② ボウルにとって練りまとめ、15等分する。
③ 笹の葉をゆでて水にさらす。いぐさも水で戻してゆでておく。
④ ②を12cm長さの円錐状にして、笹の葉3枚で巻いていぐさで縛る。
⑤ 3～5本ずつ束ね、飾り粽にする。

薬膳ポイント

・ジャスミンの別名は茉莉花です。ジャスミン茶の香りはストレスを発散させるので、鬱の解消におすすめします。
・米で作った上新粉は平性で甘味があります。もち米で作ったもち粉は体をあたため、あわせて気力を補充し、胃腸を丈夫にし、疲れ、無気力を補強し、むくみ、下痢を改善します。

チョコレートまんじゅう

和洋折衷のアイデアお菓子です。明治時代にチョコレートが入ってきたとき、和菓子屋さんが考えたものでしょうか。小麦粉とオレンジの精神安定作用を活かします。

■材料　10個分

中あん
　小豆こしあん　　　300ｇ
　チョコレート　　　20ｇ
　オレンジピール　　20ｇ
小麦粉　　　　　　　100ｇ
スキムミルク　　　　10ｇ
ココア　　　　　　　10ｇ
重曹　　　　　　　　2ｇ
スイートチョコレート　15ｇ
卵　　　　　　　　　1個
砂糖　　　　　　　　50ｇ

■作り方

① 卵に砂糖を加え、湯せんにかけてすり混ぜる。スイートチョコレートも加え溶かす。
② 小麦粉、スキムミルク、ココア、重曹を一緒にふるい、①に加えて混ぜる。
③ 中あんを作る。小豆こしあんに刻んだチョコレート、オレンジピールを混ぜて、10等分に丸める。
④ ②を10等分して③の中あんを包み、180℃に熱したオーブンで12〜13分焼く。

薬膳ポイント

・小麦は涼性で甘味を持ちます。心・脾・腎・に入り、熱をとり、イライラを抑え、心気を養い、精神を安定させ、躁鬱、精神不安などの症状を改善します。脾胃の機能を増強し、口渇・食欲不振・下痢症状を抑えます。
・涼性を持つオレンジは、気の巡りを良くし、ストレスの解消に使います。
・こしあんの小豆は平性で甘味と酸味があり、心と小腸に入りやすく、気の巡りが停滞して体内に溜まる余分な水分をとり除きます。

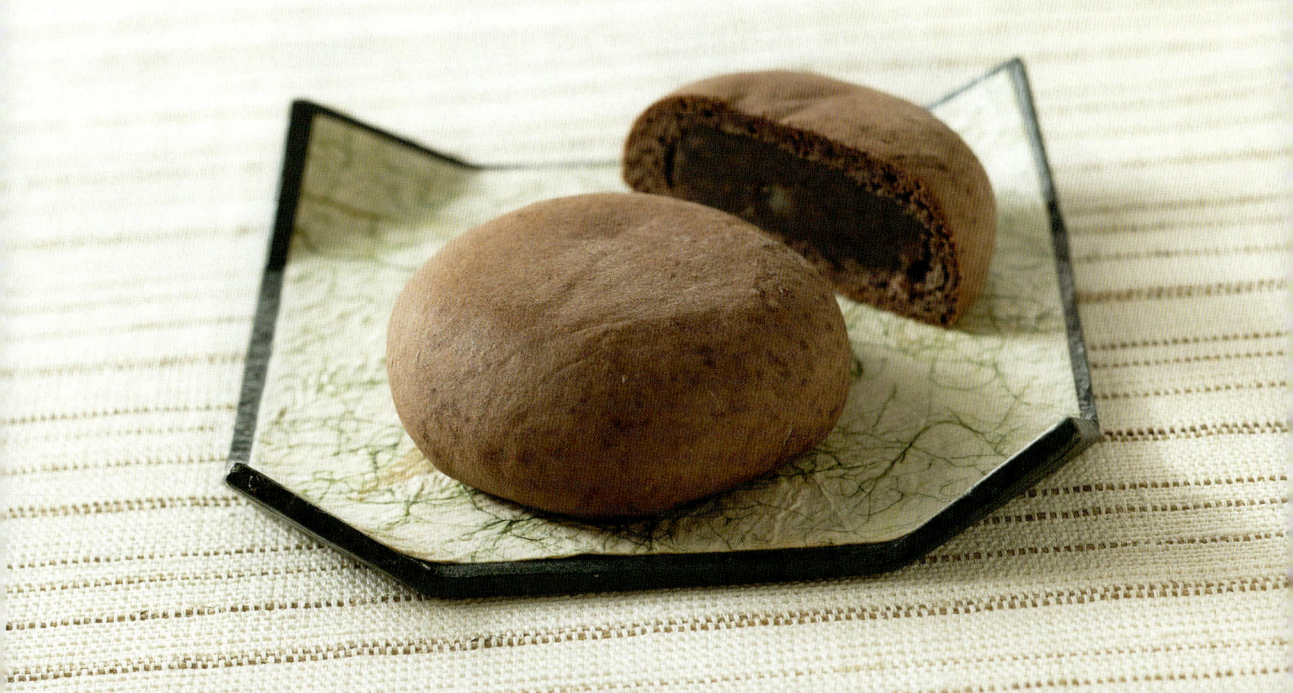

気鬱

血瘀
けつお

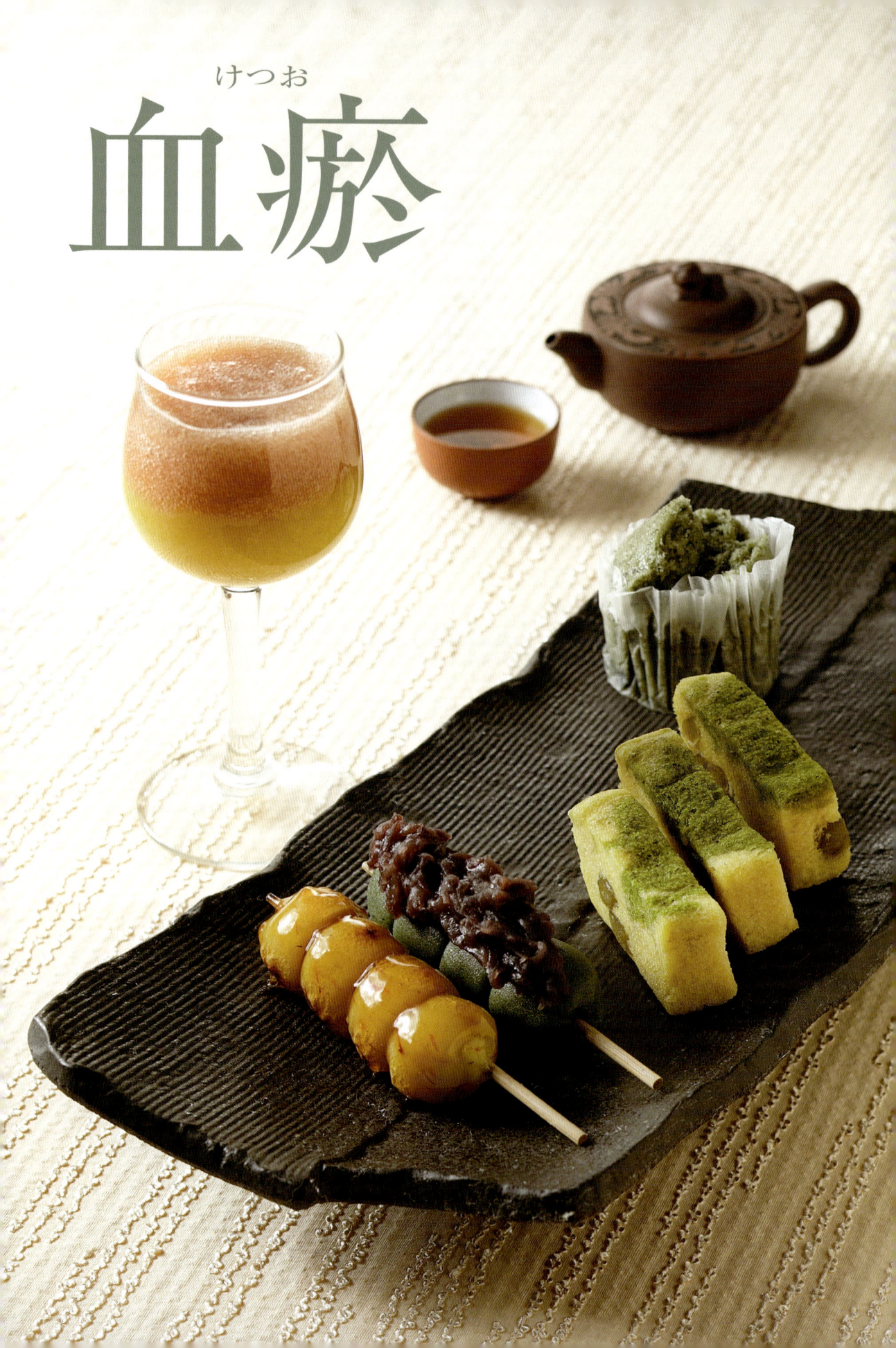

血瘀体質

血の流れが緩慢になったり、
または停滞するために現れる不調のことです。

身体	強、または弱
顔色	暗い、皮膚は青紫色できめが粗い
好み	特になし
自覚症状	各種疼痛、腫塊、乾燥肌、小腹硬満、脇痛、不正出血
大小便	大便が黒い
舌象	舌質紫暗・瘀点、舌下静脈怒張

おすすめ食薬
- 桃仁（とうにん）
- 黒大豆
- 酒
- 山楂子（さんざし）
- よもぎ
- 丹参（たんじん）
- 川芎（せんきゅう）
- 当帰（とうき）
- 姜黄（きょうおう）
- 紅花

姜黄（ターメリック）

性味：辛、苦、温
帰経：肝、脾
働き：血の流れをよくし、気滞血瘀の胸脇腹部の痛み、生理不順、五十肩を改善する。
気の巡りをよくし、胸脇の痛み、胃痛、リウマチ、外傷損傷、生理痛を改善する。

紅花

性味：辛、温
帰経：心、肝
働き：体をあたためることによって経絡を通じさせ、血の流れをよくして血瘀による生理痛、産後腹痛、閉経に用いる。
胸痛、打撲痛を改善する。

おすすめ薬膳茶

姜黄紅茶……姜黄3g　紅花0.5g　紅茶3g

① 水2カップに姜黄と紅花を30分間つけてから、20分間煎じる。
② 火を止め、紅茶を入れて3分間蒸らしてこし、数回に分けて飲む。湯を注げば何回も飲める。

姜黄はターメリックのこと。姜黄と紅花を合わせると、きれいな黄紅色の薬膳茶になります。茶は体をあたため、血流をよくして痛みを和らげます。

みたらし団子

京都・下鴨神社の神饌菓子として夏越の祓いに供えたもの。下鴨神社の御手洗池のほとりで売られたのでこの名がついたそうです。よもぎと紅花の二色の団子に仕立てました。

■材料　12串分

上新粉	300 g
湯	260〜270 cc
よもぎ	3〜4 g
紅花	1 g
あん	
小豆粒あん	120 g
水	25 cc
たれ	
醤油	大さじ1/2
水	80 cc
みりん	大さじ1/2
砂糖	50 g
片栗粉	大さじ1

■作り方

① 上新粉に湯を注いでひとまとめにし、蒸し器に入れて強火で30分蒸す。
② ボウルにとってひとまとめにし、水につける。
③ ボウルに戻し、手を水で濡らしながらしっかりとこなす。
④ よもぎをひたひたの水に入れて戻し、蒸し器で5分蒸す。
⑤ ③を2等分にし、一方に④を入れる。もう一方に紅花を入れてよく混ぜる。
⑥ ⑤をそれぞれ6等分し、棒状にして串に刺し、切り込みを入れる。紅花団子は軽く焼き目をつける。
⑦ たれの材料を鍋に入れて火にかけ、とろみをつけて⑥に塗る。
⑧ 粒あんに水を加え、火にかけてゆるめる。3分蒸した草団子に塗る。

薬膳ポイント

・紅花は心・肝をあたためます。よもぎは肝・脾・腎をあたため、血流を促進し、生理を調節し、生理痛を緩和します。
・米から作られる上新粉は平性で甘味があり、脾・胃を補いながらその働きを高めます。
・あんの小豆は平性で甘味と酸味があり、心と小腸に入りやすく、排尿により体内に溜まっている余分な水分をとり除きます。

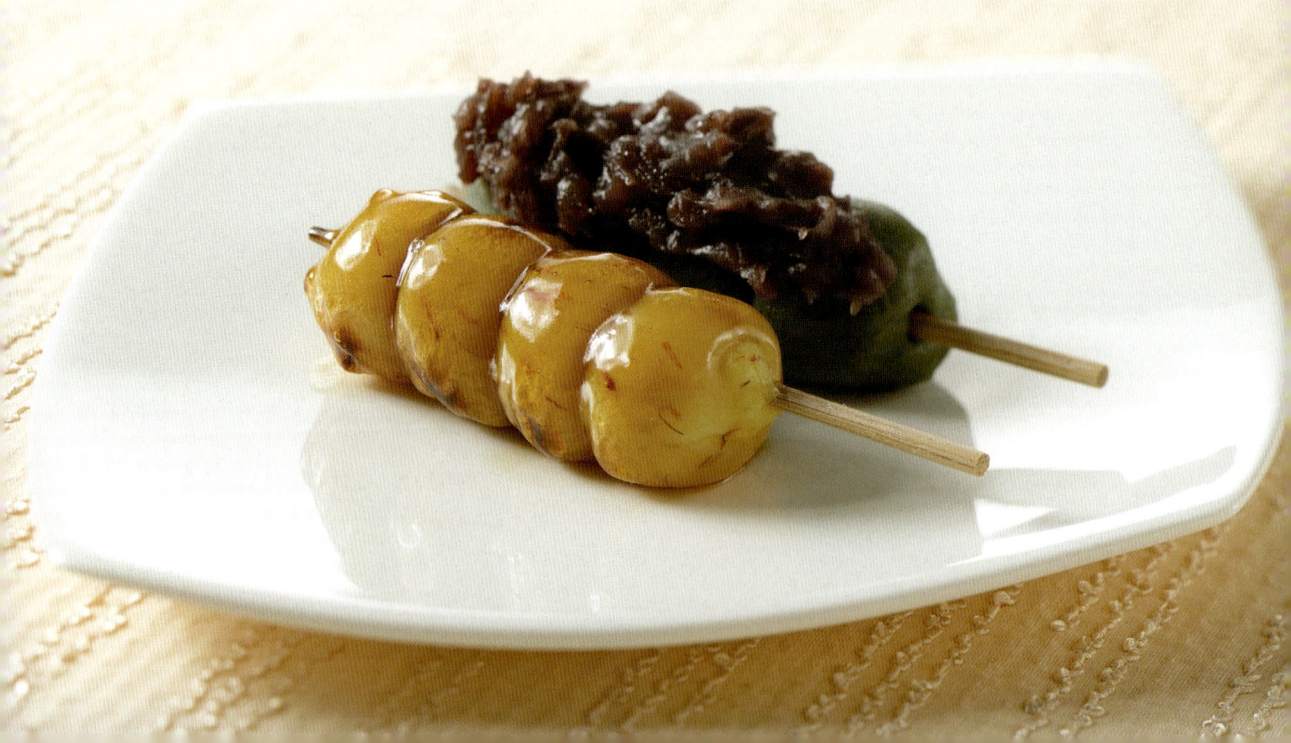

おりべ（浮き島）

浮き島は和風カステラともいわれます。きめ細かで口あたりがよく、いろいろな材料と流し合わせることができます。活血化瘀の作用がある姜黄の黄色を活かしました。

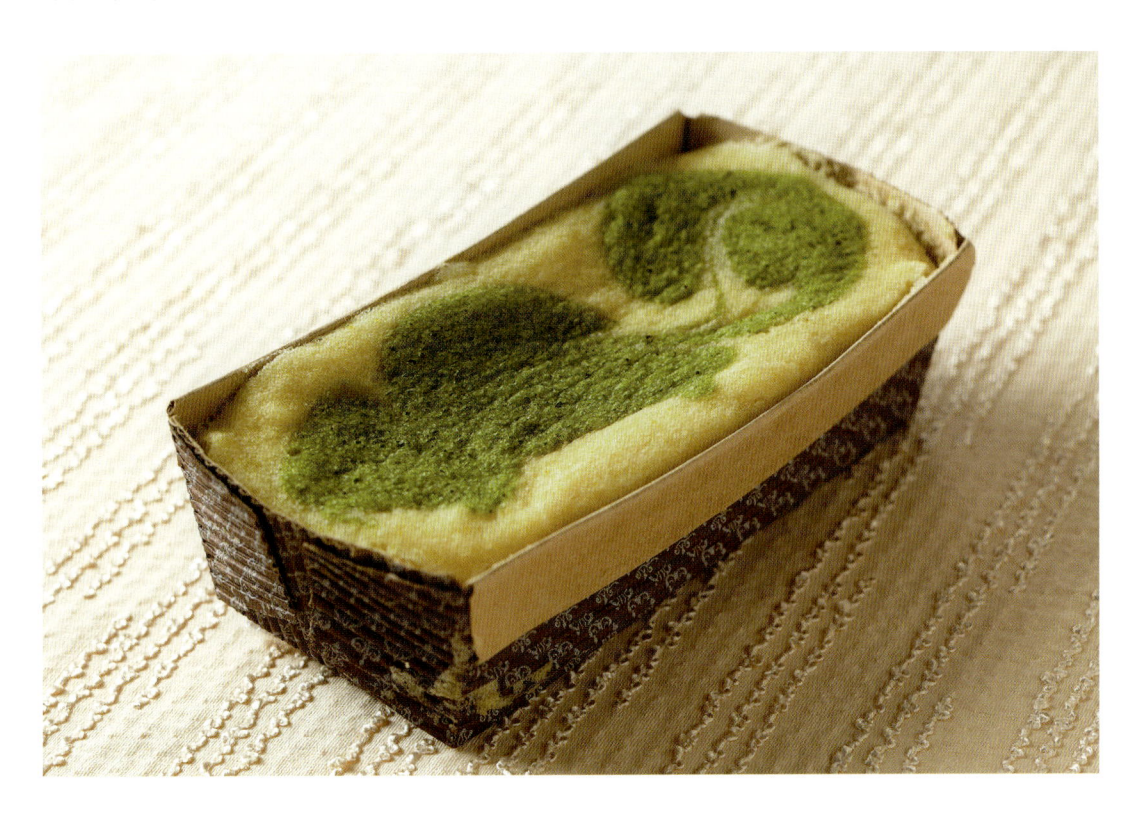

■材料　2本（15cm×7cm）

白あん	250 g
砂糖	65 g＋15 g
卵	3個
上新粉	15 g
小麦粉	15 g
姜黄粉	1 g
蜜づけえんどう豆	100 g
緑着色料	微量

■作り方

① 卵を卵黄と卵白に分け、卵黄に砂糖を入れてよくすり混ぜる。
② ①に白あんを少しずつ加えて混ぜ合わせ、なめらかにする。
③ 卵白に砂糖を入れながらしっかり泡立て、②に加えてさっくり混ぜる。
④ 上新粉、小麦粉、姜黄粉を合わせてふるい、③に入れて混ぜる。
⑤ ④を大さじ3とって緑に着色し、残りに蜜づけ豆を加えて混ぜる。
⑥ 型にクッキングペーパーを敷いて⑤を流し、上に緑の生地をおいて箸で混ぜてマーブル状にする。
⑦ 蒸し器に入れ、強火で20分蒸して型から出し、あら熱をとって切り分ける。

薬膳ポイント

・姜黄は辛味があり、体をあたため、血流を促進し、瘀血による痛みを緩和します。
・白あんは平性で甘味があり、脾・胃に入り、胃腸を補益し、溜まっている余分な水分をとります。
・えんどう豆は平性で甘味があります。脾・胃を丈夫にするので、胃腸の虚弱による胃もたれ、疲れ、無気力、食欲不振を改善します。
・卵は平性で甘味があり、五臓を滋養し、貧血を改善し、妊婦の精神不安を調節します。

よもぎ蒸しパン

手軽に作れる蒸しパンに食薬のよもぎを加えました。

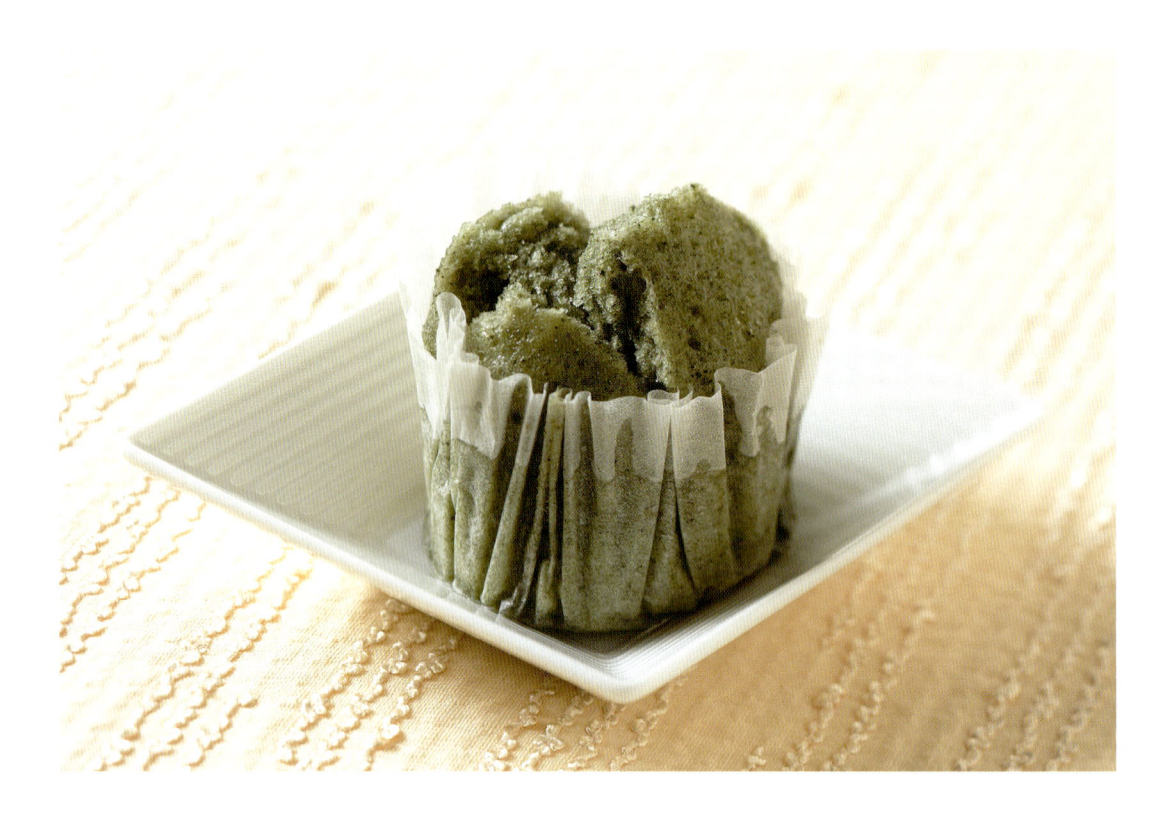

■材料　10～12個分

小麦粉	200 g
よもぎ粉	6 g
水	170 cc
砂糖	100 g
塩	1 g
B.P.	8 g
卵	20 g

■作り方

① 水に砂糖と塩を入れてよく溶かす。
② 卵を①に加え混ぜる。
③ B.P.と小麦粉、よもぎ粉をあわせて2度ふるい、②に入れてさっくり混ぜる。
④ 小さなセルクルにグラシン紙のカップをおいて、生地を均等に入れる。
⑤ 蒸気のあがった蒸し器に入れ、強火で12分蒸す。

薬膳ポイント

・よもぎの別名は艾葉(がいよう)ともいい、お灸に使うモグサの原料です。肝・脾・腎をあたため、生理を調節し、生理痛を緩和します。
・小麦粉は涼性の穀類で心・脾・腎に入ります。熱をとり、安定させ、イライラ・不眠を緩和します。

山楂子とマンゴーのゼリー

ゼリーは中国で「凍」といい、かつてはコラーゲン豊富な肉や魚の煮込み料理のことでした。
山楂子で血流をよくするゼリーを作ります。

■材料　グラス6〜8個分

マンゴーゼリー
　　粉寒天　　　　　　4 g
　　水　　　　　　　200 cc
　　砂糖　　　　　　 20 g
　　マンゴーピュレ　 200 g
薬汁
　　山楂子　　　　　 15 g
　　水　　　　　　　400 cc
粉寒天　　　　　　　 4 g
砂糖　　　　　　　　30 g

＊固形寒天1/2個＝粉寒天4 g＝棒寒天1/2本

■作り方

① 水200 ccに寒天4 gを入れて火にかけ、沸騰させて砂糖20 gを入れ煮溶かす。
② マンゴーピュレを①に加え、あら熱をとってグラスに入れる。
③ 鍋に山楂子と水400 ccを加えて30分間おいてから煮出し、薬汁300 ccをとる。
④ 薬汁に寒天4 gを入れて火にかけ、砂糖30 gを入れ煮溶かす。
⑤ あら熱をとり、ホイッパーで泡立てる。かたまりかけたら②に静かに注ぎ、冷やしかためる。

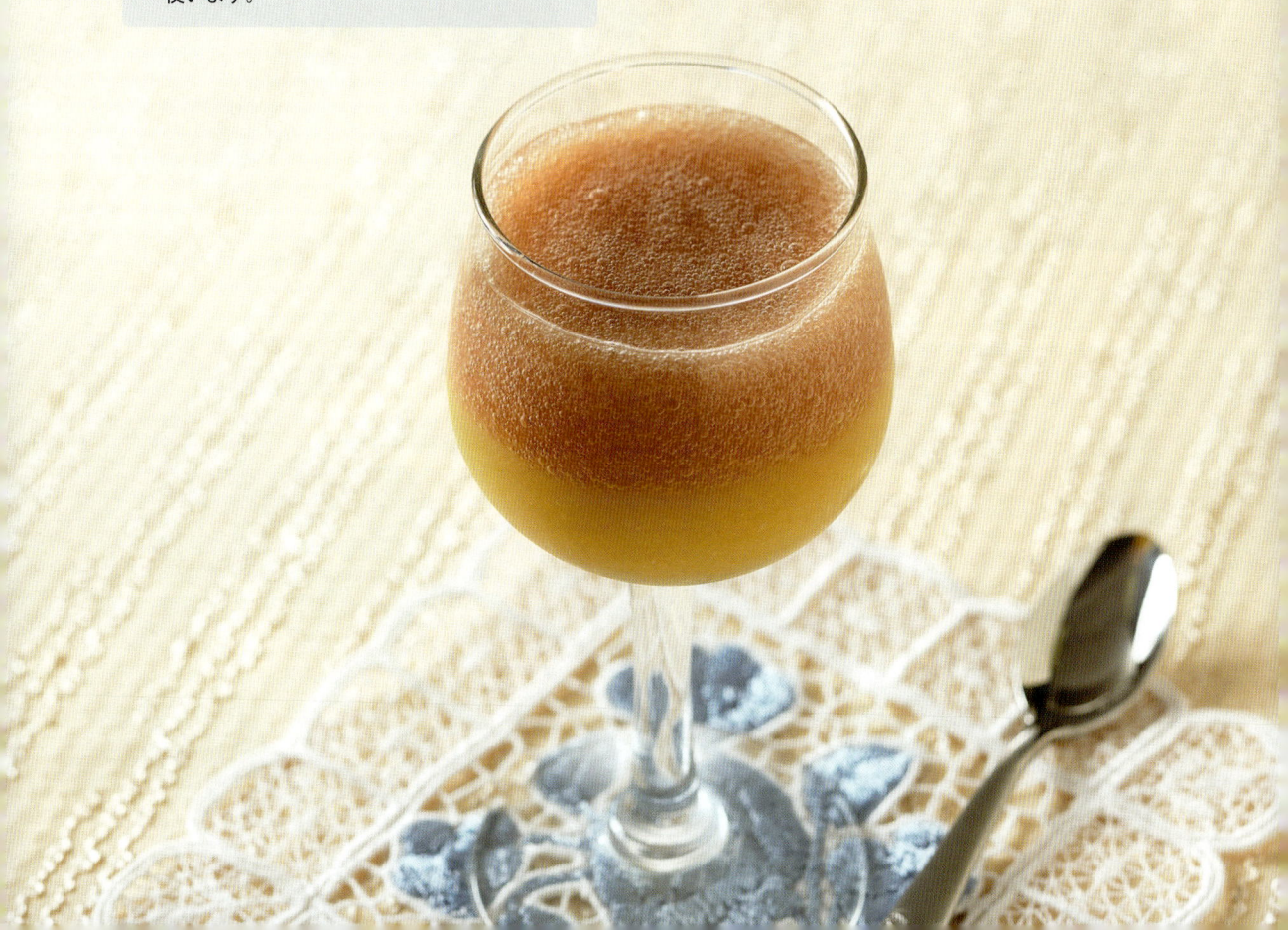

薬膳ポイント

・山楂子は温性で甘味・酸味を持ち、脾・胃・肝に入り、消化と血流を促進し、瘀血を緩和します。
・マンゴーは涼性で甘味・酸味を持ち、尿から熱を排泄し、食欲不振・吐き気・口渇を改善します。体に熱がこもり、瘀血のある場合に使います。

血瘀

痰湿
たんしつ

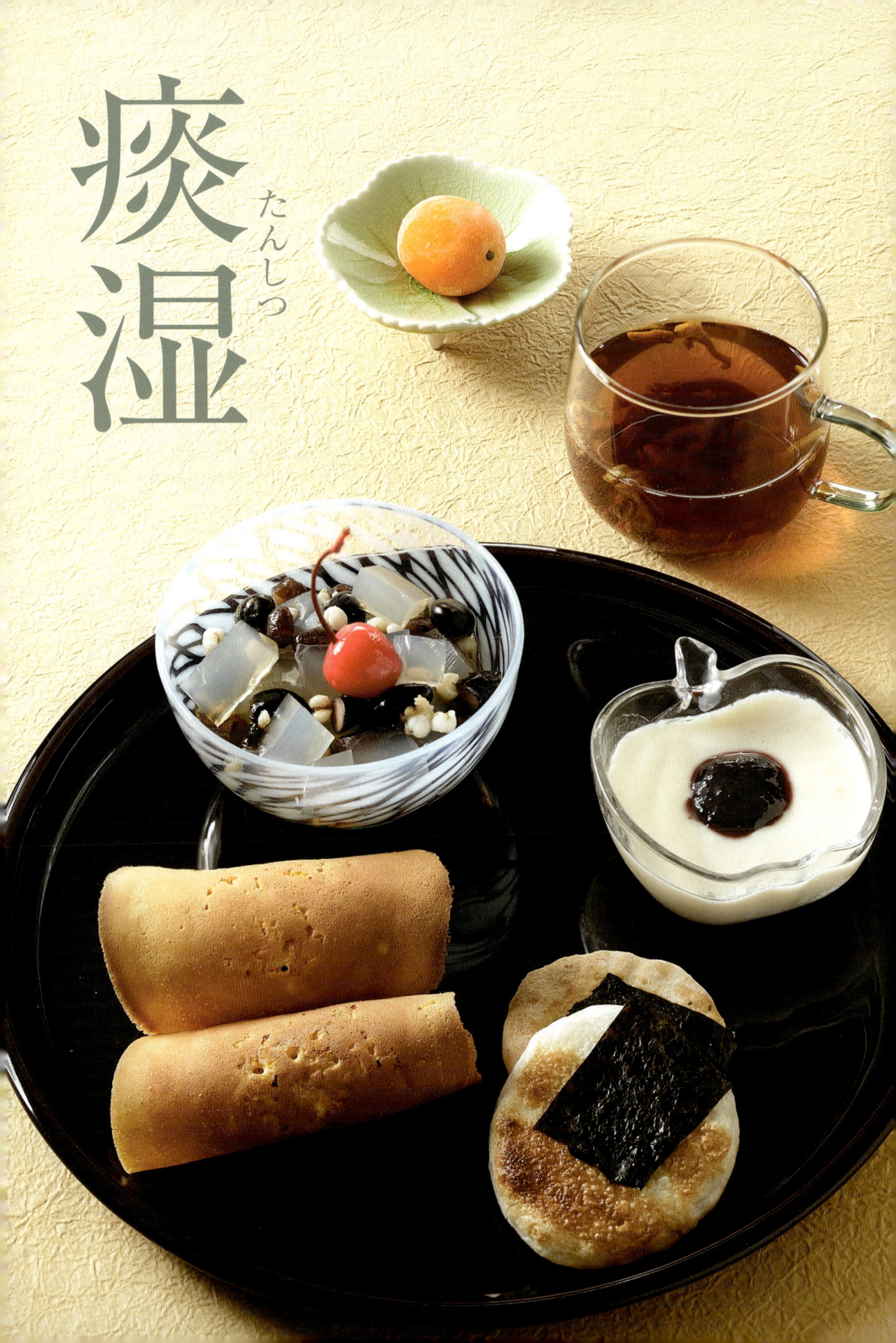

痰湿体質

肥満や、水分の代謝異常により現れる不調のことです。

身体	肥満、またはむくみ
顔色	黄色、むくみ、唇は淡白
好み	脂っこいもの
自覚症状	疲労、眠気、身体が重くだるい、痰、めまい、口中粘膩(ねんじ)
大小便	下痢しやすい
舌象	舌体胖、舌辺有歯痕、舌苔滑膩

おすすめ食薬

- 冬瓜
- 里芋
- 扁豆
- 小豆
- 黒豆
- 大豆
- とうもろこし
- そら豆
- 黒くわい
- のり
- びわ
- 柿
- 梨
- みかん
- オレンジ
- 柚子
- さくらんぼ
- 銀杏
- 羅漢果(らかんか)
- 薏苡仁(よくいにん)
- 茯苓(ぶくりょう)
- 杏仁(きょうにん)
- 桔梗
- 陳皮(ちんぴ)

橘皮(陳皮)

性味：辛、苦、温
帰経：脾、肺
働き：気の巡りをよくし、腹の脹満、食欲不振、悪心、嘔吐、下痢を改善する。
　　　臓腑をあたため、痰湿による胸苦しさ、咳嗽、多痰、喘息を改善する。

おすすめ薬膳茶

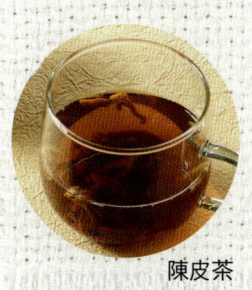

陳皮6g　烏竜茶3g

① 急須をあたため、烏竜茶と陳皮を入れて湯を注ぐ。
② 5分間蒸らしてからこし、数回に分けて飲む。湯を注ぎ足せば何回でも飲める。

陳皮茶

豆乳かん

化痰の豆乳と寒天で手軽に作れるデザート。
理気化痰の働きを持つみかん、オレンジ、梨のジャムを使ってもよいでしょう。

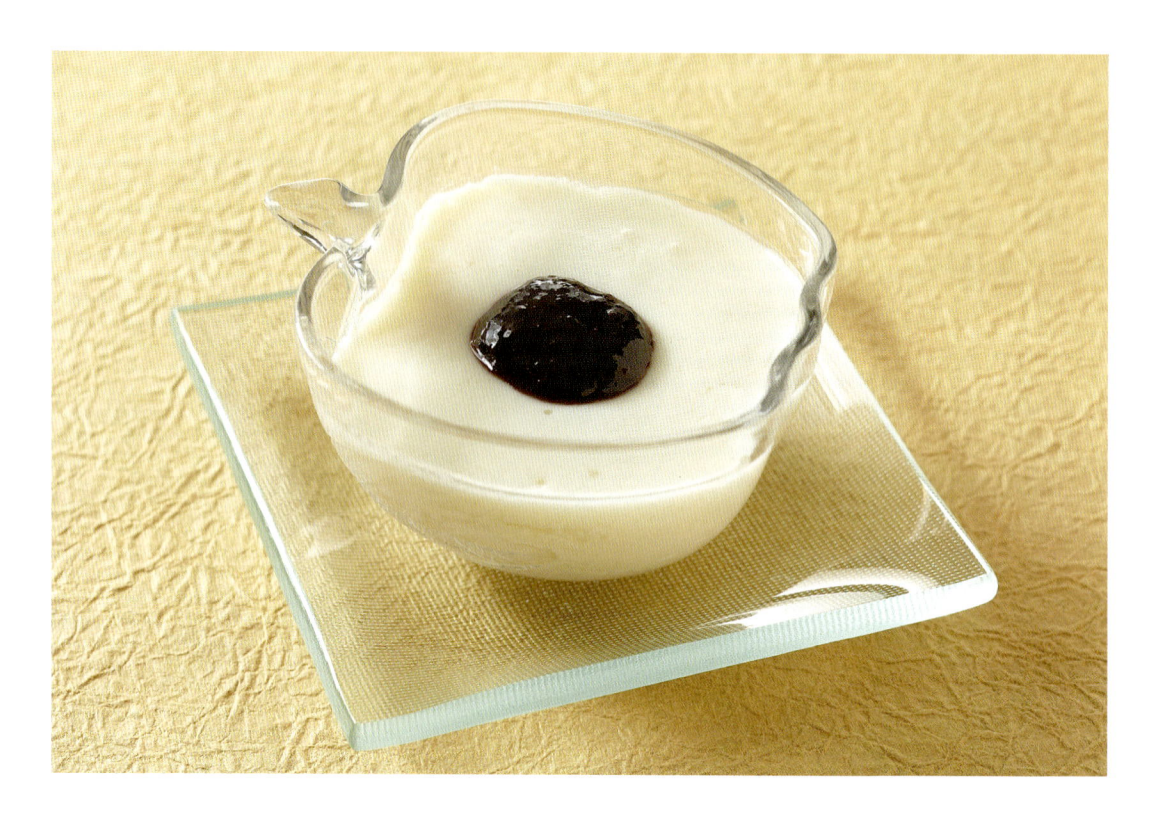

■材料　5人分

豆乳	400 cc
砂糖	40 g
粉寒天	5 g
水	100 cc
プルーンジャム	大さじ2

＊固形寒天1/2個＝粉寒天4g＝棒寒天1/2本

■作り方

① 寒天を水に入れ、火にかけて煮溶かす。
② 砂糖を入れて溶かし、豆乳を加えて沸騰したら火を止める。
③ あら熱をとり、器に流してかためる。
④ プルーンジャムをのせる（ジャムがかたいときはゆるめて使う）。

薬膳ポイント

・寒天は寒性で鹹味(かんみ)が強く、肝・胃・腎に入り、利尿作用により痰湿をとり、痰のかたまりを和らげます。
・豆乳は平性で甘味を持ち、肺・大腸・膀胱に入ります。利尿作用により痰湿をとると同時に、潤す働きもあります。

はと麦みつ豆

海藻の天草と冬瓜の皮を煮出してところてんを作り、みつ豆に仕立てます。
豆のたくさん入った、去痰の効能のあるみつ豆です。

■材料

天草	25 g
生の冬瓜の皮	20 g
（乾燥したものは 10 g）	
水	1000 cc
酢	大さじ1
赤えんどう	適量
はと麦	適量
黒豆	適量
小豆	適量
さくらんぼ	適量
蜜	
黒糖	150 g
上白糖	150 g
水あめ	50 g
水	200 cc

■作り方

① 天草は十分水につけてきれいに洗う。水 1000 cc を沸騰させて酢を加え、天草と冬瓜の皮を入れて 30 分煮て 10 分蒸らす。
② ①をこしてバットに流す。冷やし固めて 1.5 cm 角に切る。
③ 蜜の材料を合わせて煮立て、こしてから冷やしておく。
④ 赤えんどうは一晩水につけてやわらかくゆで、ざるにとって塩を少々まぶしておく。
⑤ はと麦、黒豆、小豆もやわらかくゆでておく。
⑥ 器にところてん、豆類、さくらんぼを入れて蜜をかける。

薬膳ポイント

・冬瓜の皮は微寒の性質で利尿作用があります。
・えんどう豆は平性で脾・胃の働きを促進し、余分な水を排泄します。
・利尿去湿作用のあるはと麦、黒豆、小豆、さくらんぼを合わせます。

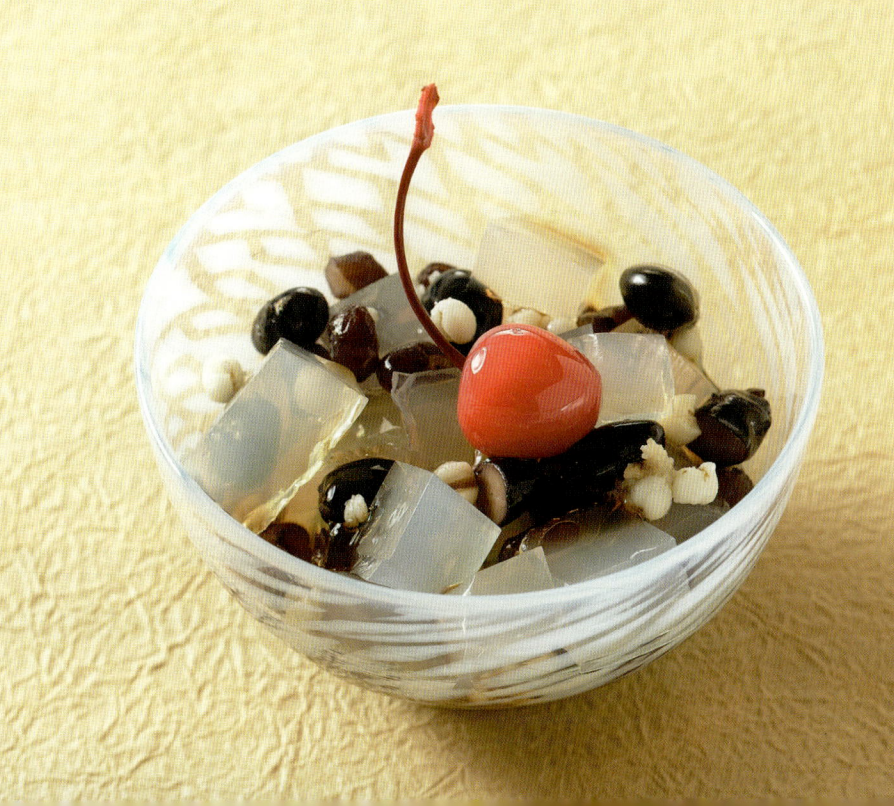

痰湿

里芋せんべい

白玉粉に痰のかたまりをとり、痰を減らす里芋を加えて薬膳のせんべいを作りました。

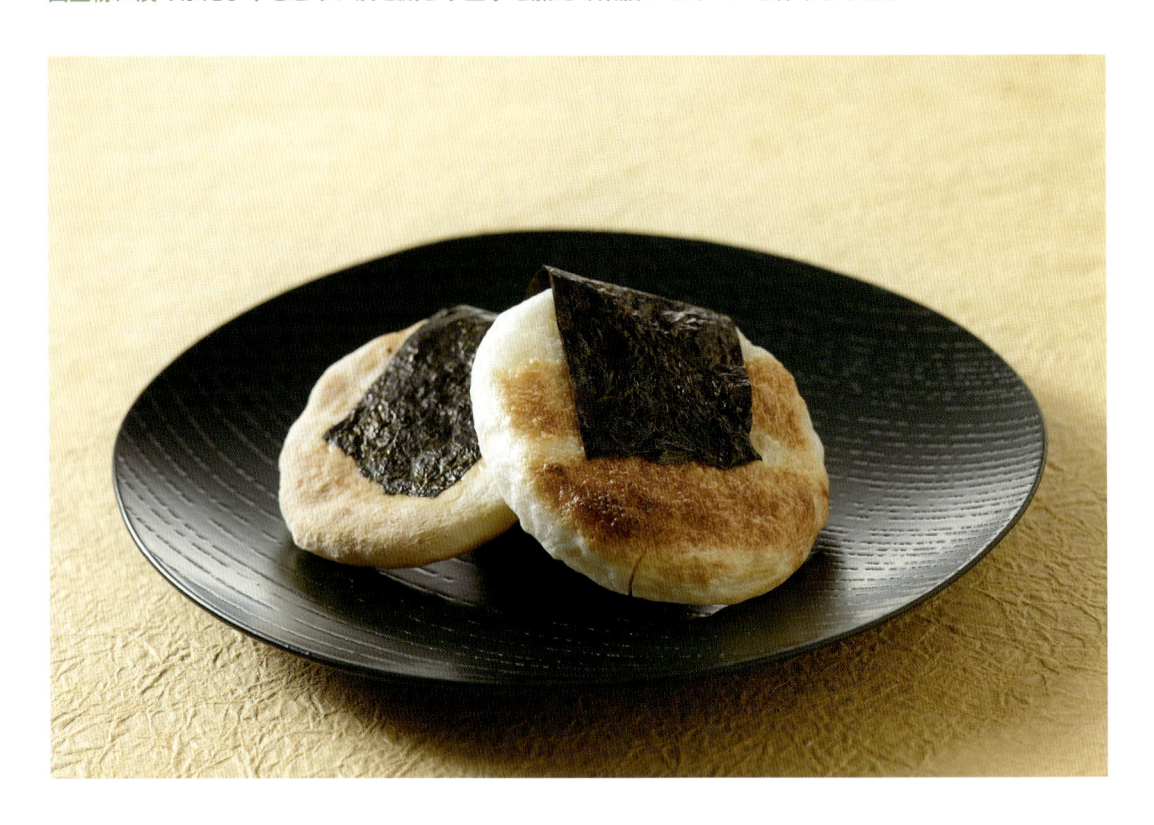

■材料　10枚分

白玉粉	100 g
水	60 cc
里芋	80 g
サラダ油	10 g
醤油	少々
のり	1枚

■作り方

① すりおろした里芋と水を混ぜて少しずつ白玉粉に加え、なめらかにこねる。サラダ油を加えてさらにこねる。
② 生地を10等分して丸める。シートにはさんで手で押し、6cm位の円形にする。
③ 上のシートをとり、電子レンジで両面を加熱して水分を飛ばす。
④ 金網で両面を焼き、醤油を塗ってのりを巻く。余熱で乾かす。

薬膳ポイント

・里芋は平性で甘味と辛味を持ち、大腸・胃に入り、痰をとり、口渇、下痢を改善すると同時に胃腸の機能を高めて便秘、消化不良を改善します。
・もち米から作った白玉粉は温性を持ち、脾・胃・肺に入り、脾・胃・肺の働きを補い、疲れ・便秘・発汗を改善します。

みかんせんべい

煎餅は、かたくなった餅を焼いておやつにしたのがはじまりのようです。米から作るものと、小麦粉を使うものがあります。みかんとみかんの皮、生姜を使った去痰の効能のあるせんべいです。

■材料　8～10枚

卵	30 g
砂糖	50 g
塩	1 g
みかんジュース	45 cc
小麦粉	70 g
白玉粉	3 g
水	30 cc
みかんの皮	少々
生姜	5 g

■作り方

① 卵に砂糖と塩を加えて湯煎にかけ、しっかりと泡立てる。
② みかんジュースを加えて混ぜ、ふるった小麦粉を加え混ぜる。
③ 白玉粉を水で溶いて②に入れて混ぜ、休ませる。
④ みかんの皮と生姜を細かいみじん切りにする。
⑤ ホットプレートを熱し、みかんの皮と生姜をおいて、その上に生地を流す。
⑥ レードルの底でなでながら、薄く直径7～8cmの円形に焼く。
⑦ きつね色に焼けたら裏返してさっと焼き、熱いうちに缶などに乗せて形をつける。

薬膳ポイント

・みかんは温性で甘味と酸味を持ち、肺・脾に入り、胃の機能を高め、気の巡りをよくし、胸腹脹満、嘔吐、食欲不振に用います。また肺を潤し、渇きを止め、口渇、咳、痰多、下痢を改善します。
・生姜は微温で辛味を持ち、肺・脾に入り、脾胃をあたため、胃気の機能を高めて胃の冷え・痛み、嘔吐、食欲不振に用います。肺をあたためることにより肺気の機能を高め、咳、白痰、喘息を改善します。

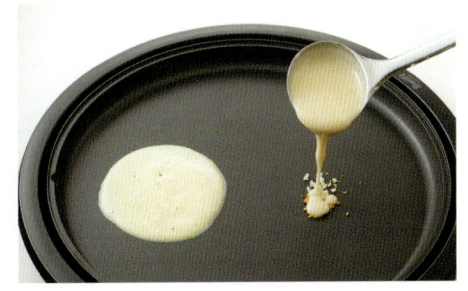

みかんの皮と生姜のみじん切りの上に生地を流す。

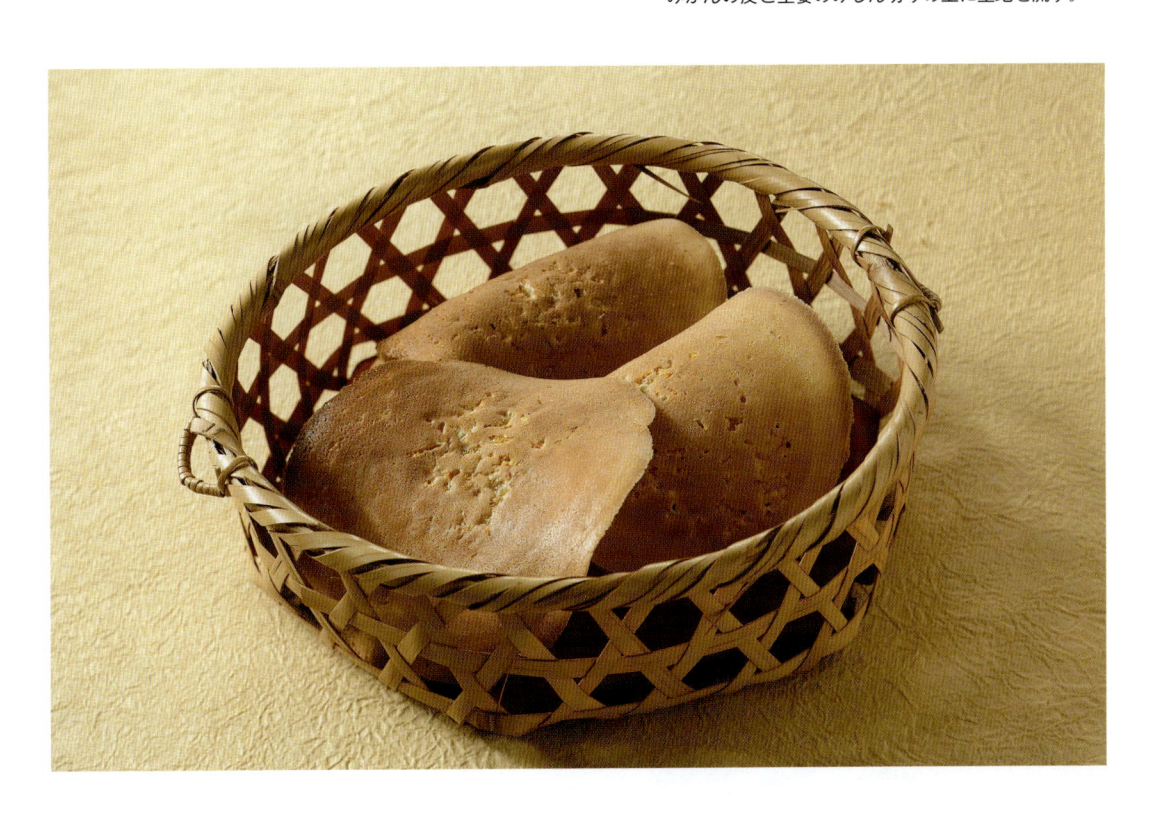

痰湿

陽盛
ようせい

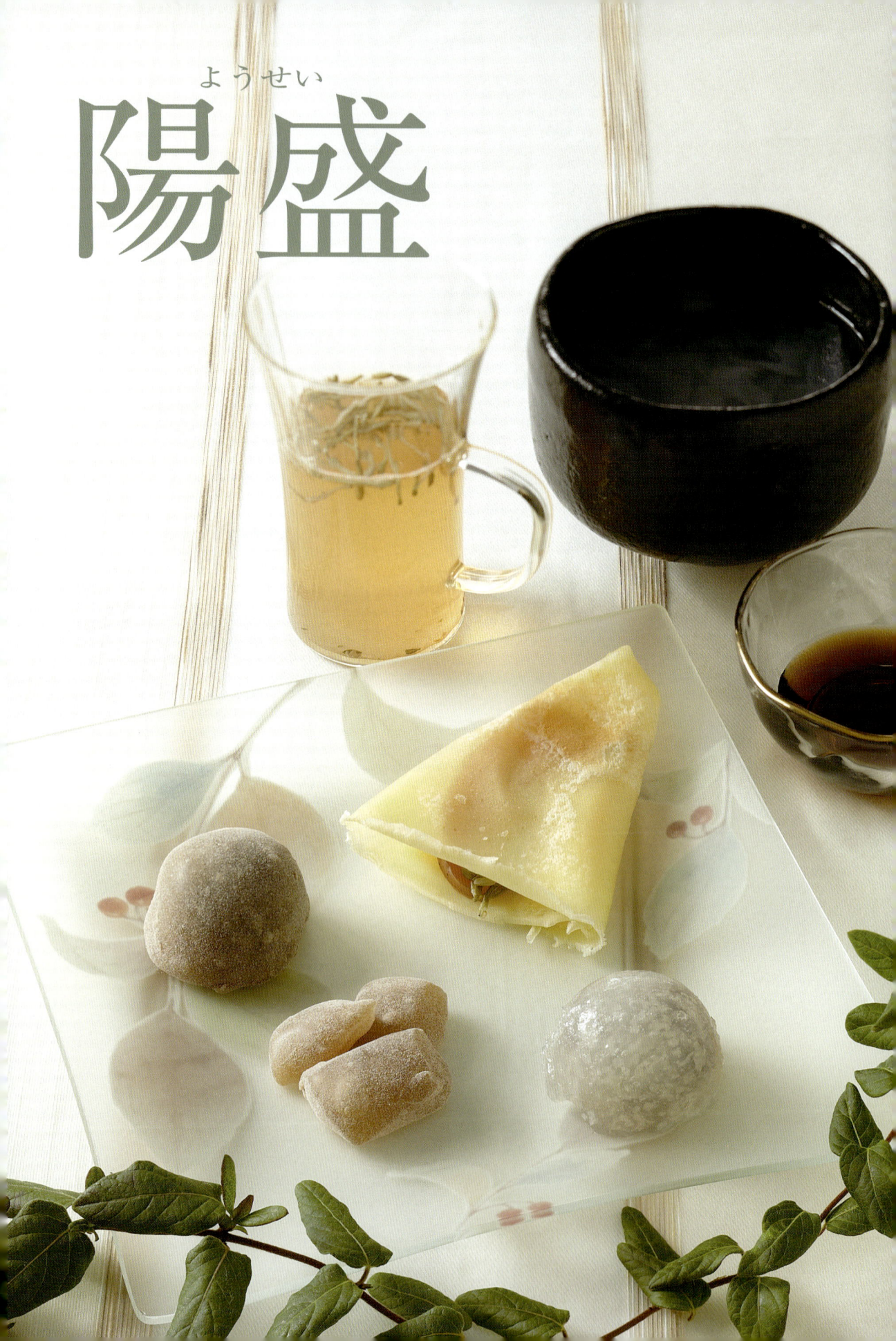

陽盛体質

身体の強壮、臓腑機能の強盛によって現れる不調です。

身体	強壮
顔色	赤い
好み	冷たいもの、脂っこいもの
自覚症状	高い声、呼吸があらい、汗をよくかく、食欲旺盛
大小便	大便が臭い、小便が熱赤
舌象	舌質紅、舌苔黄

おすすめ食薬

- 粟
- 小麦
- 葛粉
- 緑豆
- 蓮根
- バナナ
- すいか
- 柿
- 梨
- りんご
- キウイフルーツ
- マンゴー
- メロン
- 金銀花(きんぎんか)
- 蒲公英(ほこうえい)
- 菊花
- 薄荷(はっか)
- 桑葉(そうよう)
- 緑茶

金銀花

性味：甘、寒
帰経：肺、胃、心
働き：熱邪をとり除き、皮膚の化膿症、痢疾、あせもなどを改善する。
風邪の発熱、口渇、咽喉腫痛を改善する。

おすすめ薬膳茶

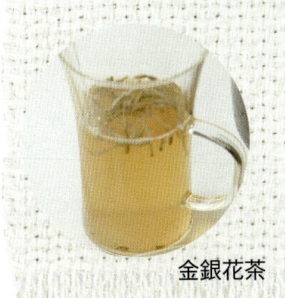

金銀花3g　緑茶3g

① 急須をあたため、緑茶と金銀花を入れて湯を注ぐ。
② 5分間蒸らしてからこし、数回に分けて飲む。湯を注ぎ足せば何回でも飲める。

金銀花茶

みぞれ葛まん

夏の定番ともいえる涼味あるお菓子。くずを透かしてほの見える道明寺が、小雪まじりの雨を思わせます。中あんに清熱効果のある緑豆あんを加えました。

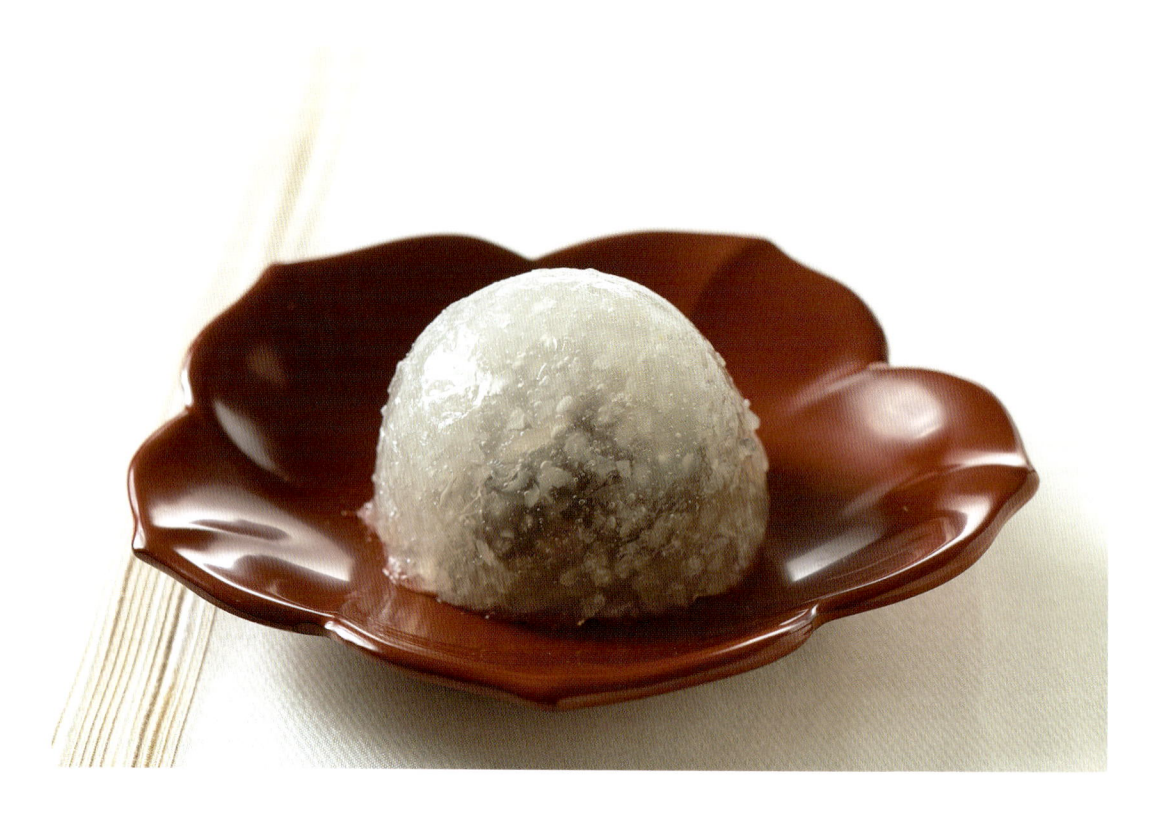

■材料　ドーム型10個分

中あん
- 小豆こしあん　　　　　100g
- 緑豆（煮たもの）　　　 50g

くず粉　　　　　　　　　　40g
水　　　　　　　　　　　140cc
砂糖　　　　　　　　　　　90g
道明寺粉　　　　　　　　　15g
水　　　　　　　　　　　 23cc
砂糖　　　　　　　　　　　 7g
水　　　　　　　　　　　 20cc

■作り方

① 道明寺粉を水23ccにひたしておく。
② 砂糖7gと水20ccで蜜を作り、①を入れて火にかける。練って30分おく。
③ くず粉を水140ccで溶かし、砂糖90gを入れて火にかけ、かたまりはじめたら火から下ろして②を加え混ぜる。
④ 型に③の1/3を流し入れる。小豆こしあんと煮た緑豆を混ぜて丸めたあんを入れ、残りのみぞれ葛を流し入れる。
⑤ 蒸し器に入れ、強火で10分蒸す。透明になったら火から下ろし、しっかり冷やす。

薬膳ポイント

- 寒性の緑豆は体の異常な熱をとるためによく使われる豆で、解毒作用もあります。
- 中あんの小豆は平性で甘味と酸味があり、心と小腸に入りやすく、排尿により体内に溜まっている余分な水分をとり除きます。
- くず粉は葛根から作られたもので、涼性で辛味と甘味を持ち、脾・胃に入ります。発汗により風邪を退け、発熱・無汗・頭痛・頚項疼痛・風疹・麻疹を治療します。熱症状を改善し、津液を生じさせ、発熱、口渇などの症状にも用います。
- もち米から作られる道明寺粉は、体をあたためると同時に甘味で気力を補充し、緑豆・くず粉の寒涼性を少し緩和します。

わらび餅

わらび粉はしっかり火を入れるのが美味しくするコツ。わらび粉はもともとわらびからとっていましたが、現在わらび由来のものは希少です。

■材料　あん入り10個分＋わらび餅のみ

中あん（小豆こしあん250g）／わらび粉100g／水200cc／三温糖200g／緑茶200cc／はと麦粉50g／そば粉50g

■作り方

① 水にわらび粉を入れて溶かし、三温糖を加え、火にかけて練る。
② 全体に透き通ってきたら緑茶1/3を加えて煮立て、生地を5～6個に切る。水分がなくなったら練ってひとまとめにする。
③ 残りの緑茶の半分を加え、②と同様に煮立てる→5～6個に切る→練りあげを2度繰り返す。
④ はと麦粉とそば粉を合わせて鍋に入れ、から煎りする。香ばしさが出たらバットに広げておく。
⑤ 練りあがったわらび餅を④のバットにとり、20gずつ10個に分ける。
⑥ 中あんを10等分にして丸め、⑤で包み、④をふりかける。
⑦ 残りのわらび餅に④をまぶし、平らにする。冷ましてから切り分け、④をかける。

薬膳ポイント

・寒性のわらび粉は甘味、微苦の味を持ち、小腸・大腸に入り、体内の余分な水分を排泄し、清熱解毒作用もあります。
・涼性の緑茶・はと麦・そばは甘味と苦味があり、体内に溜まった熱を尿から排泄します。

くずきり

夏の涼味、くずきり。できたてほど美味しいので、いただく直前に作ります。

■材料

くず粉100g／菊花3g／水200cc／水あめ20g／湯20cc／黒蜜（黒糖20g／砂糖20g／水あめ10g／薄荷末1g／水40cc）

■作り方

① 菊花は200ccの水に30分間つけてから煮出し、170ccの薬汁をとる。くず粉に薬汁を注いで溶かす。
② 水あめに湯20ccを入れて溶かし、①に加える。
③ 黒蜜の材料を煮溶かし、こして冷やしておく。
④ ②を4等分にしてバット（15cm×20cmくらい）に薄く流す。湯（分量外）を沸かし、バットごと湯に浮かす。表面がかたまったら全体を湯の中に沈め、透明になるまでゆでる。
⑤ ④を氷水にとり、1cm幅に切って再度冷やす。
⑥ 氷水に⑤を入れ、黒蜜をつけて食べる。

薬膳ポイント

・菊花は微寒で辛味・甘味・微苦の味を持ち、肝・肺に入ります。風邪による発熱、頭痛、咳、のどの痛みを和らげ、肝にこもっている熱を冷まし、目のかすみや充血を改善します。清熱解毒の働きもあり、吹き出物、皮膚の赤み、腫れの毒を排出します。

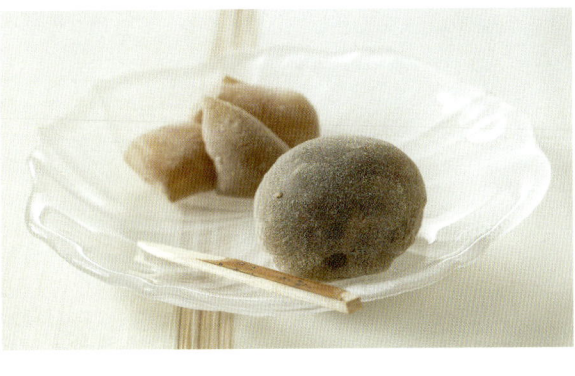

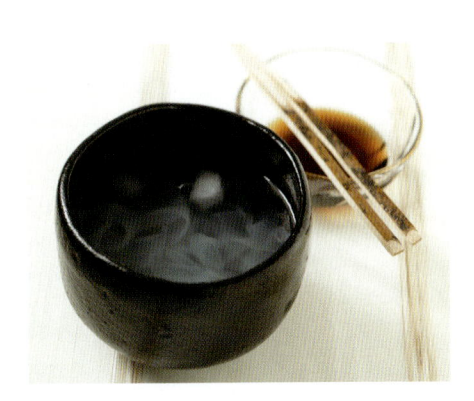

陽盛

花煮りんごのクレープ包み

クレープはさまざまなフィリングを楽しめます。ここではフィリングに金銀花、蒲公英、ルバーブジャムを加えて薬膳の工夫をこらしました。クレープ生地は砂糖を使わずに作ります。

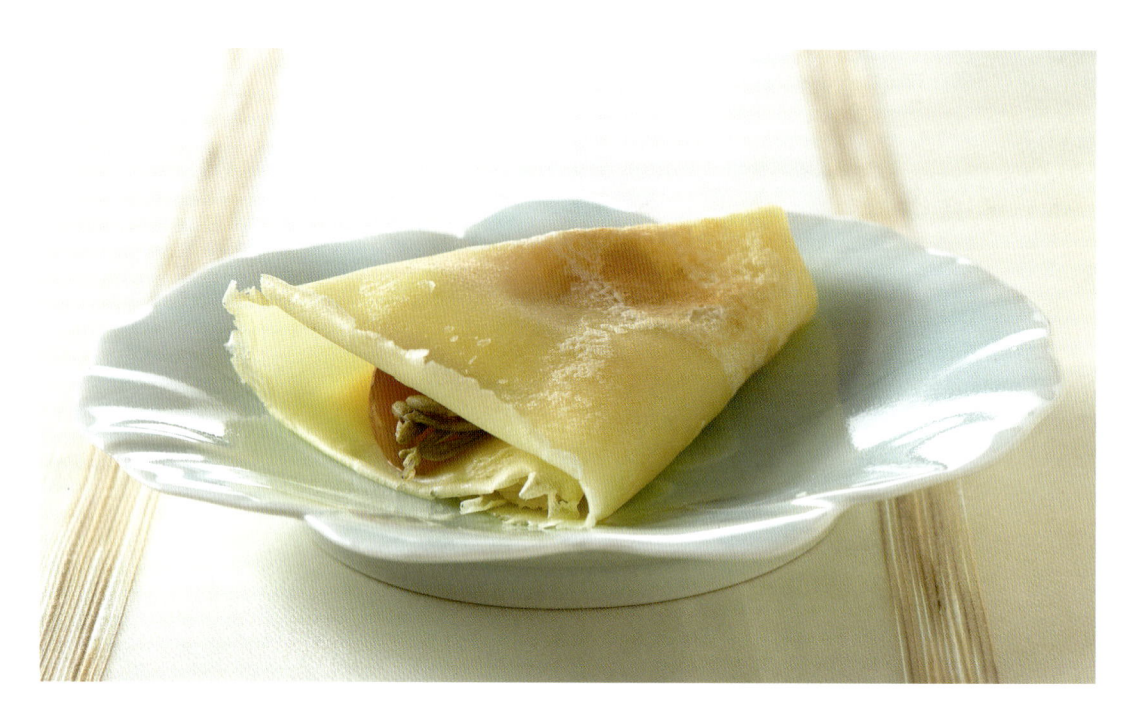

■材料　5個分

クレープ
- 小麦粉　　　　150 g
- 牛乳　　　　　250 cc
- 卵　　　　　　1 個
- サラダ油　　　小さじ1
- 塩　　　　　　ひとつまみ

フィリング
- りんご　　　　1 個
- 砂糖　　　　　20 g
- 金銀花　　　　6 g
- 蒲公英　　　　6 g
- 水　　　　　　50 cc
- ルバーブジャム　適量

■作り方

① 牛乳に塩ひとつまみを入れ、卵を加えてときほぐす。サラダ油も加えて混ぜる。
② 小麦粉をふるって別のボウルに入れる。①を少しずつ加え、ホイッパーで混ぜてなめらかにし、休ませる。
③ りんごをきれいに洗い、縦に12等分して芯をとる。砂糖をまぶし、金銀花、蒲公英、水50 ccを入れてやわらかく煮る。
④ フライパンを熱して②を流し、直径24 cmくらいのクレープを5〜6枚焼く。
⑤ 焼きあがったら③とルバーブジャムを包む。

薬膳ポイント

- 金銀花と蒲公英は寒性で清熱解毒の働きがあり、吹き出物やにきびにおすすめします。
- ルバーブジャムは、中薬でいう大黄の茎で作られたものです。便通をよくします。
- 小麦粉は涼性で甘味があり、心・脾・腎に入ります。熱をとり、イライラを抑え、心気を養い精神を安定させ、躁鬱、精神不安などの症状を改善します。脾胃の機能を増強し、口渇、食欲不振、下痢症状を改善します。
- 牛乳は平性で甘味を持ち、心・肺・胃に入り、肺の気を補い、胃の気を益し、虚弱、疲れ、微熱、盗汗、皮膚乾燥、かゆみを改善します。また、大腸を潤し、口渇・便秘を改善します。
- りんごは涼性で、微酸、甘味を持ち、脾・胃・心に入って熱をとり除き、肺を潤します。発熱・口渇・空咳・二日酔いを治療し、下痢、消化不良を防ぎ、便通を改善します。

第 3 章

不調を改善する薬膳お菓子

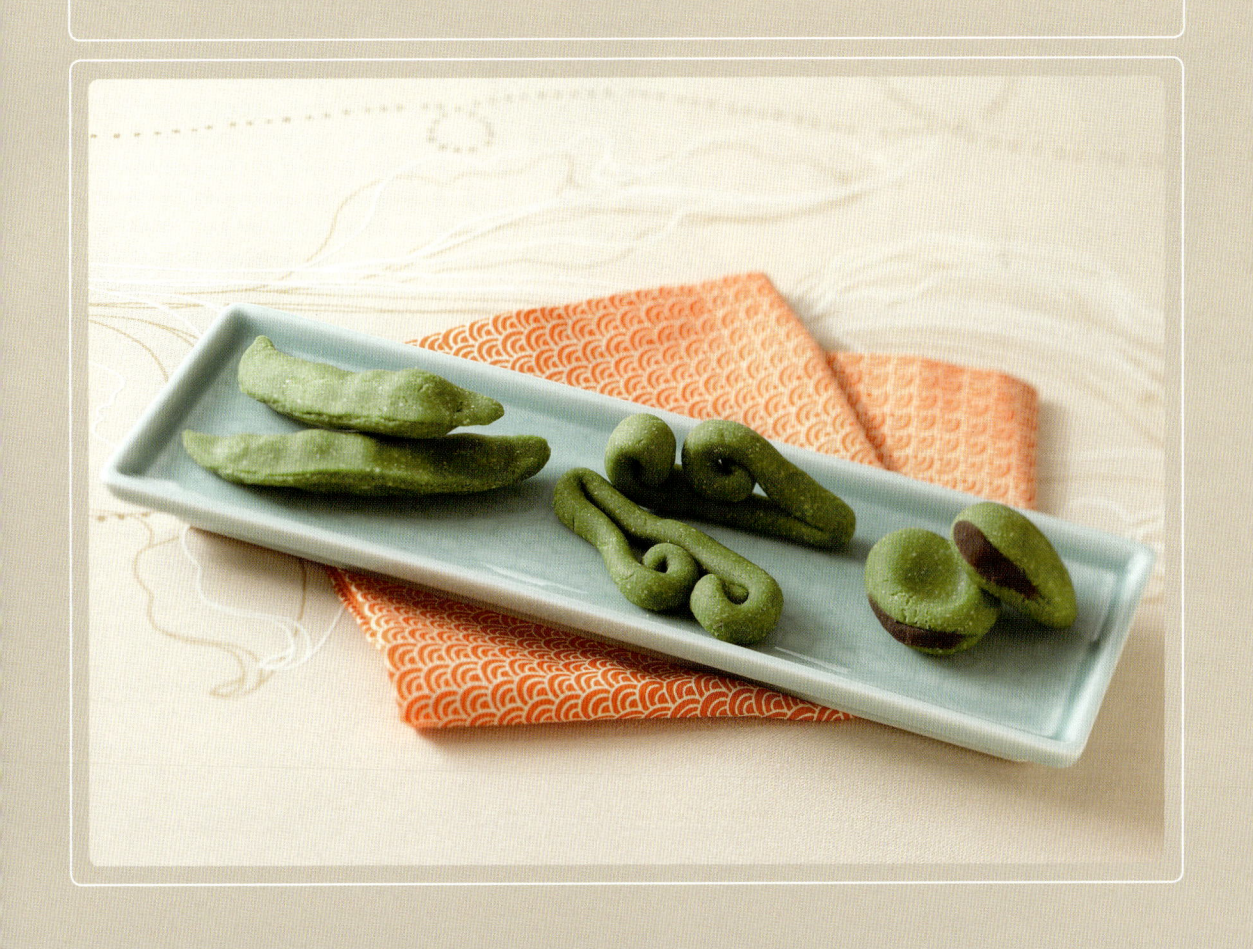

ストレス

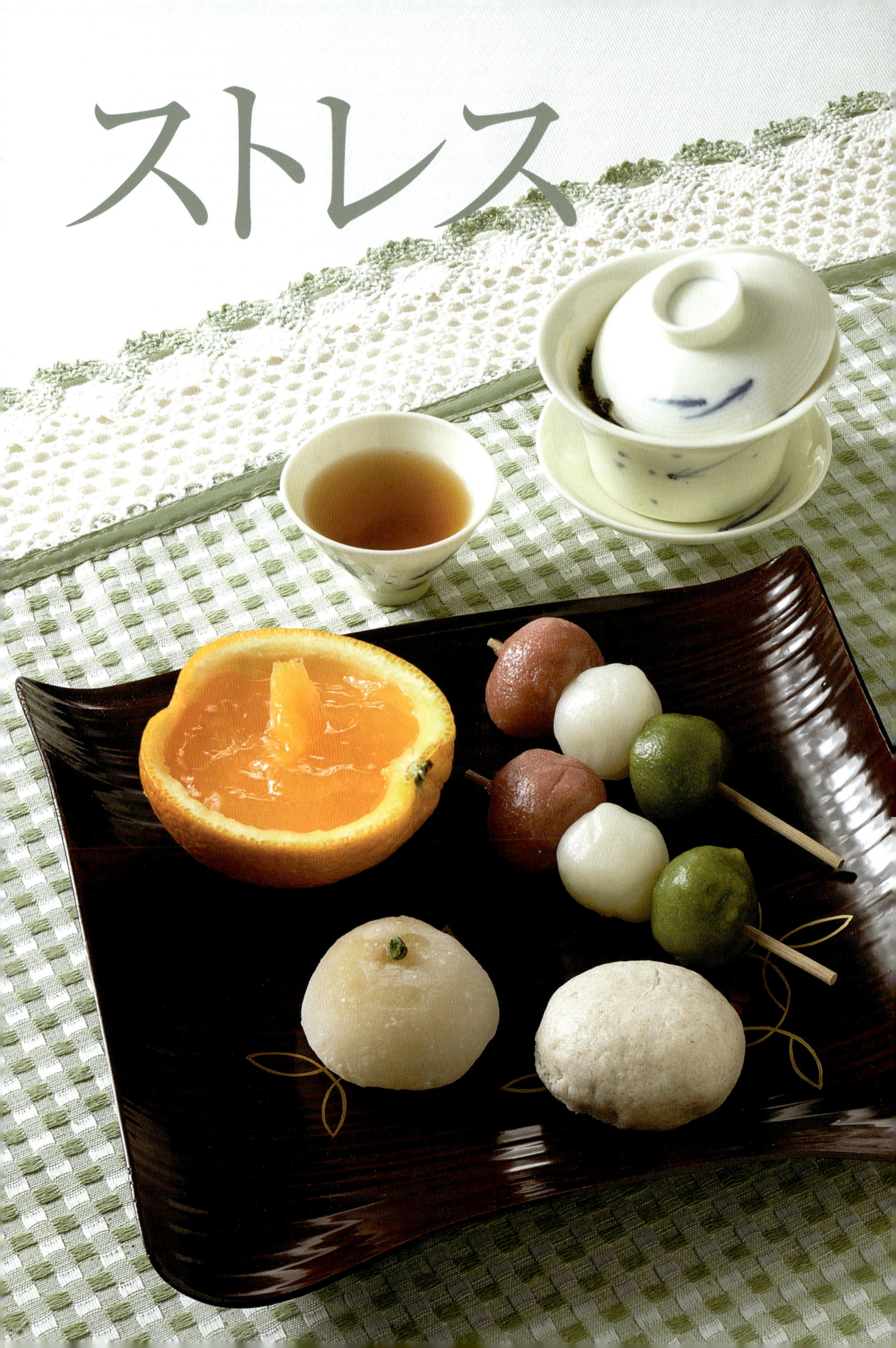

ストレスを感じるときに

ストレスを感じる方におすすめしたい薬膳お菓子です。
現代はストレスの多い時代といわれます。

改善するには

家族のことや仕事のこと、加齢や病気など体のこと……生活の中のさまざまな要素が、「悲しい」「悔しい」「心配だ」といった抑うつの状態をもたらします。精神不安定を感じたときには、肝の興奮を抑え、心を落ち着かせて、鬱を発散させる必要があります。

おすすめ食薬

- そば
- グリンピース
- みかん
- オレンジ
- ゆず
- だいだい
- レモン
- 薄荷（はっか）
- 陳皮（ちんぴ）
- 玫瑰花（まいかいか）
- ジャスミン

薄荷

性味：辛、涼
帰経：肝、肺
働き：発汗作用により、風邪の発熱、悪風寒、頭痛、無汗の症状を改善する。
体内にある余分な熱をとり除き、目の充血、頭痛などの症状をとる。
肝気を疏通・発散させ、鬱症状である胸脇脹満（きょうきょうちょうまん）、ため息をとる。

おすすめ薬膳茶

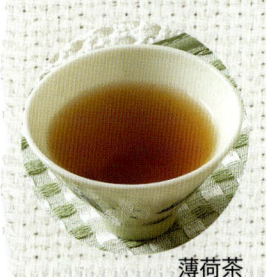

薄荷6g　烏竜茶3g

① 急須をあたため、烏竜茶と薄荷を入れて湯を注ぐ。
② 5分間蒸らしてからこし、数回に分けて飲む。湯を注ぎ足せば何回でも飲める。

薄荷茶

オレンジゼリー

気分をさわやかにするオレンジと薄荷でゼリーを作りました。香りづけに洋酒を少し加えます。

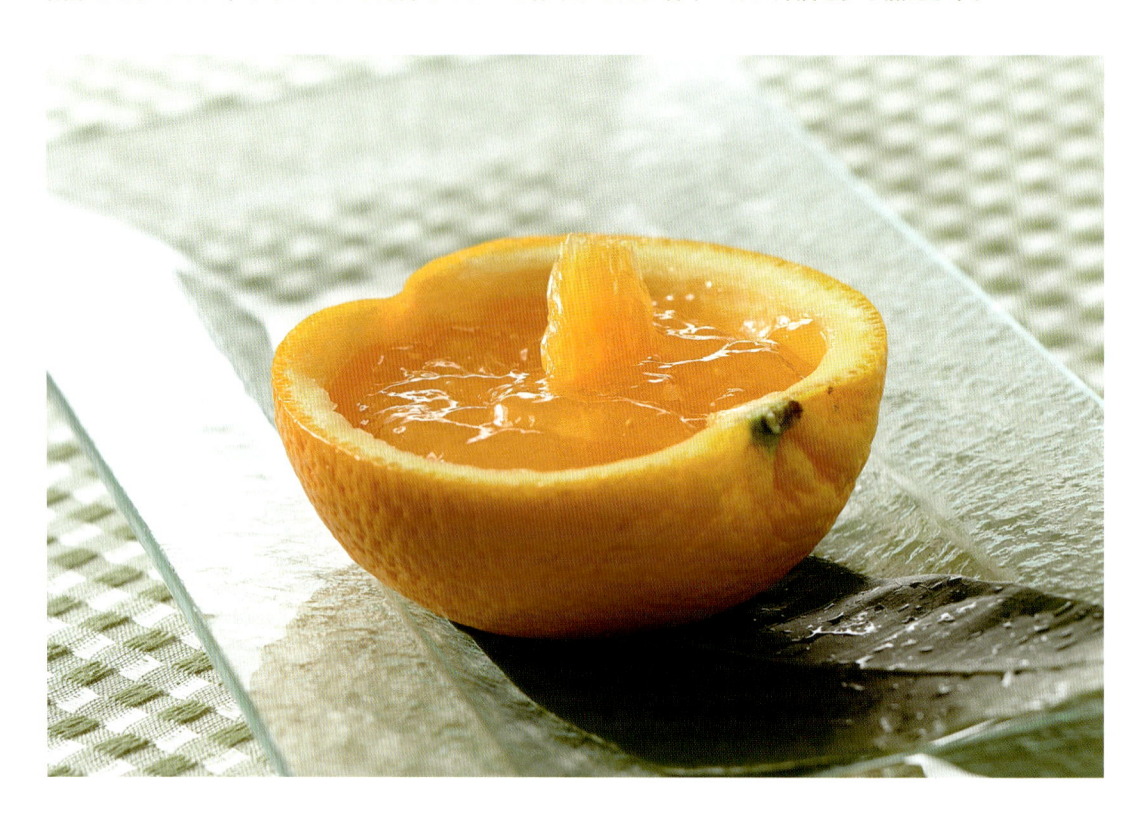

■材料　オレンジの器3個分

オレンジ	4個
乾燥薄荷	0.5 g
湯	120 cc
砂糖	60 g
ⓐ ゼラチン	9 g
水	40 cc
洋酒	小さじ2

■作り方

① オレンジを2つ割りにして中身をとり出し、果汁200 ccを搾っておく。
② ⓐのゼラチンを水に入れてふやかしておく。
③ 湯120 ccに薄荷を入れて蓋をし、10分間蒸らす。こした薬汁100 ccと砂糖を鍋に入れて火にかけ、砂糖が溶けたら火を止めて②を入れる。
④ ③のあら熱をとり、オレンジ果汁と合わせる。
⑤ 冷水で冷やし、洋酒を加えてオレンジの器に注ぎ入れ、冷蔵庫で冷やしかためる。

薬膳ポイント

・オレンジは涼性で甘味・酸味を持ち、胃・肺に入ります。のどを潤し、気の巡りを促進し、食欲を誘います。ストレスを感じるときにぴったりです。

みかん

ぎゅうひの皮に姜黄を加えたみかん風味のあんを包んで、かわいいみかんに仕立てました。

■材料　10個分

中あん（みかんあん）
　白あん　　　　　　　270 g
　姜黄粉　　　　　　　　1 g
　みかんジャム　　　　 50 g
　砂糖　　　　　　　　 20 g
　水　　　　　　　　　20cc
ぎゅうひ　　　　　　　150 g
抹茶　　　　　　　　　適量
片栗粉（手粉）　　　　適量

■作り方

① 鍋に水、砂糖、みかんジャムを入れて煮立て、白あんと姜黄粉を加えて練りあげる。
② あら熱がとれたらふきんでよくもみ、10等分に丸める。
③ ぎゅうひを10等分にする。
④ 片栗粉を手粉にして、ぎゅうひでみかんあんを包む。
⑤ 中央を少しへこませて、白あん（分量外）に抹茶を混ぜたヘタをつける。

薬膳ポイント

- いんげん豆（白あん）は平性で甘味があり、脾・胃に入り、胃腸を補益し、溜まっている余分な水分を乾燥させます。
- ぎゅうひに使う白玉粉は、体をあたためながら甘味で気力を補充し、胃腸を丈夫にするので、胃腸の虚弱による疲れ、無気力、食欲不振を改善します。
- 姜黄（ターメリック）は肝・脾に入ります。脾・肺に入るみかんとともに体をあたため、血流を促進し、気をよく巡らせ、食欲を誘います。

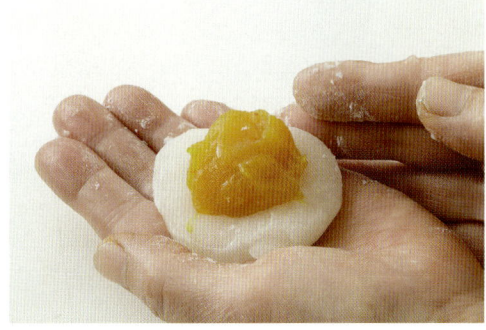

ぎゅうひでみかんあんを包む。

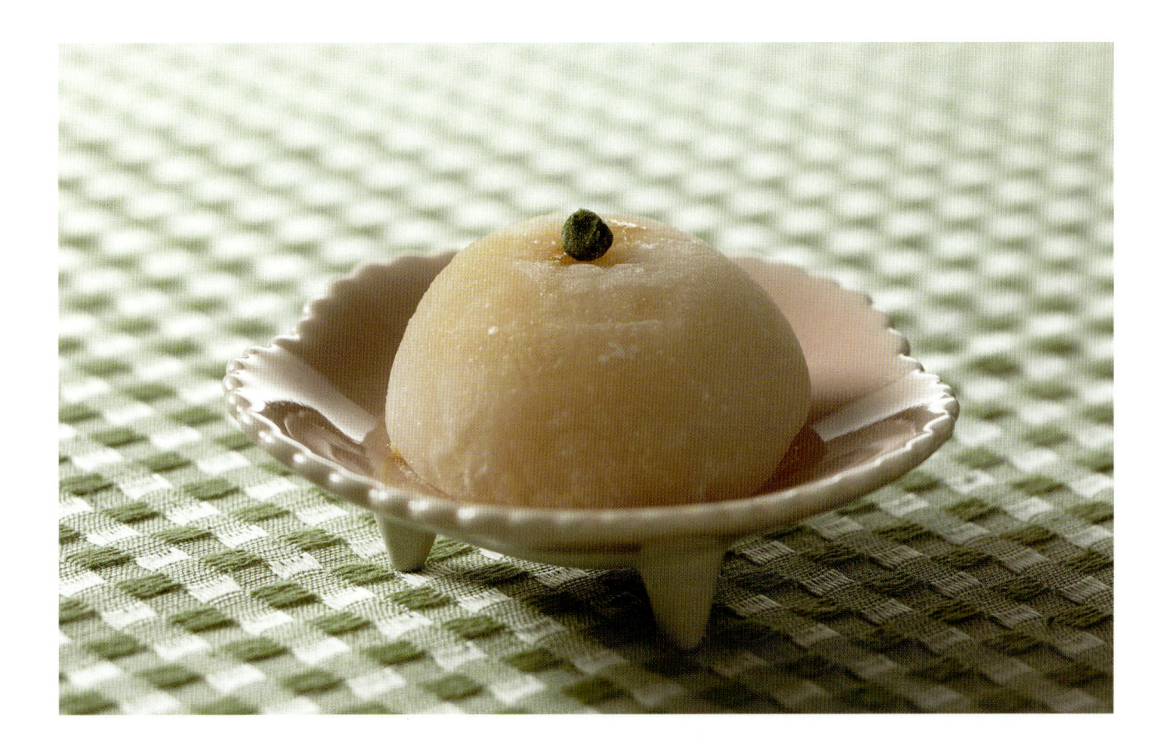

ストレス

花見だんご

三色団子の春のお菓子です。ピンクのお団子には、気分をすっきりさせる玫瑰花の粉末を使いました。

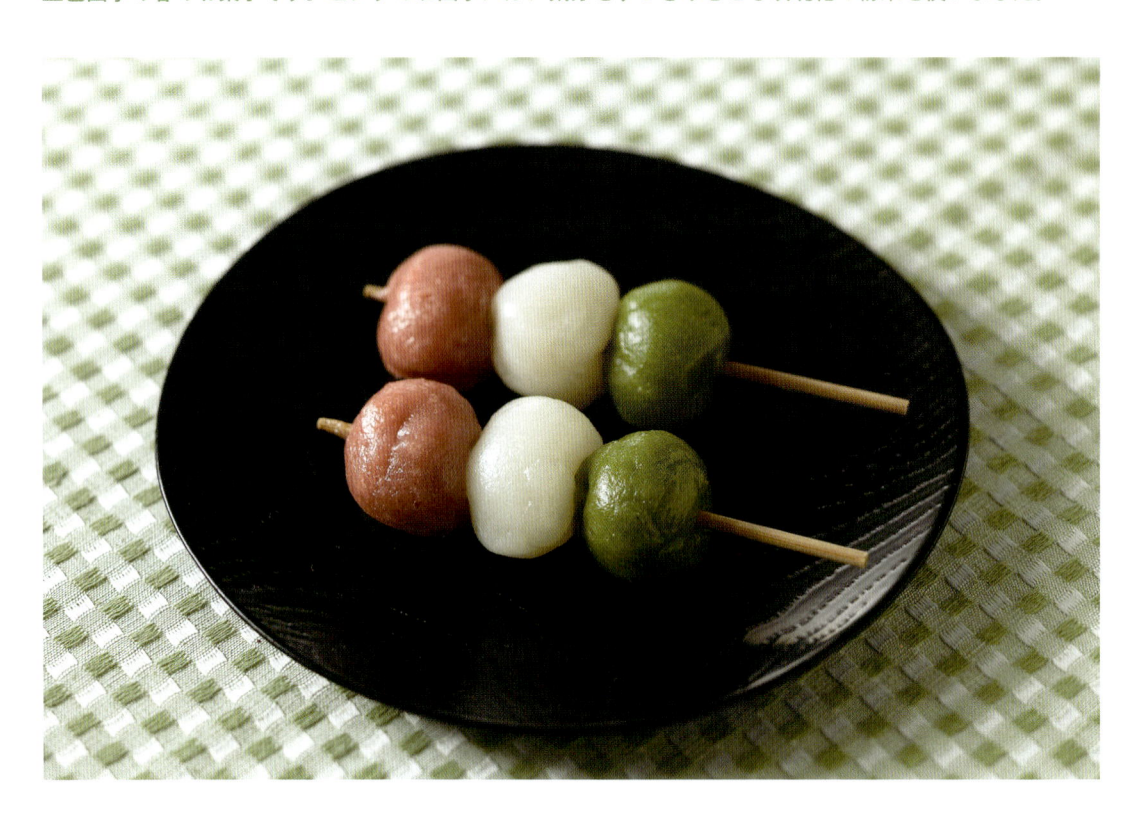

■材料　10串分

上新粉	100 g
砂糖	100 g
もち粉	35 g
浮き粉	35 g
水	130cc
玫瑰花粉	2 g
抹茶	小さじ1/3

■作り方

① 上新粉、もち粉、浮き粉、砂糖をよく混ぜて水を加え、ホイッパーを使ってよく混ぜ合わせる。

② 蒸し器に濡れふきんを敷き、①を20分蒸してボウルに移す。手にふきんを巻いてこなし、なめらかになったら3等分する。

③ 玫瑰花粉と抹茶を加えピンクと緑に着色する。3色の生地を、それぞれ10等分して丸める。

④ 竹串を濡らし、緑、白、ピンクの順に刺す。再度蒸し器に入れて3分蒸し、うちわであおいでつやを出す。

薬膳ポイント

・玫瑰花はばらのことです。肝・脾に入って体をあたため、鬱を解消し、血流を促進します。

・もち粉は温性、うるち米（上新粉）は平性を持ち、ともに甘味があり、脾・胃に入り、気力を補充します。胃腸を丈夫にするので、胃腸の虚弱による疲れ、無気力、食欲不振を改善します。

そば上用まんじゅう

上用まんじゅうは大和芋で生地を練って作るもので、高貴な人のお菓子でした。祝い事には欠かせないものです。理気のそば粉と陳皮は気鬱によく用います。

■材料　10個分

中あん
　白あん　　　　　　　　　100 g
　枝豆　　　　　　　　　　100 g
　陳皮　　　　　　　　　　　5 g
そば粉　　　　　　　　　　 30 g
上用粉　　　　　　　　　　 20 g
大和芋　　　　　　　　　　 40 g
砂糖　　　　　　　　　　　 80 g
手粉（そば粉3：上用粉2）　適量

■作り方

① 大和芋をすりおろす。砂糖を加えてすり混ぜ、30分休ませる。
② 中あんを作る。皮をむいてゆで、薄皮をとり除いた枝豆をすりつぶし、白あんと混ぜる。戻した陳皮のみじん切りも加えて10等分し、丸める。
③ そば粉と上用粉をよく混ぜてボウルに入れる。その上に①をおいて折りたたみながらボウルの中の粉を入れ込み、生地を作る。
④ 手粉を使い、生地15gであんを包む。蒸し器で12分蒸す。

薬膳ポイント

・そばは涼性で甘味があり、脾・胃・大腸に入って胃・大腸の気の動きを促進し、食欲を誘います。そばアレルギーに注意してください。
・陳皮は体をあたため、よく気を巡らせ、食欲を誘います。
・いんげん豆（白あん）と枝豆は、ともに平性で甘味があり、脾・胃・大腸に入り、胃腸を補益して溜まっている余分な水分を排泄します。
・大和芋（長芋）は平性を持ち、甘味で気力を補充し、脾・肺・腎を丈夫にします。胃腸の虚弱による疲れ、無気力、食欲不振、尿漏れを改善します。

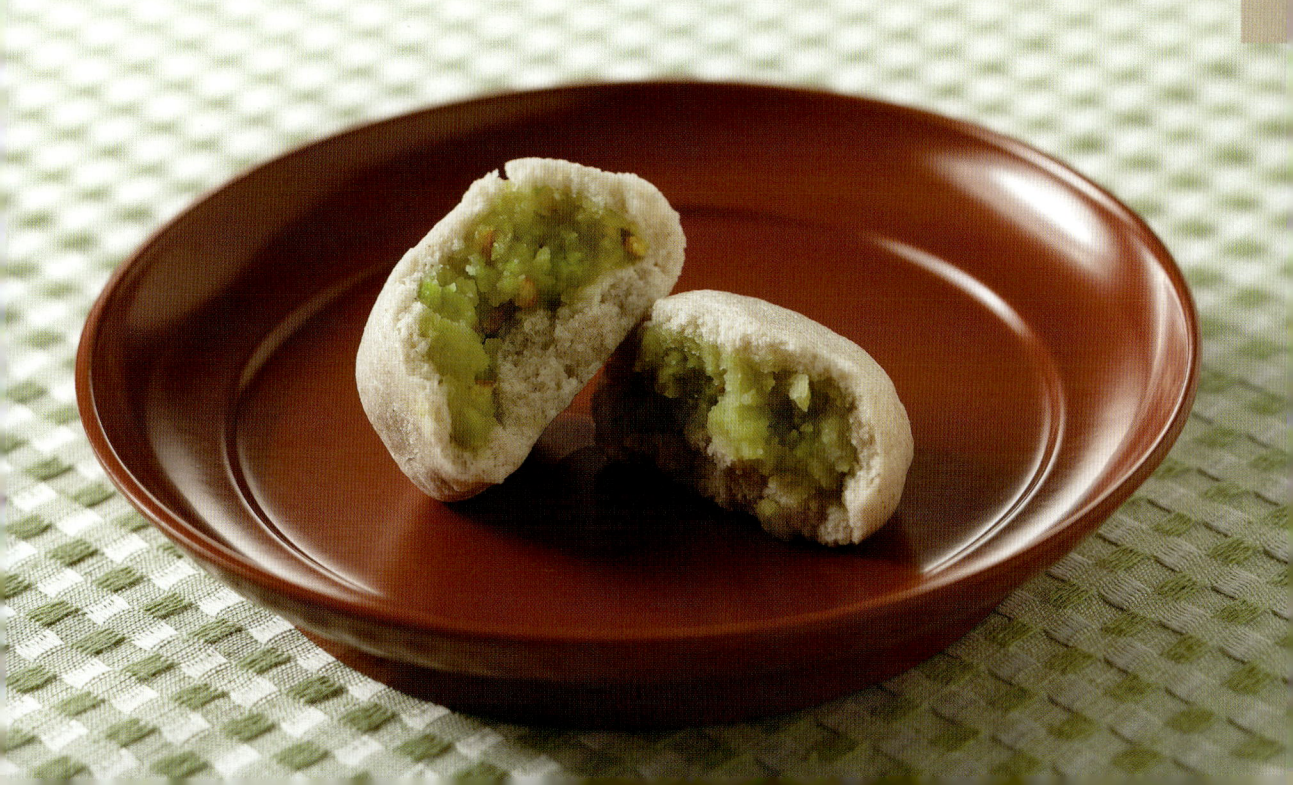

ストレス

快眠

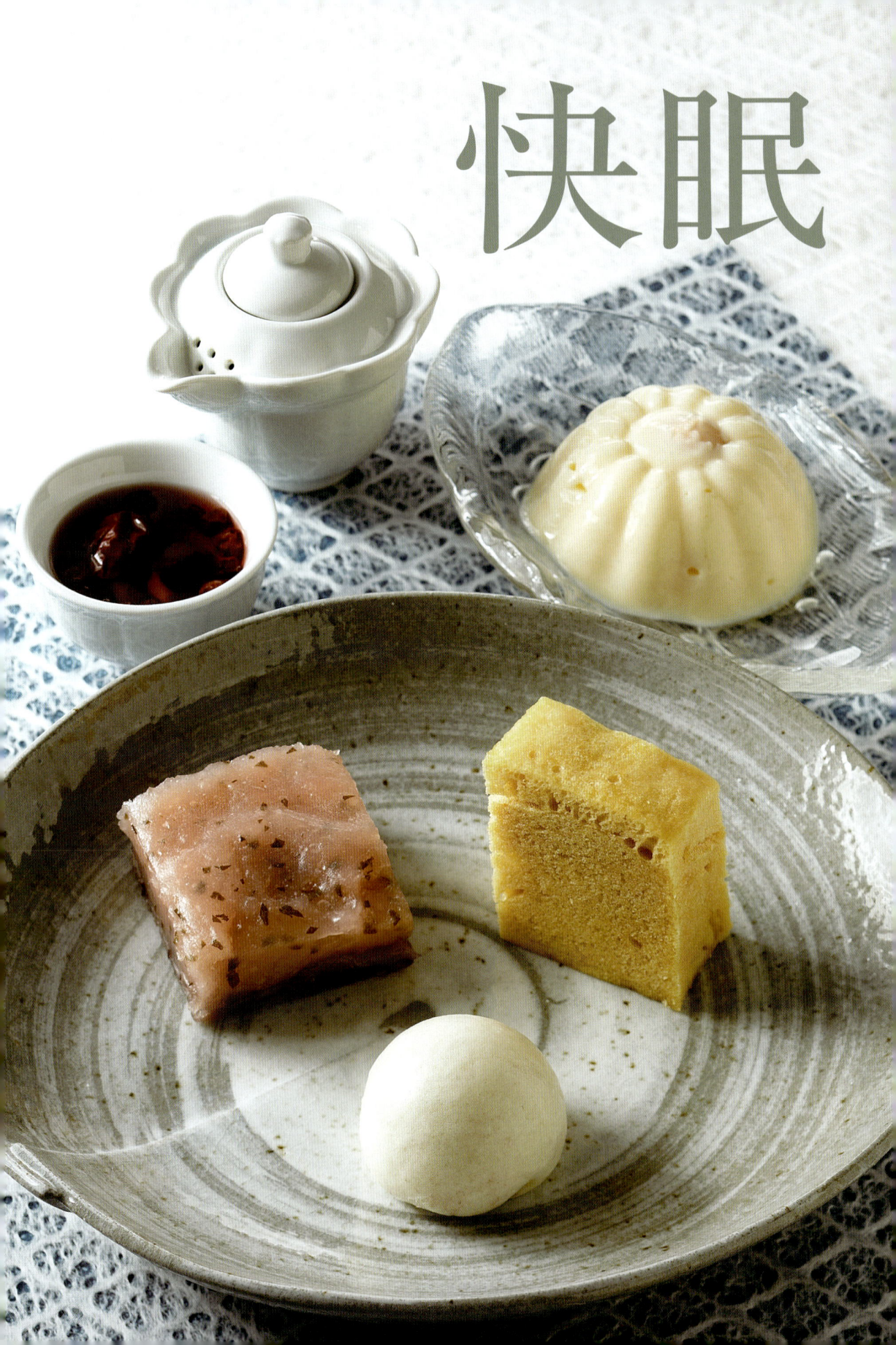

快眠のために

**眠りが浅い、よく眠れない、寝付きが悪いなど、
睡眠の悩みを改善する食薬を使ってお菓子を作りました。**

改善するには
「快食」「快眠」「快便」は健康の象徴といわれています。楽しく食が進むこと、心地よく眠れること、排便がスムーズであることは、健康で充実した生活の基本です。中医学では、睡眠は心と肝の働きと関係していると考えます。よい睡眠をとるためには、心と肝の働きを整える必要があります。

おすすめ食薬
- 落花生
- ライチ
- 竜眼肉（りゅうがんにく）
- ぶどう
- 大棗（たいそう）
- 当帰（とうき）
- 熟地黄（じゅくじおう）
- 何首烏（かしゅう）
- 松の実
- 合歓の花（ねむ）
- 真珠粉
- 五味子（ごみし）

竜眼肉
性味：甘、温
帰経：心、脾、肝、腎
働き：気血不足の出血、貧血、脾虚下痢、倦怠感、虚労をとる。不眠、健忘、心悸、驚悸、めまい、記憶力減退などの症状を改善する。

大棗（ナツメ）
性味：甘、温
帰経：脾、胃
働き：脾胃の機能を高め、気を益して気虚のめまい、疲れ、食欲不振などの症状を改善する。
　　　血を養い、精神を安定させ、顔色萎黄、躁鬱、貧血、心悸、不眠、多夢、イライラを改善する。

五味子
性味：酸、温
帰経：肺、腎、心
働き：肺虚や肺腎不足の慢性咳・喘息・呼吸困難を改善する。津液を生じ、収斂作用により、のどの渇き、異常な発汗を改善する。
　　　性機能の低下、脾腎陽虚の下痢を改善する。
　　　精神を安定させ、心悸、不眠、多夢を改善する。

おすすめ薬膳茶

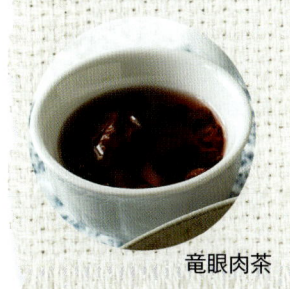

竜眼肉6g　五味子3g　大棗3個

① 竜眼肉、五味子、大棗を水2カップに30分間つけたあと30分間煎じる。
② 火を止め、冷ましてから飲む。大棗と竜眼肉を食す。

竜眼肉茶

中華蒸しカステラ

馬拉糕（マーラーカオ、マーライコー）という中華菓子です。小さい型を使い、ドライフルーツやナッツをのせて蒸すとプチケーキのように仕上がります。安定作用のある茯苓粉を加えます。

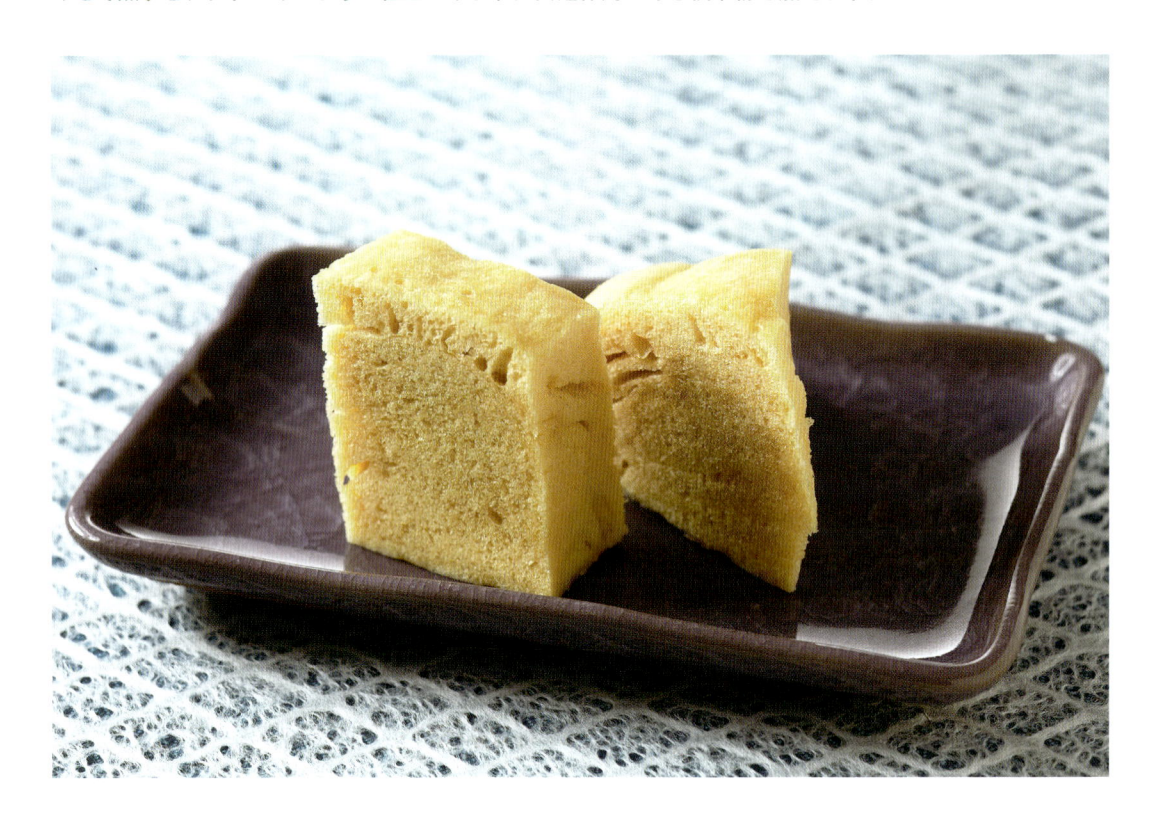

■材料　18cmセルクル1個分

小麦粉	110g
茯苓粉	10g
三温糖	80g
卵	3個
卵黄	1個
コンデンスミルク	30g
重曹	1g
B.P.	4g
水	小さじ1
サラダ油	30g
醤油	小さじ1

■作り方

① 小麦粉、茯苓粉、三温糖を合わせてふるい、ボウルに入れる。
② 卵、卵黄、コンデンスミルクをよく混ぜ合わせる。
③ ①に②を少しずつ入れながらホイッパーで混ぜ、なめらかにして20分くらい休ませる。
④ B.P.と重曹に水を入れて混ぜ、③に加える。
⑤ サラダ油、醤油を加えて全体に均一になるよう混ぜる。
⑥ セルクルに紙を敷き、蒸し器においで生地を流し入れる。
⑦ 蒸気のあがった蒸し器で20分蒸す。

薬膳ポイント

- 茯苓は水分の排泄を促し、脾の働きを補い、精神を安定させます。
- 小麦粉は涼性で甘味を持ち、心・脾・腎に入り、熱をとり、イライラを解消し、脾胃を丈夫にします。
- 卵は平性で肺・心・脾・肝・腎に入り、臓腑を潤して空咳、口渇をとり、のどの痛み・声嗄れ・発声困難などを改善して声を出しやすくします。また、血を養い、不眠・多夢・めまい・精神不安を防ぎます。

合わせういろう

ういろう（外郎）は、元来薬の名前です。薬の苦み消しとして供されていたものが、いつからか薬と同じ名前で呼ばれるようになりました。精神を安定させる甘麦大棗湯を使います。

■材料　9㎝×18㎝×4㎝枠

薬汁
- 甘草　　3g
- 小麦　　9g
- 大棗　　6g
- 水　　　350cc

ⓐ 小豆粒あん　　110g
　　薬汁　　　　 50cc
　　小麦粉　　　 40g
　　シロップ
　　　グラニュー糖　100g
　　　薬汁　　　　　60cc
　　　水あめ　　　　12g
　　くず粉　　　　　10g
　　薬汁　　　　　　50cc

ⓑ 白あん　　　　110g
　　薬汁　　　　 50cc
　　小麦粉　　　 40g
　　シロップ
　　　グラニュー糖　100g
　　　薬汁　　　　　60cc
　　　水あめ　　　　12g
　　くず粉　　　　　10g
　　薬汁　　　　　　50cc
　　桜の葉（塩漬け）　2枚
　　着色料（赤）　　適量

■作り方

① 薬汁を作る。甘草・小麦・大棗を水350ccに30分つけ、30分間煎じてからこす。
② ⓐの薬汁50ccから少量とって小豆粒あんに加え、ゆるめる。小麦粉を加えて混ぜ、残りの薬汁を入れて均一にする。
③ 全体になめらかになったらⓐのシロップを加える。
④ ⓐのくず粉を薬汁50ccで溶き、③に加えて火にかけ、半返しにする。枠に流して蒸し器に入れ7～8分蒸す。
⑤ ⓑの材料を同様に混ぜ、桜の葉のみじん切りを加え、着色する。火にかけて半返しにして④の上に流し、20～25分蒸す。枠を外し、あら熱をとって切り分ける。

薬膳ポイント

- 大棗は体をあたため、気血を補い、精神を安定させます。
- 甘草は平性で甘味があり、心・脾・肺・胃に入って脾胃の気を補い、肺を潤し、脾胃虚弱の疲れ、息切れ、食欲不振、下痢、脾気虚の咳、喘息を改善します。痛みの緩和、清熱解毒作用もあります。甘草・小麦・大棗で作った方剤は精神不安定に適します。
- いんげん豆（白あん）は平性で甘味があり、脾・胃に入り、胃腸を補益することで余分な水分をとります。

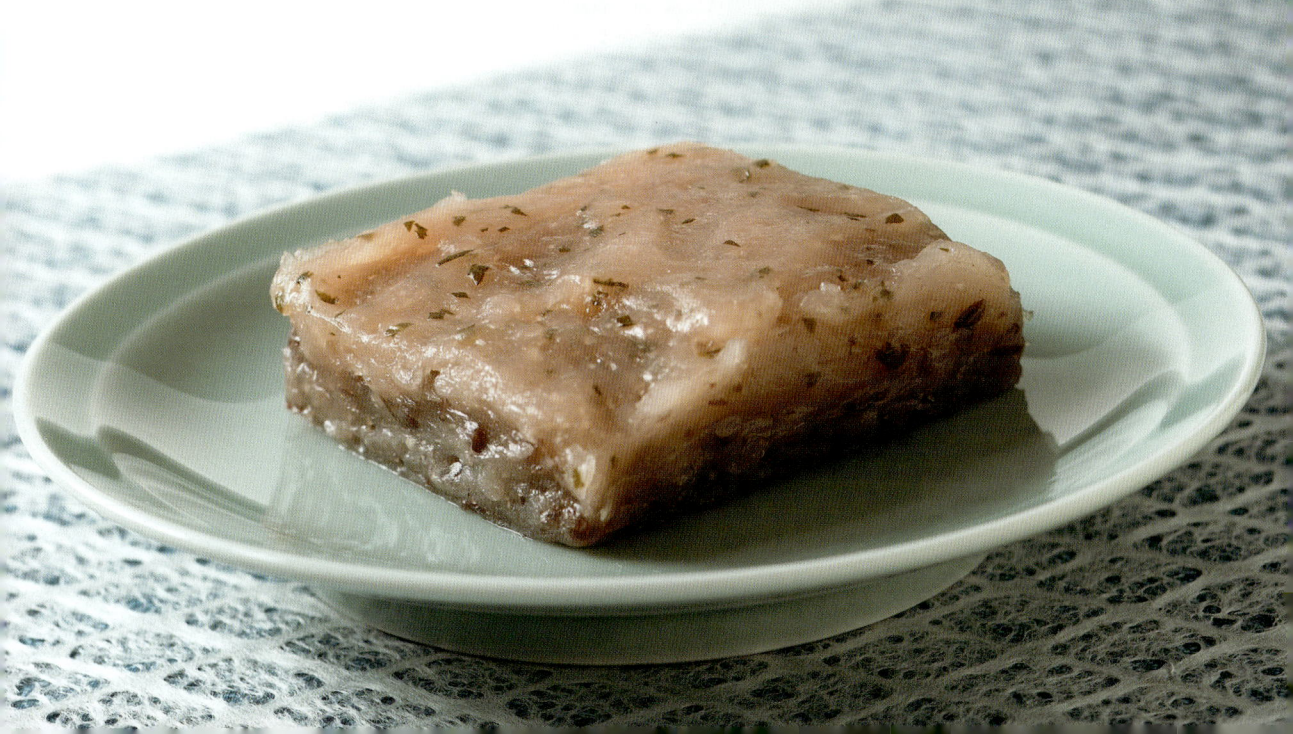

快眠

酒まんじゅう

酒まんじゅうは聖一国師によって伝えられたともいわれています。かつては酒種を利用して作る家庭のおやつでした。薬酒によく使う五味子を薬汁にして使いました。

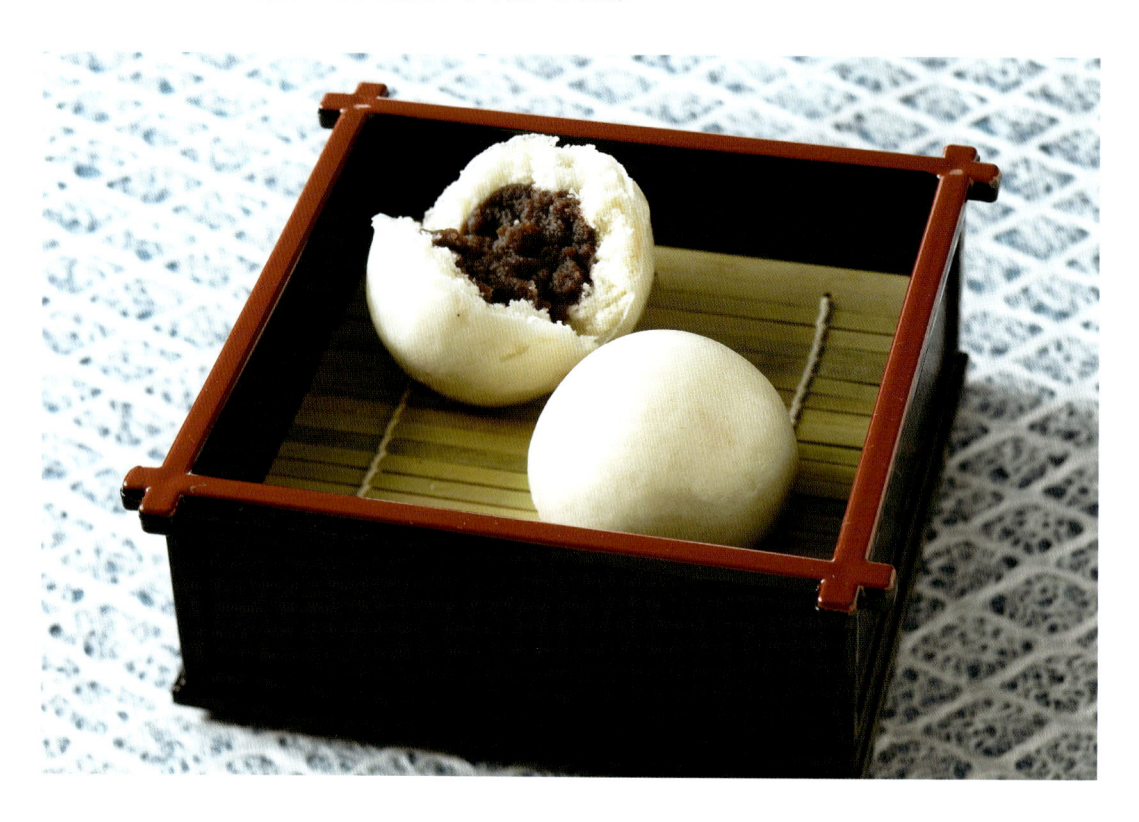

■材料　10個分

中あん
　小豆こしあん　　　300 g
酒かす　　　　　　　20 g
五味子　　　　　　　6 g
水　　　　　　　　　30 cc
砂糖　　　　　　　　50 g
酒　　　　　　　　　小さじ1
白あん　　　　　　　10 g
小麦粉　　　　　　　70 g
B.P.　　　　　　　　1.5 g

■作り方

① 五味子を水にひと晩つけて薬汁20 ccをとる。酒かすに薬汁を加えてゆるめ、白あん、砂糖、酒を加えて混ぜる。
② 小麦粉とB.P.を合わせてふるい、①に入れて混ぜる。
③ 中あんを10等分して丸める。
④ ②を打ち粉に出して10等分し、あんを包む。
⑤ 蒸し器で12〜13分蒸して仕上げる。

薬膳ポイント

・五味子は肺・腎・心に入り、体をあたため、酸味により精神を安定させ、心悸、不眠、多夢に用います。
・小豆（中あん）は平性で甘味と酸味があり、心と小腸に入りやすく、排尿により体内に溜まった余分な水分をとり除きます。
・酒かすは体をあたためる作用が強く、心・肝・肺・胃に入り、気血の流れを促進し、寒気を散らし、痛みを止めます。

ライチのヨーグルトゼリー

ライチは南国の高貴な果物です。血色をよくして安眠をもたらします。
新鮮なライチを好んだ楊貴妃のために、南国から長安まで何回も馬を替えて運んだと伝えられています。

■材料　プリンカップ5個分

牛乳	200 cc
砂糖	25 g ＋ 25 g
卵黄	1 個
ゼラチン	8 g
水	40 cc
ヨーグルト	100 g
ライチ	10 個（5個分を刻んでおく）
レモン汁	20 cc
洋酒	15 cc

■作り方

① 牛乳に砂糖25gを加えてあたためる。
② 卵黄に砂糖25gを入れて混ぜる。①を少しずつ加えて火にかけ、弱火で煮あげる。
③ ゼラチンを水に入れてふやかし、②に加えて溶かす。
④ ヨーグルト、ライチ、レモン汁、洋酒、刻んだライチを②に入れて混ぜる。
⑤ 冷やして少しかたまりかけたら、ライチを1粒おいたプリンカップに流し入れる。
⑥ 冷やしてかたまったら器に出す。

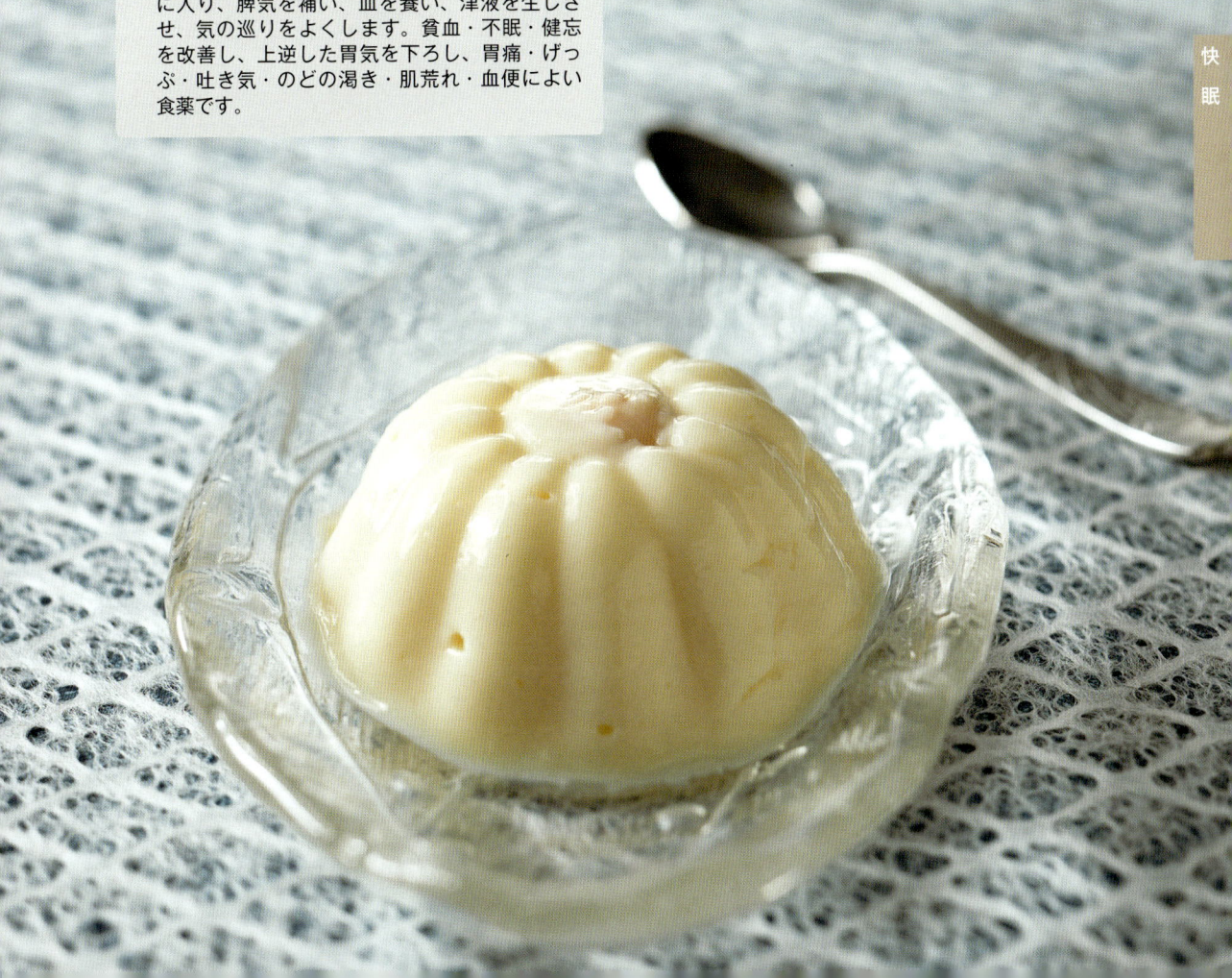

薬膳ポイント

- 牛乳は平性で甘味を持ち、心・肺・胃に入り、肺胃の気を補いながら潤します。虚弱、疲れ、微熱、盗汗、皮膚乾燥、かゆみ・口渇・便秘を改善します。
- ライチは温性で甘味・酸味を持ち、脾・胃・肝に入り、脾気を補い、血を養い、津液を生じさせ、気の巡りをよくします。貧血・不眠・健忘を改善し、上逆した胃気を下ろし、胃痛・げっぷ・吐き気・のどの渇き・肌荒れ・血便によい食薬です。

快眠

目の疲れ

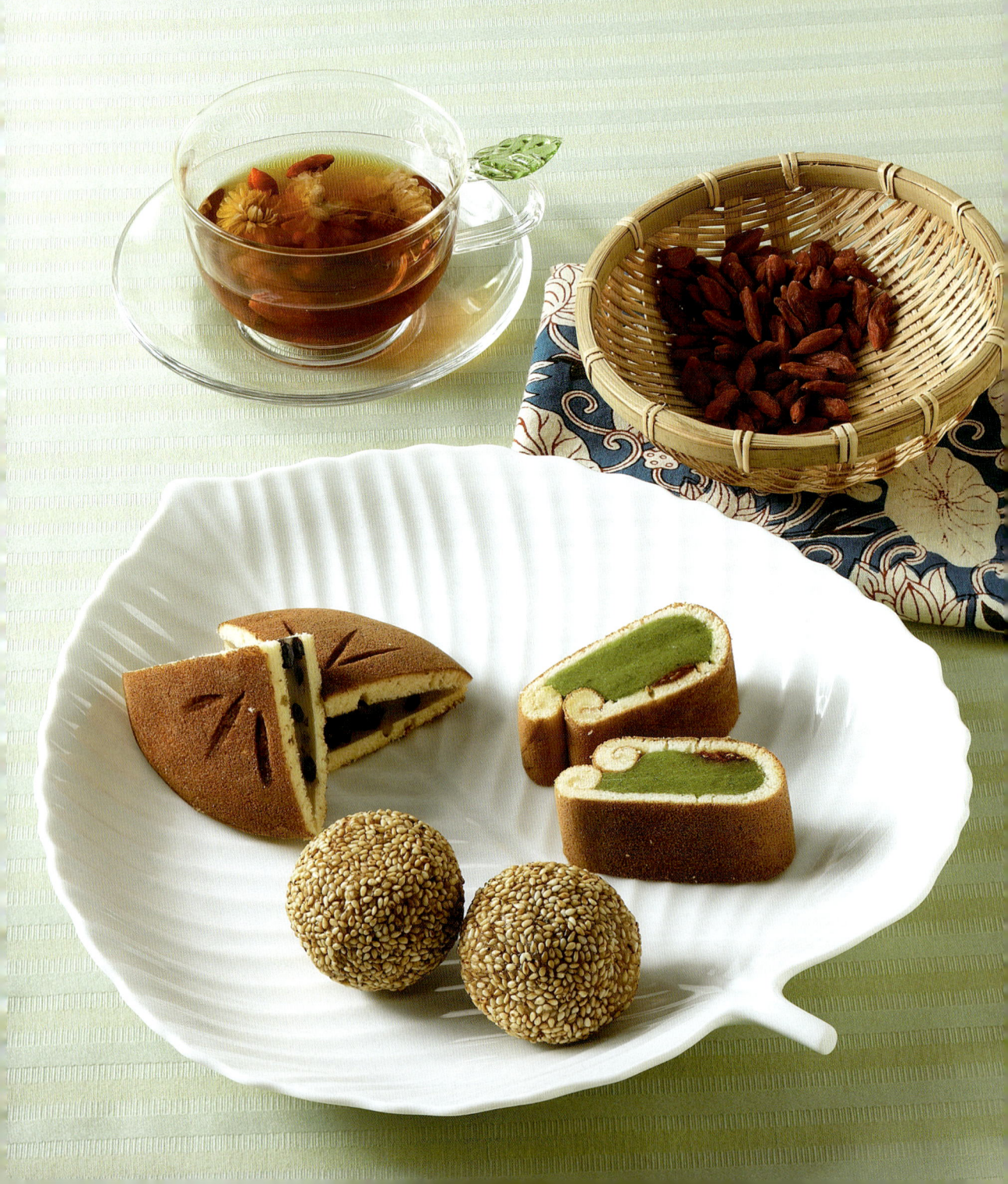

目の疲れをとる

テレビやパソコン、ゲームは現代の生活の一部になっていますが、
これらは子供にとっても大人にとっても、
目に大きな負担をかけるものです。
また、紫外線や大気汚染も目へのダメージになります。
目の痒み、涙、視力低下などの症状が出る場合があります。

改善するには

目の使いすぎは精気を傷め、眼精疲労やドライアイなどを引き起こします。目の疲れをとる食薬で、目をいたわりましょう。

おすすめ食薬

- 米
- 長芋
- じゃが芋
- かぼちゃ
- いんげん
- にんじん
- ぶどう
- 栗
- 蜂蜜
- 大棗（たいそう）
- 蓮の実
- 菊花
- 当帰（とうき）
- 白芍（びゃくしゃく）
- 真珠粉
- ごま
- 牛乳
- 卵
- 桑の実（桑椹）（そうじん）
- 黄精（おうせい）
- 女貞子（じょていし）
- 枸杞子（くこし）
- 地黄（じおう）

菊花

性味：辛、甘、微苦、微寒
帰経：肝、肺
働き：風邪による発熱、頭痛、咳、のどの痛みを改善する。
　　　肝にこもっている熱を冷まし、目の充血、肝陰不足、目のかすみを改善する。
　　　熱を冷まし、吹き出物、皮膚の赤み、腫れの毒を排出し改善する。

枸杞子

性味：甘、平
帰経：肝、腎
働き：精気を益し、腎の気を補い、足腰の痛み、無力、遺精、めまいなどの症状を改善する。
　　　肝の気を養い、白髪、視力減退、眼精疲労の症状を改善する。
　　　肺を潤し、肺陰虚の空咳を止め、痰をとり、喘息を改善する。

おすすめ薬膳茶

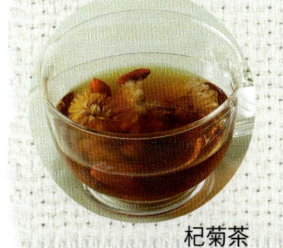

枸杞子6g　菊花3g　烏竜茶3g

① 急須をあたため、烏竜茶、枸杞子、菊花を入れて湯を注ぐ。
② 5分間蒸らしてからこし、数回に分けて飲む。湯を注ぎ足せば何回でも飲める。

杞菊茶

貝合わせ かいあわせ

貝合わせは平安貴族の遊びです。蛤の殻の内側にきれいな絵や歌を描き、対になった2枚を揃えて遊びました。目によいブルーベリーとぶどうをあんに加えています。

■材料　12～16個分

中あん（きんとんあん）
白あん	300 g
干しブルーベリー	30 g
干しぶどう	20 g
粉寒天	1 g
水	70 cc
小麦粉	100 g
砂糖	90 g
卵	2 個
ぶどう糖	20 g
みりん	10 g
重曹	1 g
水	70 cc

■作り方

① 卵に砂糖、ぶどう糖を加え湯煎であたため、白っぽくなるまですり混ぜる。

② みりんを加え、水70 ccから少量とって重曹を水溶きし加える。残った水の半分を入れ、ふるった小麦粉を加え混ぜる。

③ 焼く前に種のかたさをみて、残りの水を加える。

④ ホットプレートを熱し、種を流して直径12～13 cm大に焼き、冷ます。

⑤ 中あんを作る。粉寒天と水70 ccを鍋に入れて煮溶かし、白あんを入れて練り、干しぶどうと干しブルーベリーを加えて混ぜる。

⑥ ④の生地に中あんをまわしづけして、もう一枚をかぶせる。

⑦ あんがかたまったら4等分に切り、焼き串で筋をつける。

薬膳ポイント

・ぶどうは平性で甘味と酸味を持ち、脾・肺・腎に入ります。気血を補い、骨や筋・筋肉を強化し、気血不足のめまい、視力低下、貧血などの症状を改善し、肺虚の咳、口渇、下肢疼痛、風湿痛を和らげます。

・中あんに使う白あんはいんげん豆から作ります。いんげん豆は平性で甘味があり、脾・胃に入り、胃腸を補益し、溜まっている余分な水分をとります。

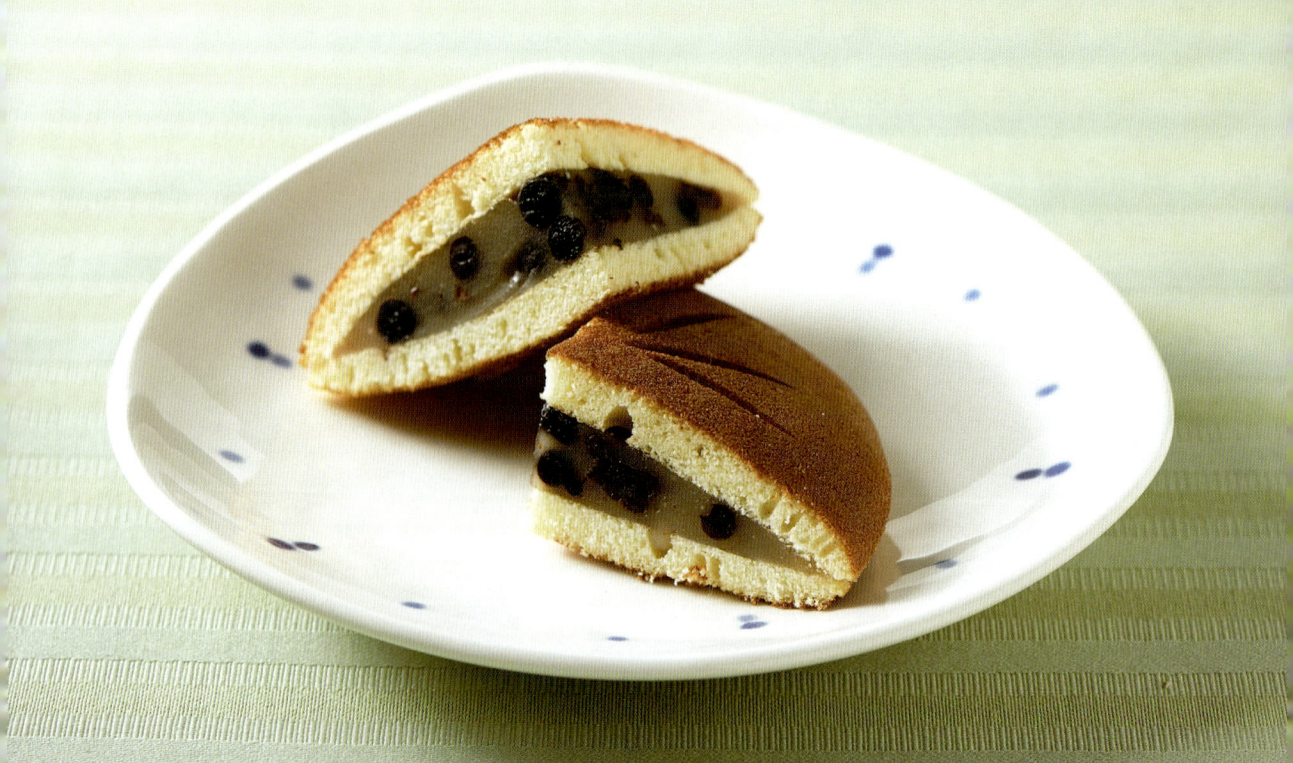

焼きわらび

平なべ物といわれる焼き菓子。蜂蜜を加えて焼き色をつけやすくしています。目の不調に欠かせない枸杞子を加えました。

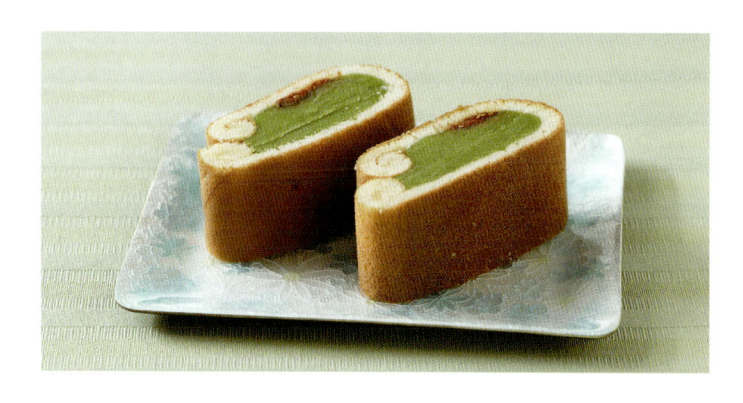

■材料　3本分

中あん（白あん 250ｇ／抹茶 1.5～2ｇ／枸杞子 10g)）／卵 50ｇ／砂糖 50ｇ／小麦粉 50ｇ／薄荷 0.5ｇ／湯 100cc／蜂蜜 3ｇ

■作り方

① 湯 100cc に薄荷を入れ蓋をして 5 分蒸らす。こして薬汁 50cc をとる。
② 砂糖と卵を泡立て、蜂蜜と小麦粉を混ぜ、①を入れてゆるめる。
③ 白あんに抹茶を入れ、3 等分して 10cm の棒状にする。
④ ①をホットプレートで 10cm×17cm に焼いて両端を軽く巻く。
⑤ ホットプレートの上で棒状にした抹茶あんを中央において戻した枸杞子をのせ、二つに折り形をととのえる。冷めたら切り分ける。

薬膳ポイント

・枸杞子は平性で甘味を持ち、肝・腎・肺に入ります。肝血を養い、腎の精気を補い、肺を潤し、白髪、視力減退、眼精疲労、めまい、風に当たると涙が出るなどの目の症状を和らげます。

ごま団子

「麻球」「芝麻球」という代表的な中華点心のひとつ。枸杞子の粉末を加えて作りました。

■材料　20個分

中あん（小豆こしあん 400ｇ）／もち粉 125ｇ／枸杞粉 3ｇ／水 90cc／浮き粉 30ｇ／熱湯 15～20cc／砂糖 40ｇ／ラード 25ｇ／白ごま 適量／揚げ油 適量

■作り方

① もち粉・枸杞粉と砂糖を合わせ、水を加えて練りまとめる。
② 浮き粉に熱湯を入れて練り、①と合わせる。ラードを入れて練り、15ｇずつに切る。
③ 中あんを 20ｇずつ丸めて②で包み、白ごまを全体にまぶす。
④ 揚げ油を 130℃に熱し、ゆっくり揚げる。

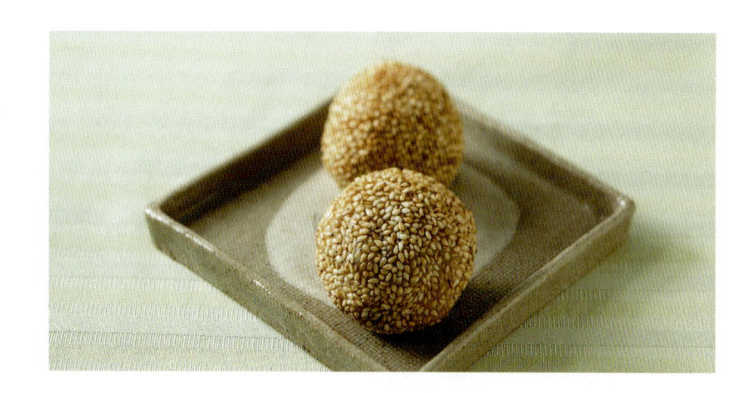

薬膳ポイント

・中あんの小豆は平性を持ち、甘味と酸味があり、心と小腸に入ります。排尿により体内に溜まった余分な水分をとり除きます。
・もち粉は体をあたため、甘味で気力を補充し、胃腸を丈夫にします。疲れ・無気力・食欲不振・下痢止めの働きがあります。
・白ごまと枸杞粉は平性で甘味を持ちます。肝腎を補い、血・精気を増強させ、腸を潤します。目の疲れ・乾燥、耳鳴り、頭痛、めまい、陰虚体質、ほてり、微熱、寝汗、白髪、疲労、皮膚の乾燥、腸燥の便秘を改善します。

美肌

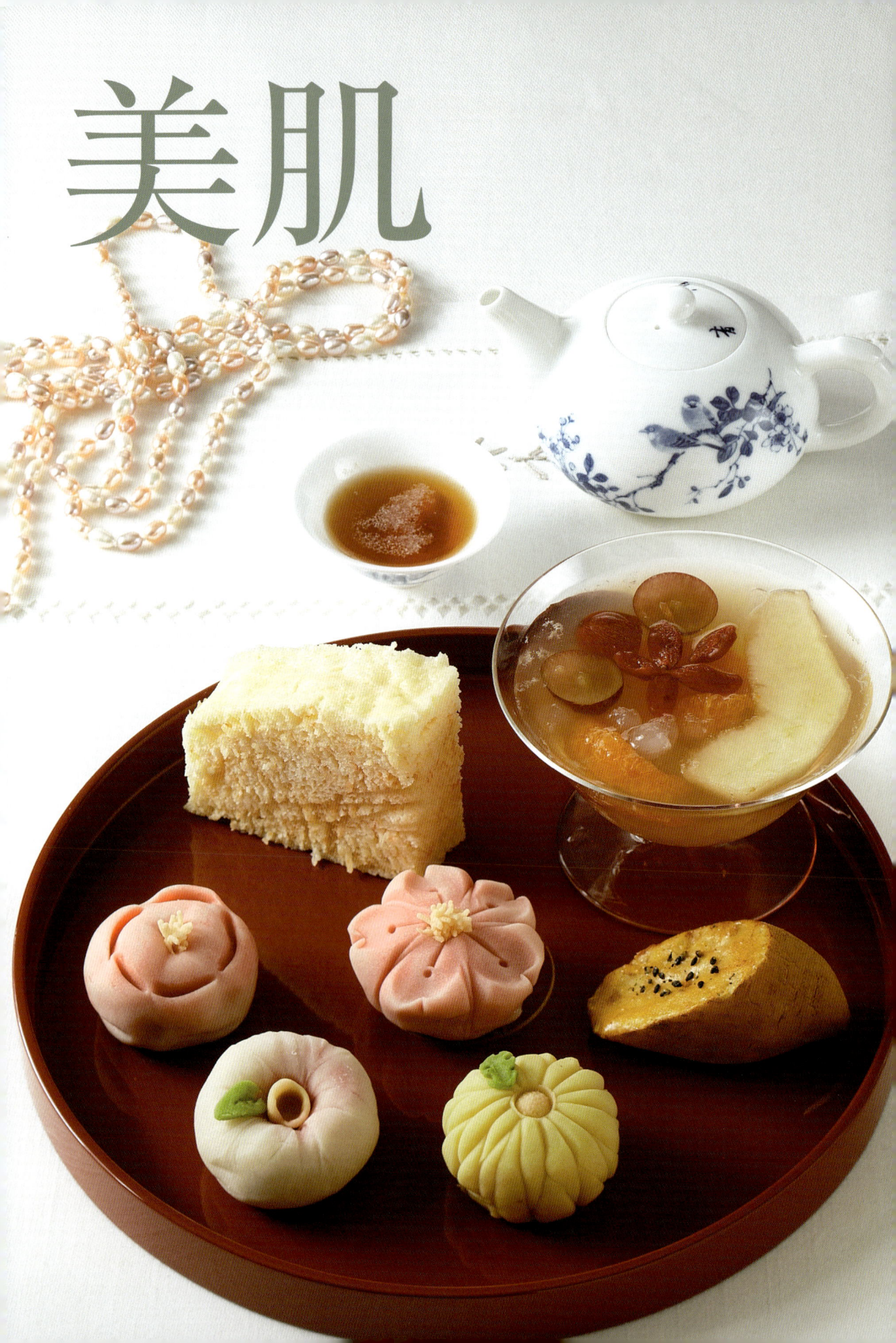

美肌のために

きれいな肌は、血色がよく、弾力とつやがあります。
体の内側から元気が溢れ、きれいな皮膚を保つためには、
気血の栄養が必要です。特に女性の老化は顔からはじまります。

改善するには

顔に最も多く巡っている気は胃の気ですので、消化機能を象徴する脾胃の気を補い、血を養いましょう。肌に影響を与える要素として、五臓をはじめ年齢、経絡、情緒、気候、飲食などとの関係が考えられます。薬膳として最も使われているのは補益法で、「補気」「養血」「滋陰」「助陽」があります。「補気」は肌に弾力やハリを持たせ、「養血」は血色をよくし、「滋陰」は肌を潤し、「助陽」は肌の温度を高めます。

おすすめ食薬

- 米
- もち米
- ほうれん草
- にんじん
- 長芋
- じゃが芋
- かぼちゃ
- いんげん豆
- 白豆
- 落花生
- 栗
- 桃
- ライチ
- 竜眼肉（りゅうがんにく）
- ぶどう
- 桑の実（桑椹）（そうじん）
- 吉林人参（きつりんにんじん）
- 党参（とうじん）
- 黄耆（おうぎ）
- 甘草
- 大棗（たいそう）
- 当帰（とうき）
- 熟地黄（じゅくじおう）
- 何首烏（かしゅう）
- 真珠

真珠

性　味：甘、鹹（かん）、寒
帰　経：心、肝
働　き：心を安定させ、心肝火旺による動悸、易驚、痙攣などの症状をとる。
　　　　肝の熱をとり除き、肝熱による目の充血、痛み、視力低下を改善する。
　　　　解毒作用により皮膚の炎症を改善し、美肌作用がある。

おすすめ薬膳茶

真珠粉1g　烏竜茶3g

① 急須をあたため、烏竜茶と真珠粉を入れて湯を注ぐ。
② 5分間蒸らしてからこし、数回に分けて飲む。

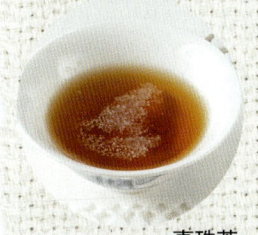

真珠茶

フルーツゼリー

フルーツをたくさん使った色鮮やかなゼリー。「女性の宝」といわれる当帰を加えています。

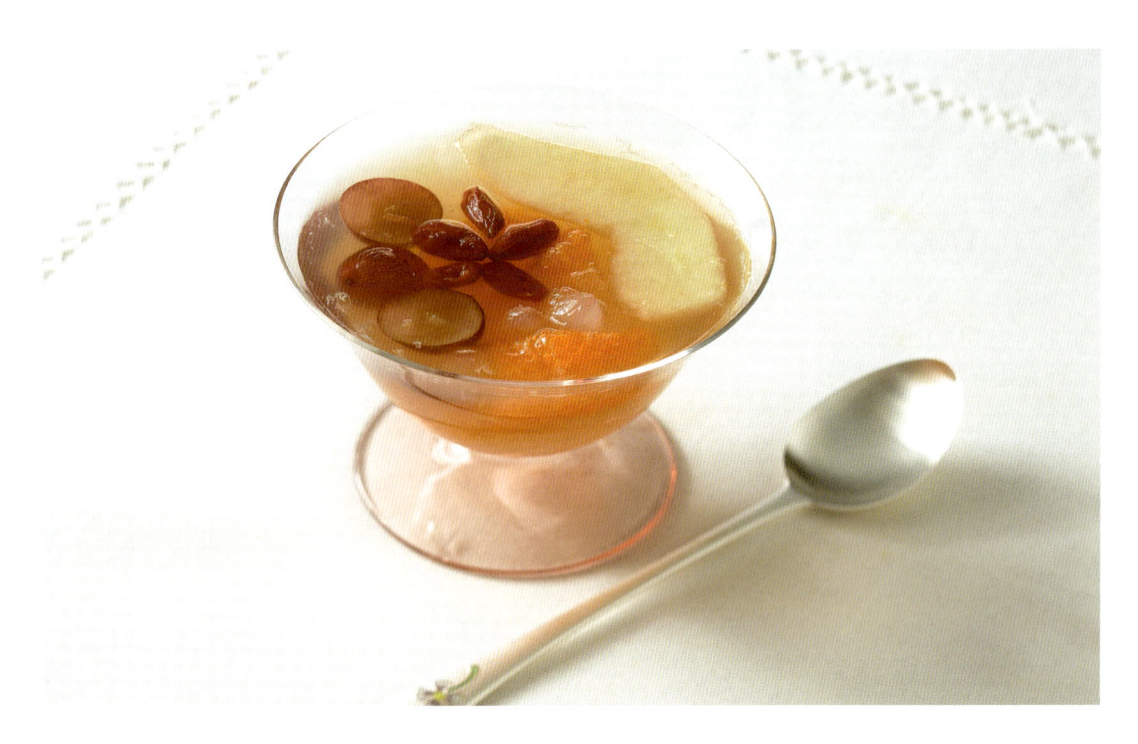

■材料　グラス7〜8個分

ⓐ	当帰	6 g
	黄耆	10 g
	山楂子	10 g
	水	400 cc
	ぶどう	1/2 房
	梨	1 個
	みかん	2 個
	枸杞子	大さじ1
	タピオカ	30 g
	蜂蜜	30 g
	アガー	10 g

■作り方

① ⓐの当帰、山楂子、黄耆に水を加えて30分間おいてから煮出し、こして300ccにする。
② ぶどう、梨、みかんの皮をとって一口大にする。枸杞子はぬるま湯で戻し、タピオカはゆでる。
③ ①に蜂蜜とアガーを入れて煮溶かす。
④ ②に③の半量を合わせて容器に入れ、残りの③を入れて冷やしかためる。

薬膳ポイント

- 当帰は温性で甘・辛・苦味を持ちます。肝、心、脾に入って血を補充し、血の流れをよくし、生理を調節し、腸を潤し、便通をよくします。めまい、顔色の悪さ、生理不順、生理痛、痺れ、便秘を改善するなど多くの働きがあり、女性によく使われる中薬です。
- 黄耆は微温で甘味があります。脾・肺に入り、気を補い、陽気を上昇させます。自汗、風邪を引きやすい、息切れ、めまい、腹脹、下痢などの症状を改善し、皮膚のむくみと慢性炎症の回復を促進します。
- 枸杞子は平性で甘味を持ち、肝・腎・肺に入ります。肝血を養い、腎の精気を補い、肺を潤し、白髪、視力減退、眼精疲労、めまいなど多くの症状を改善する効果があります。
- ぶどうは平性で甘味・酸味を持ち、脾・肺・腎に入ります。気血を補い、骨や筋・筋肉を強化し、気血不足のめまい、視力低下、貧血などの症状を改善し、血色をよくします。
- 梨、みかんは肌を潤す働きがあります。

にんじん蒸しパン

当帰と何首烏を加えてにんじん風味の蒸しパンを作ります。

■材料　15cm角枠

小麦粉	200 g
にんじん	40 g
当帰	3 g
何首烏	6 g
水	200 cc
砂糖	100 g
塩	1 g
B.P.	8 g
卵	20 g

■作り方

① 当帰と何首烏を水200ccに30分間つける。煮出した薬汁170ccをとる。薬汁に砂糖と塩を入れてよく溶かす。
② 卵を①に加え混ぜる。
③ B.P.と小麦粉を混ぜて2度ふるい、②に入れてさっくり混ぜる。
④ にんじんのすりおろしを③に入れて混ぜる。
⑤ 角枠に紙を敷いて④を入れ、蒸気のあがった蒸し器に入れ強火で20分蒸す。

薬膳ポイント

・にんじんは平(微温)性で甘味があります。肺・脾・胃・肝に入り血を補充し、目の疲れを緩和し、血色をきれいにします。

・何首烏は微温で苦・甘・渋味を持ちます。肝・腎に入り、気血を補い、腸を潤し、便通をよくします。精血不足のめまい、目のかすみ、白髪、抜け毛、遺精、足腰の痛み、便秘を改善します。

・小麦粉は涼性で甘味を持ちます。脾・腎・心に入って熱をとります。心気を養い、精神を安定させ、脾胃の機能を増強し、イライラを抑え、躁鬱、精神不安、口渇、食欲不振などの症状を改善します。

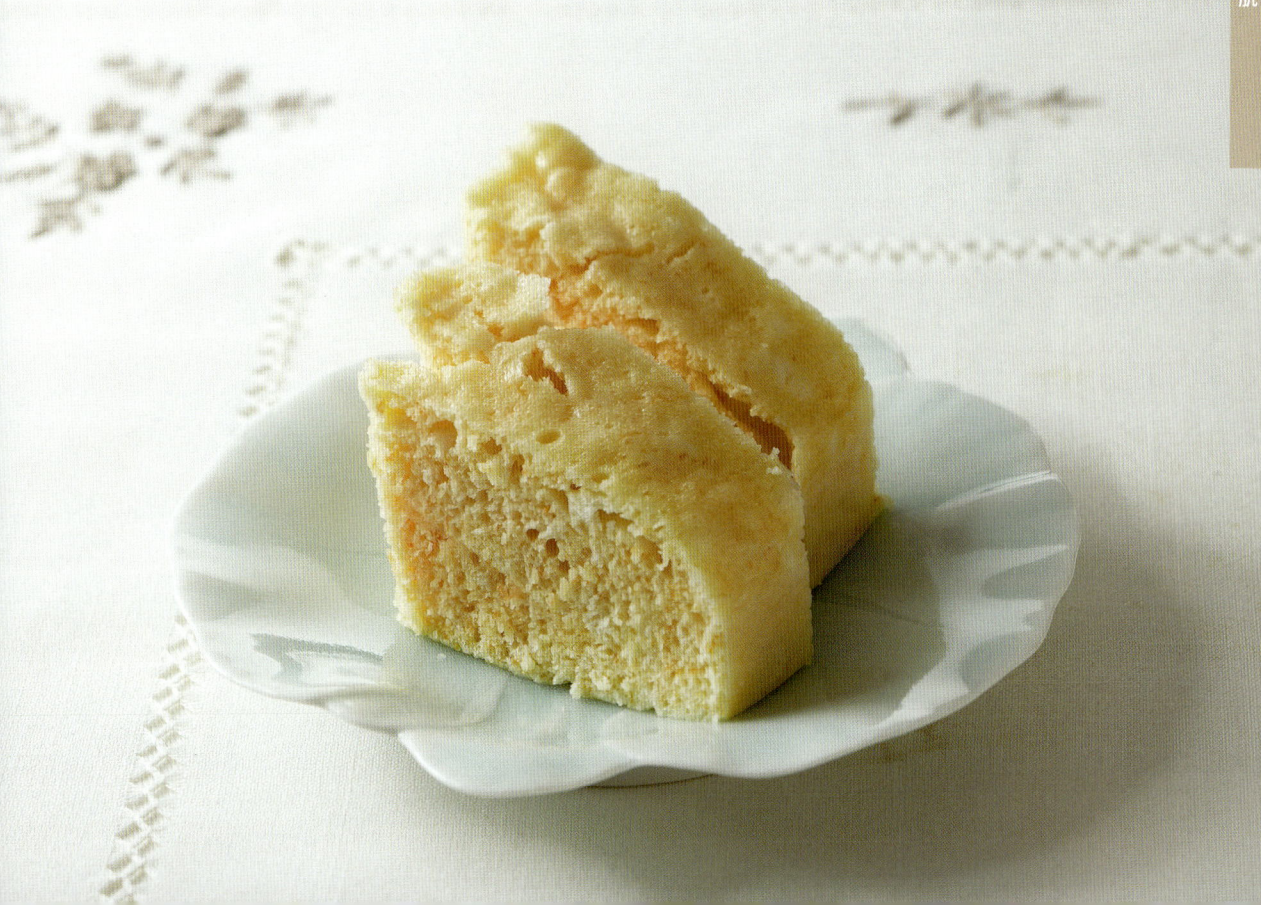

美肌

ねりきり

ねりきりは、季節に合わせていろいろな形に作られる和菓子です。
あんには肌によい真珠粉、百合根、銀耳を加えました。着色には姜黄と枸杞子を使います。

■材料　10個分

中あん
　小豆こしあん　　　　　　　　150 g
　白きくらげ蜜煮　　　　　　　 30 g
　真珠粉　　　　　　　　　　 0.2 g～
白あん　　　　　　　　　　　　300 g
百合根　　　　　　　　　　　　 50 g
ぎゅうひ　　　　　　　　　　　 20 g
水あめ　　　　　　　　　　　　 5 g
紅麹、姜黄粉、枸杞粉、抹茶　　各少々

薬膳ポイント

・真珠粉は寒性で甘味と鹹味を持ち、心・肝に入ります。皮膚の傷口を治癒し、肝熱による目の充血、痛み、視力低下など目の不調を改善します。動悸、不安などを軽くします。
・百合根は微寒で、甘味を持ちます。心・肺に入り、肺を潤し、熱をとり、精神を安定させるため、皮膚の乾燥、不眠、多夢、精神不安、イライラの症状を改善します。
・白きくらげは「銀耳」ともいい、女性に好まれる美肌の食材です。平性で甘・淡味を持ち、肺・胃・腎に入り、体を潤す力が強く、皮膚乾燥・口渇などの症状を改善します。
・中あんに使われている小豆は平性を持ち、味は甘味と酸味があります。心と小腸に入りやすく、排尿により体内に溜まっている余分な水分をとり除きます。

■作り方

① 百合根をやわらかく蒸し、裏ごしして白あんに加えて混ぜる。
② 耐熱の器に入れ、電子レンジで2分加熱して混ぜる。次に1分加熱してぎゅうひを加えて混ぜ、また1分加熱してよく混ぜ合わせ、水あめを加える。さらに30秒加熱して混ぜてあら熱をとる。
③ ②でできたねりきりをよくもみまとめ、必要量を着色する。赤は紅麹、黄色は姜黄粉、オレンジは枸杞粉（赤と黄色を混ぜてもよい）、緑は抹茶で着色する。
④ 中あんを作る。小豆こしあんに、刻んだ白きくらげ蜜煮と真珠粉を混ぜ、15 gずつに丸めておく。
⑤ 梅：オレンジ25 g／白5 g／黄少々／中あん15 g
　　白でオレンジを包み、さらに中あんを包む。ふきんをかけて中心を箸で押し、スポーンを使って5弁になるように形作る。花芯は、黄色を茶こしから押し出してつける。
　桜：ピンク25 g／白5 g／黄少々／中あん15 g
　　白でピンクを包み、中あんを包む。中心に向かって5弁に切る。花弁の先と基に筋をつけ、梅同様に花芯をつける。
　椿：白25 g／赤5 g／黄少々／緑少々／中あん15 g
　　白ねりきりを丸めてから少し平らにつぶす。中心を薄くして赤をおき、中あんを包む。綴じ目を下にしてふきんに包み、しっかり絞って、絞ったふきんを中心に差し込む。黄色で花芯を、緑で葉を作ってあしらう。
　菊：黄20 g／白10 g／黄少々／緑少々／中あん15 g
　　黄と白をマーブル状にして中あんを包み、筋をつけて花芯と葉をつける。

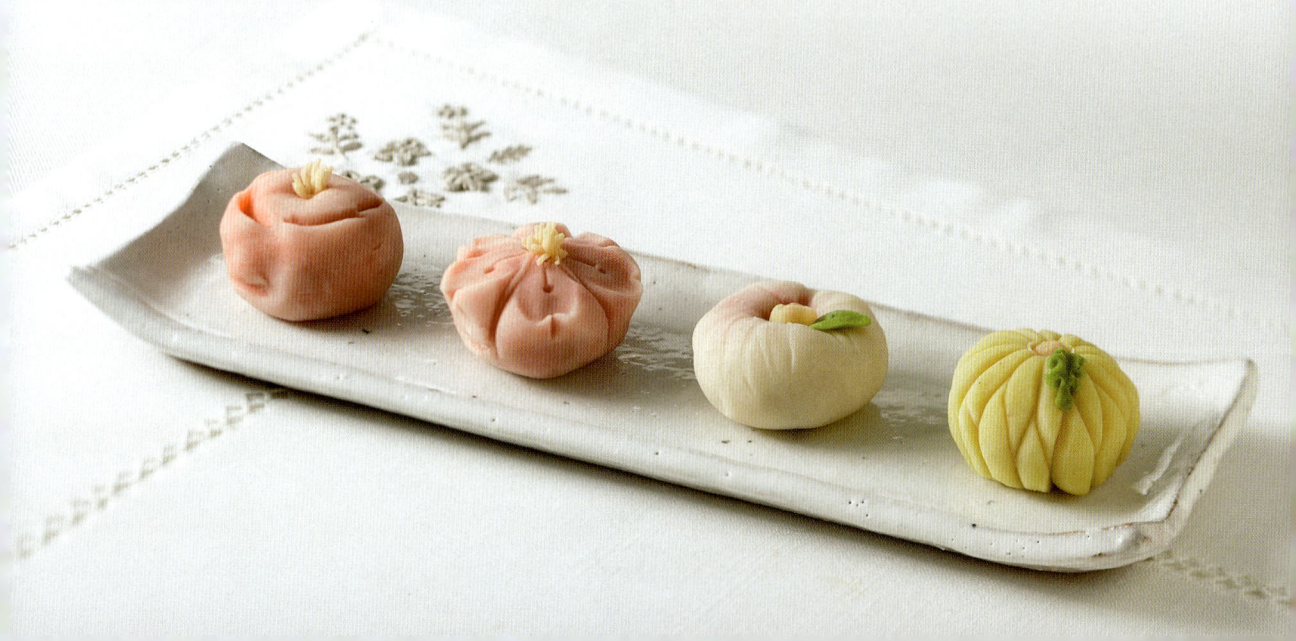

ぽてと

黄味あんとさつま芋に肉桂末をたっぷりつけて皮に見立てた、ほっとあたたまる和菓子です。
蓮の実も加えて薬膳の効果を高めました。

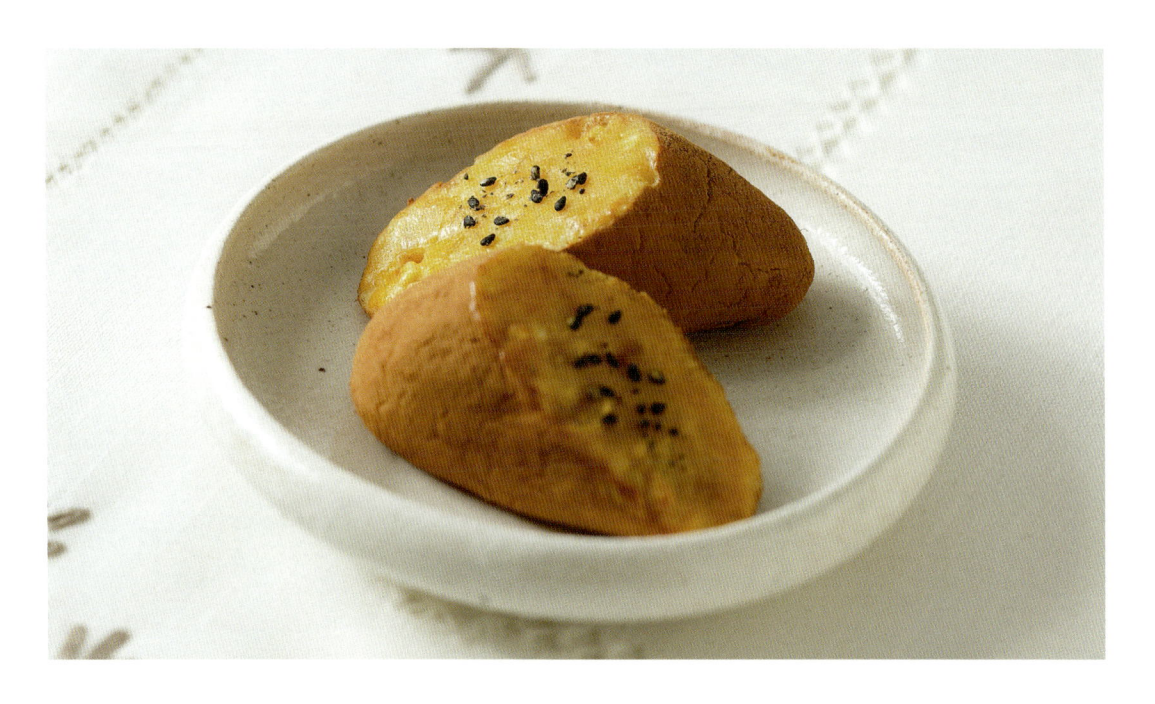

■材料　16個分

白あん	300 g
ゆでた卵黄	2個
蓮の実	30 g
さつま芋	300 g
肉桂末	適量
黒ごま	少々
卵黄	1個
みりん	少々

■作り方

① 白あんに卵黄の裏ごしを入れて、しっかり混ぜ合わせて黄味あんを作る。
② さつま芋を皮ごと蒸して皮をむいてつぶし、やわらかく煮た蓮の実を混ぜ、①と合わせる。
③ ②を8等分にしてさつま芋の形を作り、肉桂末をまぶす。
④ ③を糸を使って斜めに切る。
⑤ 卵黄にみりんを少々入れてつや卵を作り、切り口に塗って黒ごまをつける。
⑥ 200℃のオーブンで8～10分焼く。

美肌

薬膳ポイント

・白あんのいんげん豆は平性で甘味があり、脾・胃に入り、胃腸を補益し、溜まっている余分な水分をとり除きます。
・さつま芋は平性で甘い芋です。肺・脾・腎・肝に入り、気を補益し、脾の機能を高め、腸を潤し、便通をよくします。食欲不振、めまい、疲れ、吐き気、げっぷ、むくみ、便秘などの症状を改善します。
・蓮の実は平性で甘味と渋味があります。脾・腎・心に入り、脾気を補い、脾虚の慢性下痢、食欲不振を改善します。腎気を益し、漏れを防止し、遺精、滑精、不正出血、おりものを止め、心気を養い、イライラ、動悸、不眠などの症状を改善します。
・卵は血を補充し、皮膚を潤し、肌の乾燥を予防します。
・肉桂末は温熱性で、辛味と甘味があります。腎・脾・肝・心に入って体をあたためる作用が強いので、冷えが改善され、血色がよくなります。

白髪

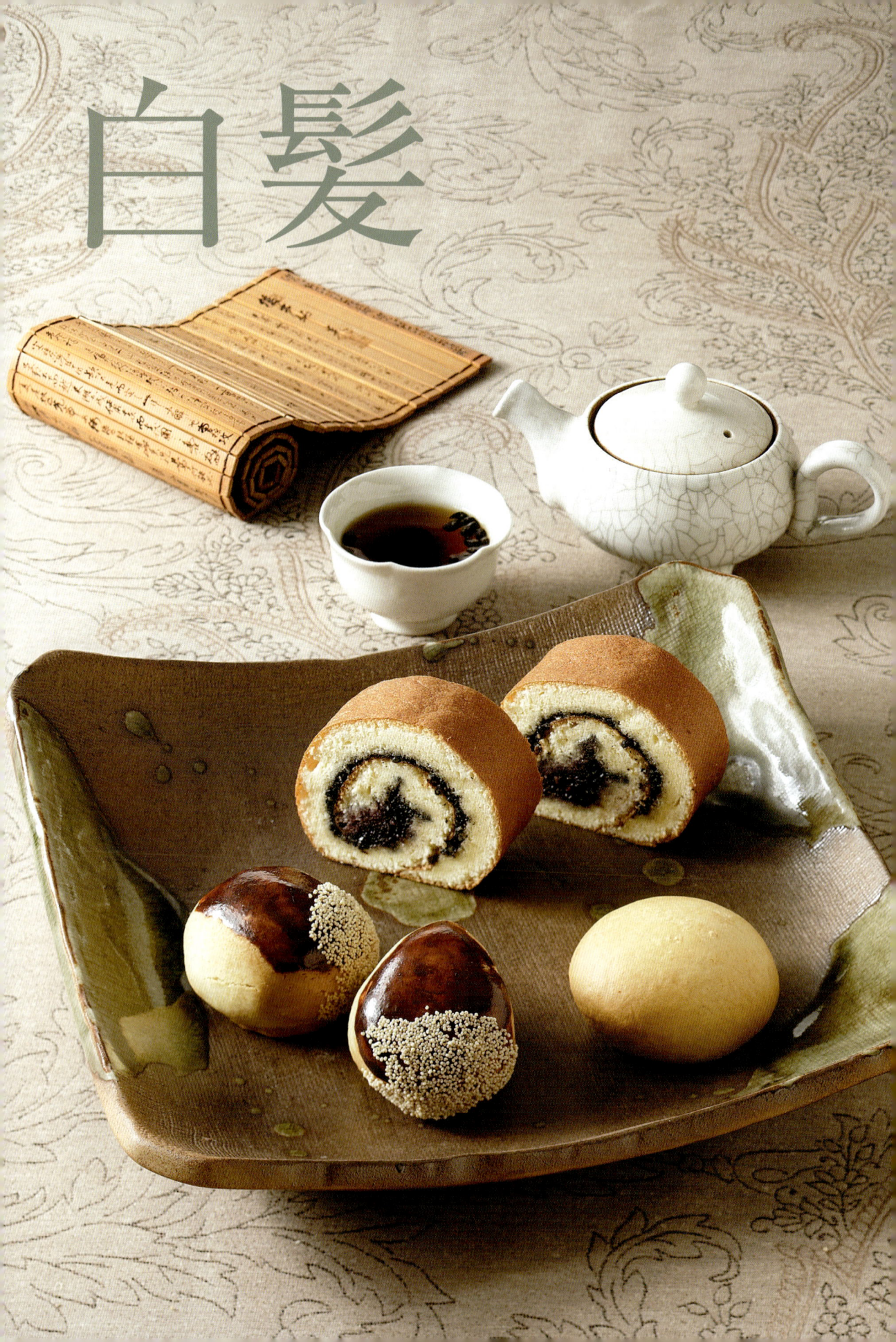

白髪を防ぐ

白髪は遺伝の影響が強く現れます。
ただし、老化、疲れ、栄養不足、ストレスは、
髪の毛の栄養不足をもたらし、白髪が早く現れる原因になります。

改善するには

髪の毛は、血に含まれる栄養によって潤います。血の本は精にあります。精とは、血、骨髄、津液（体内のよい水）をも含む体内の精微物質のことです。これらの精微物質は腎に貯蔵されています。髪を美しくするには、腎精を補い、充実させることが大切です。

おすすめ食薬

- 黒ごま
- ライチ
- 竜眼肉（りゅうがんにく）
- ぶどう
- 何首烏（かしゅう）
- 枸杞子（くこし）
- 女貞子（じょていし）
- 桑の実（桑椹）（そうじん）
- 黄精

女貞子

性味：甘、苦、涼
帰経：肝、腎
働き：肝腎を滋養し、めまい、白髪、耳鳴り、腰膝の痛みを改善する。
　　　肝の気を養い、白髪、視力減退、眼精疲労、目のかすみなどの目の症状を改善する。

桑椹

性味：甘、寒
帰経：心、肝、腎
働き：陰液を滋養し、血を補うことによりめまい、耳鳴り、虚弱、不眠、目のかすみ、口渇、白髪を改善する。
　　　腸を潤し、便通をよくし、便秘を改善する。

おすすめ薬膳茶

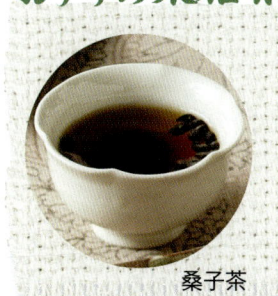

桑の実6g　女貞子6g　烏竜茶3g

① 女貞子と桑の実を水2カップに30分間つけたあと、20分間煎じる。
② 火を止め、烏竜茶を入れて5分間蒸らしてこし、数回に分けて飲む。湯を注ぎ足せば何度でも飲める。

桑子茶

栗まんじゅう

栗の収穫時期に作る栗まんじゅうは格別です。黄精を加えることで腎精と腎気を補い、白髪予防に。
白髪には黒ごまがよいのですが、ここでは色の映える白ごまを使いました。

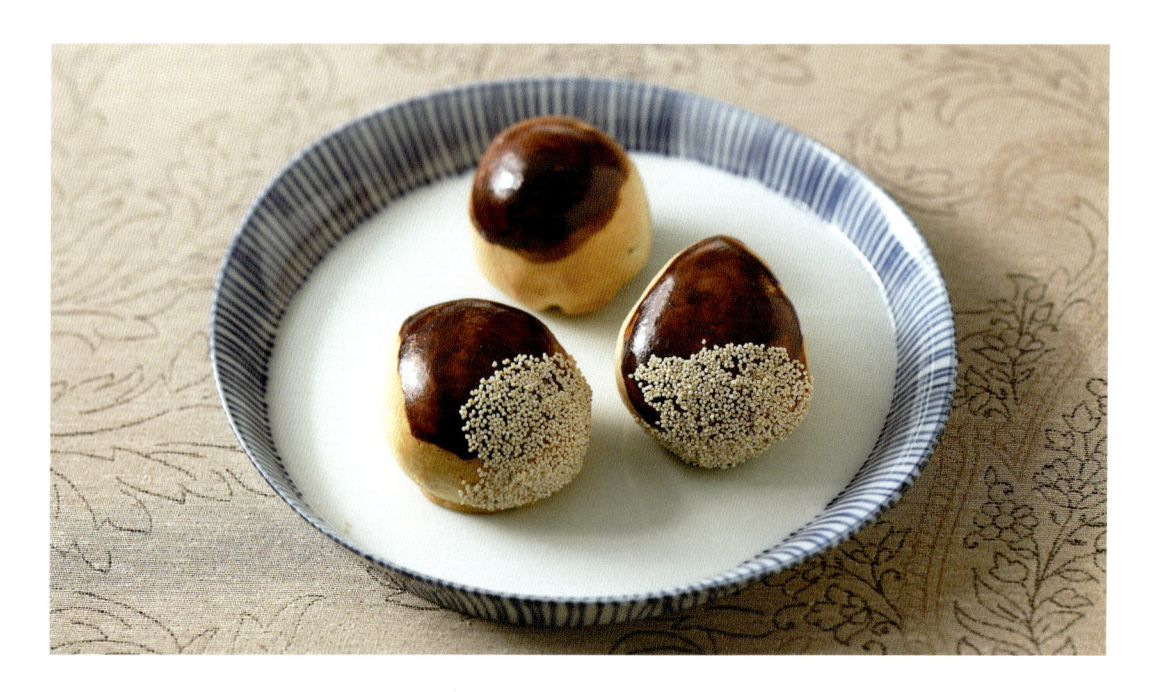

■材料　12個分

中あん（白あん 240 g ／ゆでた卵黄 1 個
　　　／栗甘露煮 60 g＋6 粒／黄精 6 g）
小麦粉　　　　　　　　　　　　　　90 g
コンデンスミルク　　　　　　　　　20 g
卵　　　　　　　　　　　　　　　　25 g
砂糖　　　　　　　　　　　　　　　25 g
バター　　　　　　　　　　　　　　20 g
白ごまペースト　　　　　　　　　　10 g
　ⓐ 重曹　　　　　　　　　　　　　1 g
　　 水　　　　　　　　　　　　　　1 cc
つや卵（卵黄 1 個／みりん 小さじ 1/2
　　　／カラメル 1 g）
ケシの実　　　　　　　　　　　　　適量
卵白　　　　　　　　　　　　　　　適量

■作り方

① 卵に砂糖を入れ、湯煎してすり混ぜる。バターを加えて溶かす。黄精を少量の湯（分量外）で戻し、刻む。
② コンデンスミルク、白ごまペースト、ⓐの水溶き重曹を入れて混ぜる。ふるった小麦粉も加え混ぜる。
③ 黄味あんを作る。白あんにゆでた卵黄と刻んだ黄精を入れて混ぜ、2 等分する。
④ 栗 60 g を刻み、黄味あん 1/2 と混ぜて 6 等分にして丸める。
⑤ 残った黄味あんを 6 等分して栗 6 粒を包む。
⑥ ②を 12 等分する。
⑦ ⑥で④を包んで栗形にし、⑤を包んで丸く形作る。
⑧ つや卵を塗り、180℃で 12～13 分焼く。
⑨ 栗形は、卵白とケシの実をつけて 1～2 分乾燥焼きする。

薬膳ポイント

- 黄精は平性で甘いです。脾・肺・腎に入り、体を滋養し、気と精を補います。老化による精力減退、目のかすみ、白髪、めまい、口渇、食欲不振、腹脹、腰や膝のだるさなどの症状を改善します。
- 白あんのいんげん豆は平性で甘味があり、脾・胃に入り、胃腸を補益し、溜まっている余分な水分を乾燥させます。
- 栗は温性で甘味を持ちます。脾・胃・腎に入り、脾胃を補益し、腎機能の低下を補い、筋・筋肉を強化し、食少、疲れ、腹部の冷痛、足腰のだるさ、頻尿、夜尿、下痢などの症状を改善します。
- 卵黄は血を補充し、皮膚を潤し、肌の乾燥を予防します。
- 小麦粉は涼性で甘味を持ちます。脾・腎・心に入り熱をとり、心気を養い精神を安定させ、脾胃の機能を増強し、イライラを抑え、躁鬱、精神不安、口渇、食欲不振などの症状を改善します。

カステラまんじゅう

カステラは室町時代末期に、ポルトガルから伝えられたもの。それをまんじゅうに仕立てたお菓子です。あんには補腎に欠かせない熟地黄を加えました。

■材料　10個分

中あん（白あん 250g／ゆでた卵黄 2個／熟地黄 6g）／小麦粉 120g／卵 40g／砂糖 30g／蜂蜜 10g／水あめ 10g／バター 10g／ⓐ（重曹 1g／水 1cc）／B.P. 1g

■作り方

① ボウルに卵を入れ、砂糖、蜂蜜、水あめを加えてよくすり混ぜる。溶かしたバター、ⓐの水溶き重曹を入れて混ぜる。
② 小麦粉とB.P.を合わせてふるい、①に混ぜて休ませる。
③ 中あんを作る。白あんにゆでた卵黄の裏ごしを混ぜ、戻して刻んだ熟地黄も入れて10等分し、丸める。
④ ②の生地を打ち粉の上に出して10等分し、③のあんを包む。
⑤ 形を整え、170℃のオーブンで13～15分焼く。

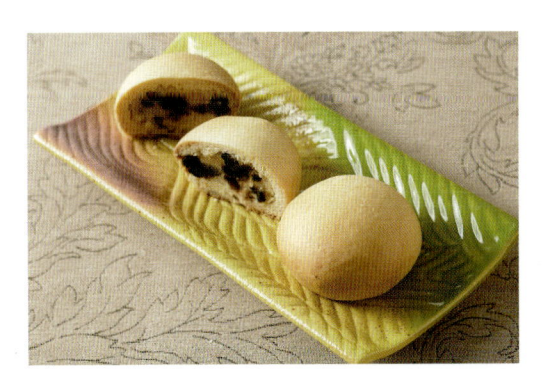

薬膳ポイント

・熟地黄は微温で甘く、肝・腎・心に入ります。血を養い、体を滋養し、精を補います。老化による精力減退、目のかすみ、白髪、耳鳴り、めまい、皮膚の乾燥、腰膝のだるさ、月経不順などの症状を改善します。

桑の実ジャムロールケーキ

ロールケーキの切り口が「6」に見えることから、毎年6月6日はロールケーキの日とされています。

■材料　1本分

ⓐ（卵黄 3個／砂糖 45g）／ⓑ（卵白 3個／砂糖 45g）／小麦粉 50g／牛乳 25cc／バニラ 適量／ⓒ（ごまペースト 50g／洋酒 少々／蜂蜜 大さじ1）／桑の実ジャム 50g／シロップ（砂糖1：水1）適量

■作り方

① ⓐの卵黄と砂糖45gを合わせてすり混ぜる。
② ⓑの卵白に砂糖45gを少しずつ加え、しっかりしたメレンゲを作る。メレンゲの1/3を①に入れてよく混ぜたあと、残りを入れてさっくり混ぜる。
③ ふるった小麦粉を加えてしっかり合わせる。牛乳にバニラを入れて人肌くらいにあたため、③に合わせる。
④ 天板に紙を敷いて生地を流し、190℃のオーブンで15分焼く。
⑤ ごまペーストに蜂蜜と洋酒を入れて塗りやすいかたさにゆるめる。
⑥ 焼きあがったスポンジの巻き終わりを斜めに切り落とし、シロップをつけて⑤を塗る。
⑦ 巻きはじめに桑の実ジャムをおく。端から巻き込んで落ち着かせてから切り分ける。

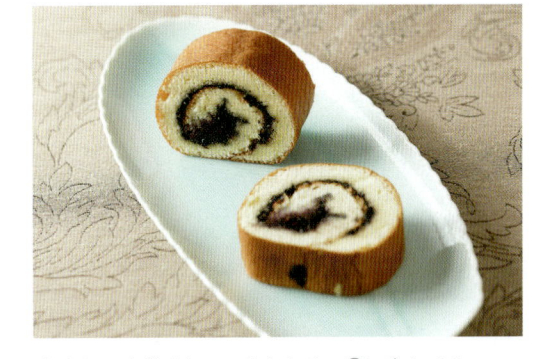

薬膳ポイント

・桑の実（桑椹）は寒性で甘味を持ちます。心・肝・腎に入り、体を滋養し、血を補うことにより陰血不足のめまい、耳鳴り、病後の虚弱、不眠、目のかすみ、口渇を改善し、白髪を予防します。腸を潤し、便通をよくし便秘を改善します。

白髪

健腦

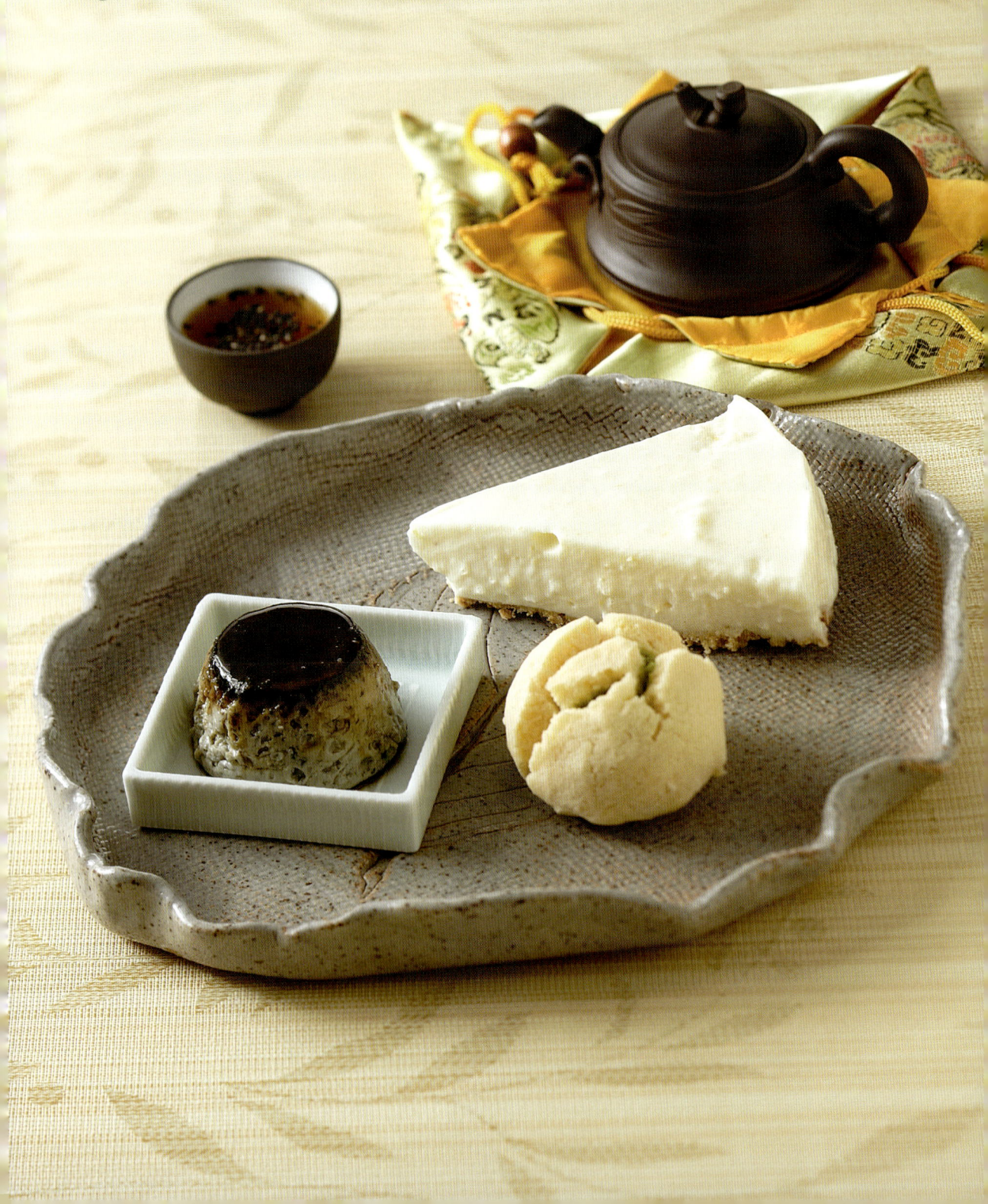

脳の健康を保つ

脳は生命の象徴であるとともに、
精神活動・意識・記憶など、さまざまな働きを持っています。

改善するには

中医学では、脳の働きは心と腎に関わっていると考えられています。骨髄と脳髄は、腎に貯蔵されている精から生じるためです。若いあいだは腎が丈夫で精を豊富に貯蔵しているため、髄をたくさん作って脳が発達していきます。しかし、加齢とともに腎が虚弱となり、貯蔵する精が減少し、脳も栄養不足となります。腎を補うことで脳の老化の速度を遅らせましょう。

おすすめ食薬

- 米
- もち米
- ほうれん草
- にんじん
- 長芋
- じゃが芋
- かぼちゃ
- いんげん豆

- 白豆
- 芡実（けんじつ）
- 落花生
- 栗
- 桃
- 黒ごま
- くるみ
- 乳製品

- 卵
- 銀耳（ぎんじ）
- 百合根
- ライチ
- 竜眼肉（りゅうがんにく）
- ぶどう
- 桑の実（桑椹）（そうじん）
- 大棗（たいそう）

- 当帰（とうき）
- 熟地黄（じゅくじおう）
- 何首烏（かしゅう）
- 杜仲
- 黄精（おうせい）
- 枸杞子（くこし）
- 山茱萸（さんしゅゆ）

黒ごま

性味：平、甘
帰経：肝、腎
働き：肝腎を補い、血、精気を増強させ、耳鳴り、頭痛、めまい、ほてり、微熱、寝汗、白髪、疲労などの症状を改善する。腸を潤し、乾燥をとり、皮膚の乾燥、腸燥の便秘を改善する。

おすすめ薬膳茶

ごま塩茶……黒ごま3g　紅茶3g　塩少々

① 黒ごまをから煎りする。
② 茶碗に黒ごまと塩を入れる。
③ 急須をあたため、紅茶を入れて3分間蒸らしてからこし、②の茶碗に注ぐ。

ごまを噛むと香ばしい香りが口の中いっぱいに広がります。体をあたためて血流を促進し、脳の働きがよくなるお茶です。塩は薬効を腎へ導く働きがあります。薄い塩味にして飲んでみましょう。

菜の花しぐれ

春をイメージした菜の花のしぐれを作りましょう。卵黄の香りのする、ほっくりした蒸し菓子です。あんには健脳作用のあるくるみを加えました。

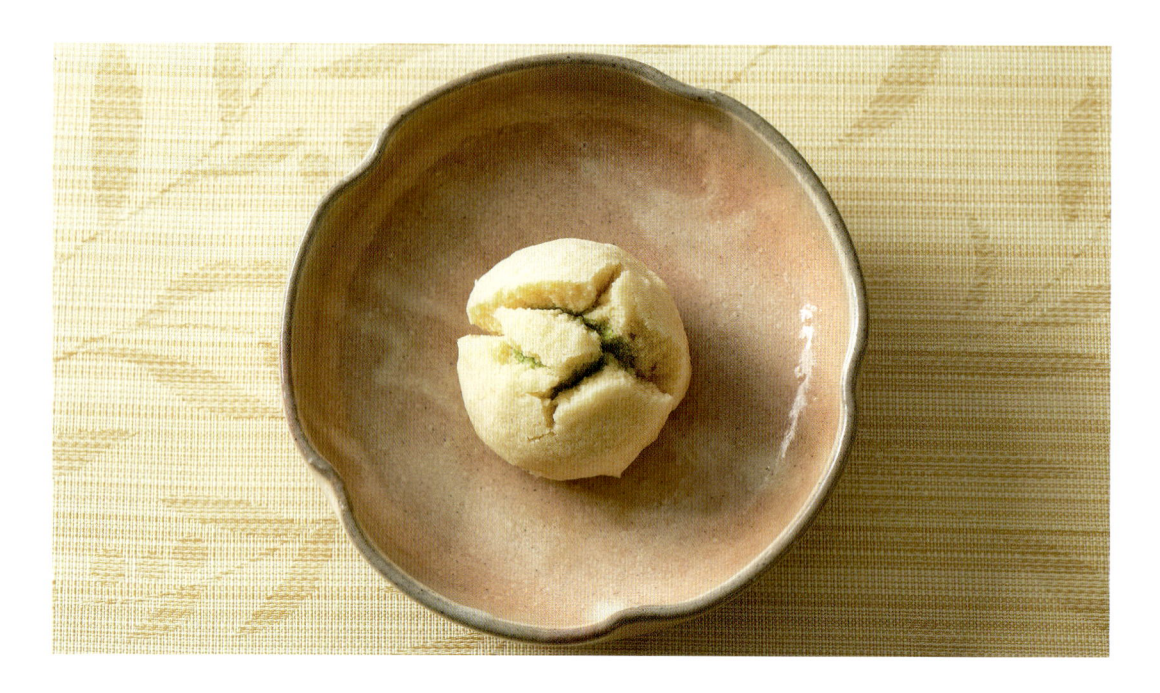

■材料　10個分

中あん	
小豆こしあん	150 g
くるみ	20 g
松の実	15 g
白あん	300 g
砂糖	20 g
ゆでた卵黄	1個
生卵黄	1個
上南粉	6 g
上新粉	2 g
抹茶	少々

■作り方

① 白あんを電子レンジで2分加熱して混ぜ、さらに1分加熱して混ぜ、冷ます。
② ゆでた卵黄を裏ごしして砂糖と合わせ、①に加えて混ぜ、生卵黄も混ぜる。
③ ②に上南粉、上新粉を混ぜて、そのうちの30gを抹茶で着色する。
④ 生地を10等分して丸め、小豆こしあん・くるみ・松の実を混ぜた中あんも10等分して丸める。
⑤ 黄色の生地を少し平らにして、緑の生地を中心におき、あんを包む。
⑥ 蒸し器に乾いたふきんを敷き、クッキングペーパーに乗せた⑤をおいて、強火で7〜8分蒸す。

※蒸し器の水は半分より下にする。蒸しあがったら、熱が抜けてから出すと指あとがつかない。

薬膳ポイント

・くるみは温性（熱）で、甘味があります。腎・肺・大腸に入り、腎の陽気を増強させ、肺気を収斂させ、腸を潤します。腎虚のめまい、耳鳴り、腰痛、四肢無力、むくみ、冷え症を改善し、慢性咳、喘息、便秘を改善します。
・松の実は温性で甘いです。肺・肝・大腸に入り、肺を補いながら潤いを与えます。脾胃の機能を高め、咳、皮膚乾燥、食欲不振、便秘を改善します。
・中あんの小豆は平性で甘味と酸味があり、心と小腸に入りやすく、排尿により体内に溜まっている余分な水分をとり除きます。
・白あんは平性で甘味があり、脾・胃に入り、胃腸を補益し、溜まっている余分な水分を乾燥させます。
・卵黄は平性で、甘味があります。五臓に入り、血を補充し、皮膚を潤し、精神を安定させます。

黒ごまプリン

カスタードプディングはイギリスの伝統的なお菓子。加熱しすぎるとすが入るので注意しましょう。食薬の黒ごまを使います。

■材料　12個分

牛乳 450cc／全卵 200g／卵黄 2個／砂糖 60g／黒ごまペースト 30g／ラム酒 10cc／カラメル（砂糖 45g／水 10cc）

■作り方

① カラメルを作る。砂糖と水を煮詰め、水を加えて色止めし、型に流す。
② 全卵と卵黄をほぐして砂糖60gと合わせる。
③ 牛乳にごまペーストを加えてあたためる。
④ ②と③を混ぜ合わせ、ラム酒を加えて裏ごしする。
⑤ 型に流し、蒸し器で8〜10分蒸す。

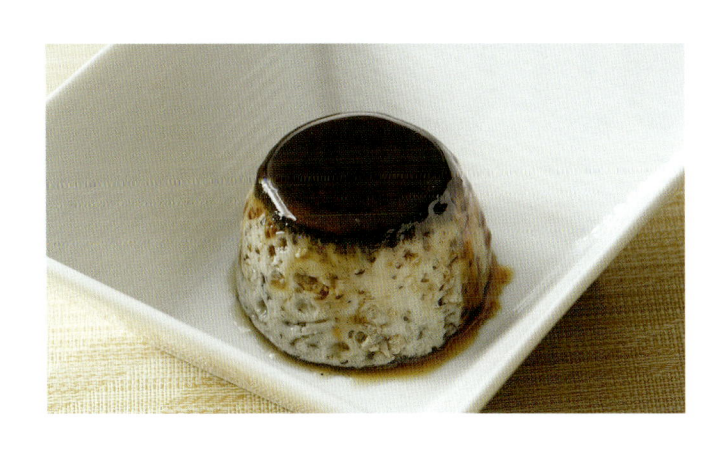

薬膳ポイント

・ごまは平性で甘味を持ちます。肝腎の気を補い、血・精気を増強し、腸を潤します。目の疲れ・乾燥、耳鳴り、頭痛、めまい、陰虚体質、ほてり、微熱、寝汗、白髪、疲労、皮膚の乾燥、腸燥の便秘を改善します。
・乳製品は平性で甘味と酸味を持ち、肺・肝・脾に入り、体を潤し、通便をよくします。疲れ、微熱、汗、皮膚乾燥、かゆみ、口渇、便秘を改善します。

健脳

クリームチーズケーキ

百合根を加えたやさしい薬膳のチーズケーキです。

■材料　18cmセルクル1個分

クリームチーズ 200g／蒸した百合根 1/2個／ヨーグルト 200g／砂糖 60g／牛乳 50cc／レモン（汁、皮）1個分／ⓐ（ゼラチン 10g／水 50cc）／ⓑ（ビスケット 60g／バター 30g）／洋酒 10cc

■作り方

① ⓑのビスケットを細かく砕き、溶かしバターと合わせて型に敷きこむ。
② ⓐの水にゼラチンを振り入れておく。
③ クリームチーズに砂糖を加えて混ぜる。ヨーグルト、裏ごしした百合根、牛乳、レモン汁、すりおろしたレモンの皮を加えてなめらかにする。
④ ②を湯煎にかけて溶かし、③と洋酒を混ぜ、型に流して冷やしかためる。

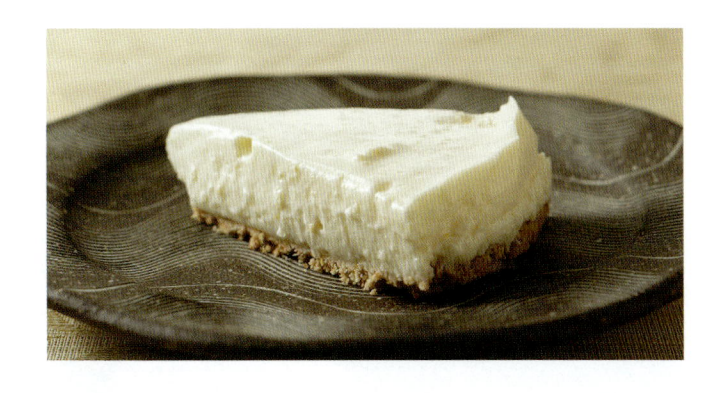

薬膳ポイント

・百合根は微寒で、甘味を持ちます。心・肺に入り、肺を潤し、熱をとります。精神を安定させ、不眠、多夢、皮膚の乾燥を改善します。
・レモンは平性（涼）で、酸味と甘味があり、脾・胃・肺に入ってのどを潤します。脾胃の機能を高め、消化不良、食欲不振を改善します。

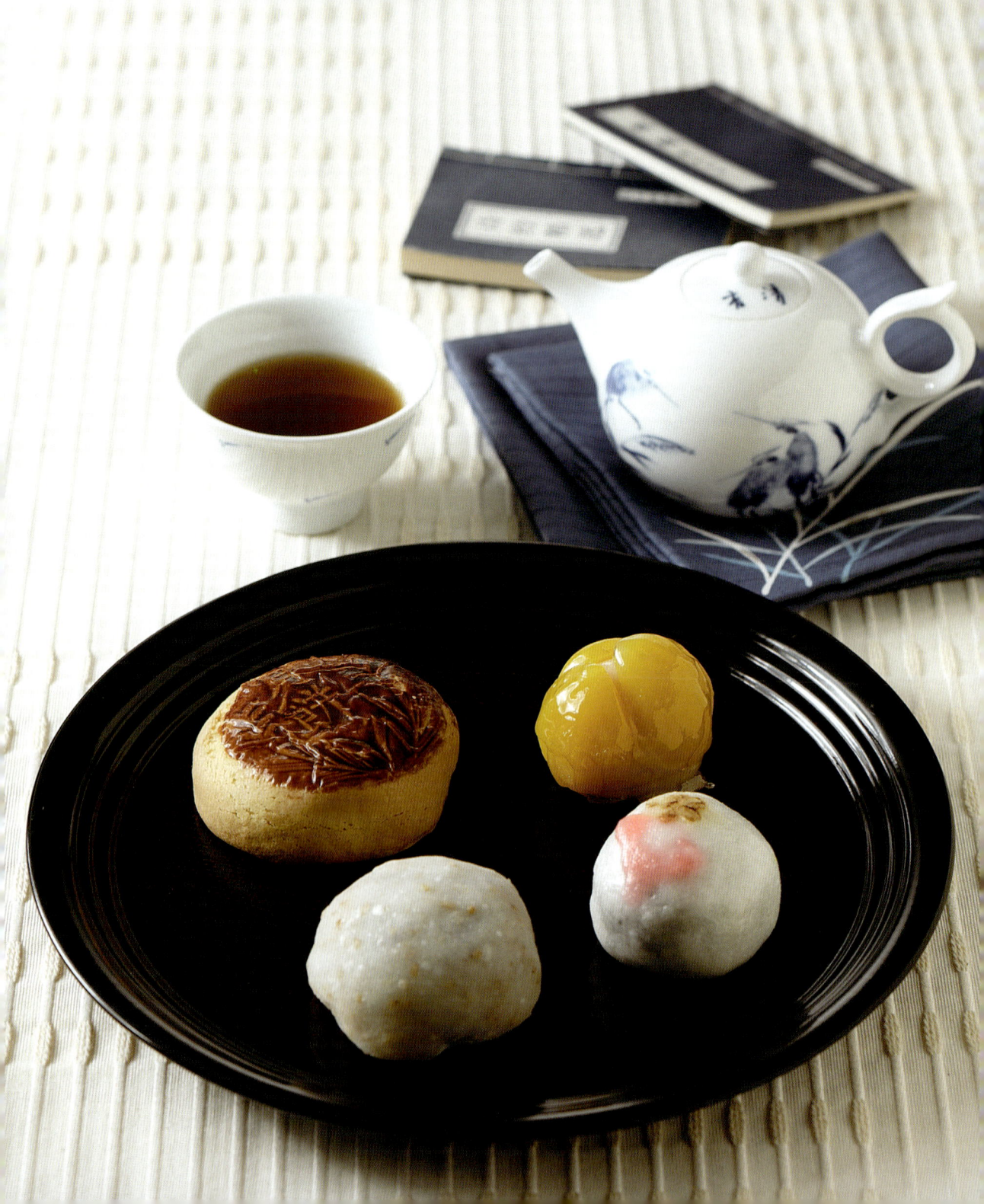

強腰

腰を丈夫に保つ

腰は体の柱です。腰が弱ると、体全体がぐらぐらしてしまいます。
腰を丈夫に保ちましょう。

改善するには

腰は腎の屋敷といわれています。腰痛があったり、腰がしっかりしないと腎にも影響します。逆に腎が虚弱になると、腰にも不調が現れます。

おすすめ食薬

- うど
- くるみ
- 肉桂
- 桂花
- ナツメグ
- 黒ごま
- 白ごま
- 粟
- 杜仲
- 乳製品
- 桑の実（桑椹 そうじん）
- 枸杞子（くこし）
- 卵
- 当帰（とうき）
- 熟地黄（じゅくじおう）
- 何首烏（かしゅう）
- 山茱萸（さんしゅゆ）
- 黄精（おうせい）
- 女貞子（じょていし）

杜仲

性　味：甘、温
帰　経：肝、腎
働　き：肝・腎の気を補いあたためる。腎陽不足の冷え、無力、インポテンツ、遺精、頻尿、遺尿、めまい、難聴などの症状を改善する。
　　　　筋・筋肉、骨を増強し、弱った腰膝を強化する。
　　　　流産を防ぎ、胎児を安定させる。

熟地黄

性　味：甘、微温
帰　経：肝、腎、心
常用量：9～30g（最大で30～60g）
働　き：血を養い、陰液を滋養し、めまい、ふらつき、目のかすみ、動悸、月経不順、乾燥肌などを改善する。
　　　　精を補い、腎陰不足、腰や膝のだるさ、耳鳴り、精力減退、潮熱、盗汗を改善する。
禁　忌：脾虚湿盛、痰多、下痢には用いない。
　　　　砂仁とかき混ぜた熟地を使用するとよい。鉄器と禁忌。

強腰

おすすめ薬膳茶

杜仲くるみ茶……杜仲9g　くるみ10g　紅茶3g

① 杜仲とくるみを水3カップに30分間つけてから、30分間煎じる。
② 火を止め、紅茶を入れて3分間蒸らす。こして数回に分けて飲む。湯を注ぎ足せば何回でも飲める。くるみを食す。

××

杜仲はかたい植物繊維を持つ木の皮です。足腰を丈夫にする働きを持ち、紅茶と合わせると色の濃い薬膳茶になります。

薯蕷まんじゅう じょうよまんじゅう

大和芋、つくね芋、自然薯などをつなぎにして作るのが薯蕷まんじゅうです。大和芋、芡実、山茱萸は補腎によく使います。芋により粘り気が違うので、生地作りに注意が必要です。

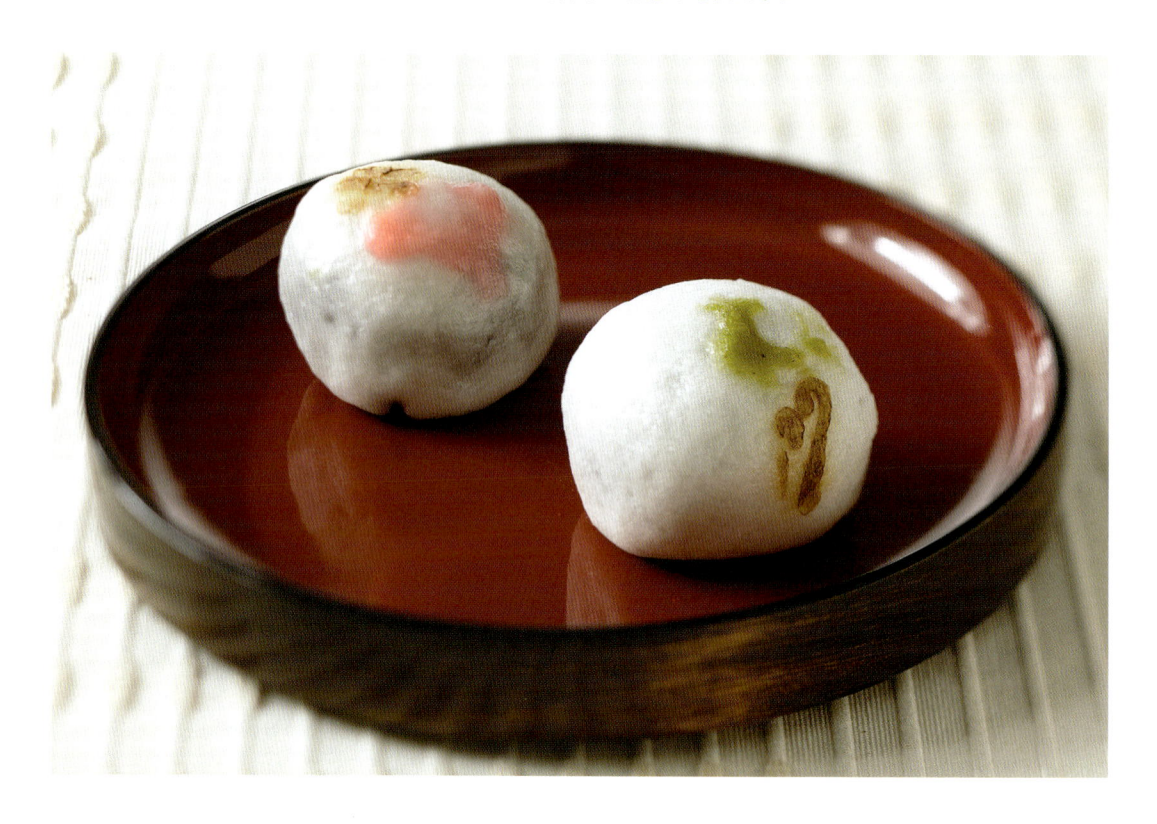

■材料　12個分

中あん
- 小豆こしあん　360ｇ
- 芡実　10ｇ
- 山茱萸　6ｇ
- 枸杞子　6ｇ

大和芋　45ｇ
砂糖　100ｇ
上用粉　70ｇ
着色料（緑・赤）　適量

■作り方

① 大和芋をすりおろし、砂糖を加えながらすり混ぜ、20～30分寝かせる。
② 上用粉の上に①をおいて、手のひらで軽く押さえながら生地を作る。
③ 生地を少量とり、緑とピンクに着色する。
④ 中あんを作る。やわらかく煮た芡実と山茱萸、戻した枸杞子を刻んで小豆こしあんに混ぜ、12等分して丸める。
⑤ ②の生地を12等分して中あんを包み、着色した生地を水で溶いて少量つける。
⑥ 蒸し器で11～12分蒸す。焼き印を押して仕上げる。

薬膳ポイント

・芡実はオニバスの実です。平性で甘味と渋味があります。脾・腎に入り、腎気と脾気を補い、腎虚の遺精、滑精などの漏れを防ぎ、尿失禁、頻尿、慢性下痢、おりものなどを改善します。
・山茱萸は微温で酸味があり、肝・腎に入り、肝と腎を補益します。老化・虚弱によるのぼせ、めまい、耳鳴り、不眠、足腰のだるさ、遺精、滑精、頻尿、尿失禁、多汗、不正出血などを改善します。
・大和芋（長芋）は平性を持ち、甘味で気力を補充し、脾・肺・腎を丈夫にします。虚弱によるめまい、疲れ、無気力、食欲不振、尿漏れを改善します。
・中あんの小豆は平性を持ち、甘味と酸味があり、心と小腸に入りやすく、排尿により体内に溜まった余分な水分をとり除きます。

栗かのこ

あんに小豆の粒をつけて作られたのがはじまりです。子鹿の背中のまだら模様を思わせるので「かのこ」の名前がついたのでしょう。補腎の松の実と黄精を使います。

■材料　10個分

中あん
　白あん　　　　200 g
　松の実　　　　 10 g
　黄精　　　　　 6 g
蜜づけ栗　　　　15 個
つや天（作りやすい分量）
　寒天　　　　　 1 g
　砂糖　　　　　100 g
　水　　　　　　100 cc

■作り方

① 中あんを作る。白あんに松の実を砕いて混ぜる。やわらかく戻した黄精を芯にして10等分し、丸める。
② 栗を、断面が広くなるように縦2等分に切る。
③ ①に②の栗を3片ずつつける。
④ つや天の材料を煮詰め、刷毛で③に塗る。

＊余ったつや天は冷凍保存して使える。

薬膳ポイント

・松の実は温性で甘味があり、肺・肝・大腸に入り、肺を益して潤します。脾胃の機能を高め、空咳、皮膚の乾燥、便秘を改善します。

・黄精は平性で甘味があり、脾・肺・腎に入り、体を滋養し、気と精を補います。老化による精力減退、目のかすみ、白髪、めまい、口渇、食欲不振、腹脹、腰膝のだるさなどを改善します。

・栗は温性で甘味を持ちます。脾・胃・腎に入り、脾胃を補益し、腎機能の低下を補います。筋・筋肉を強化し、食欲不振、疲れ、腹部の冷痛、足腰のだるさ、頻尿、夜尿、下痢などの症状を改善します。

・白あんは平性で甘味があり、脾・胃に入ります。胃腸を補益し、溜まっている余分な水分を乾燥させます。

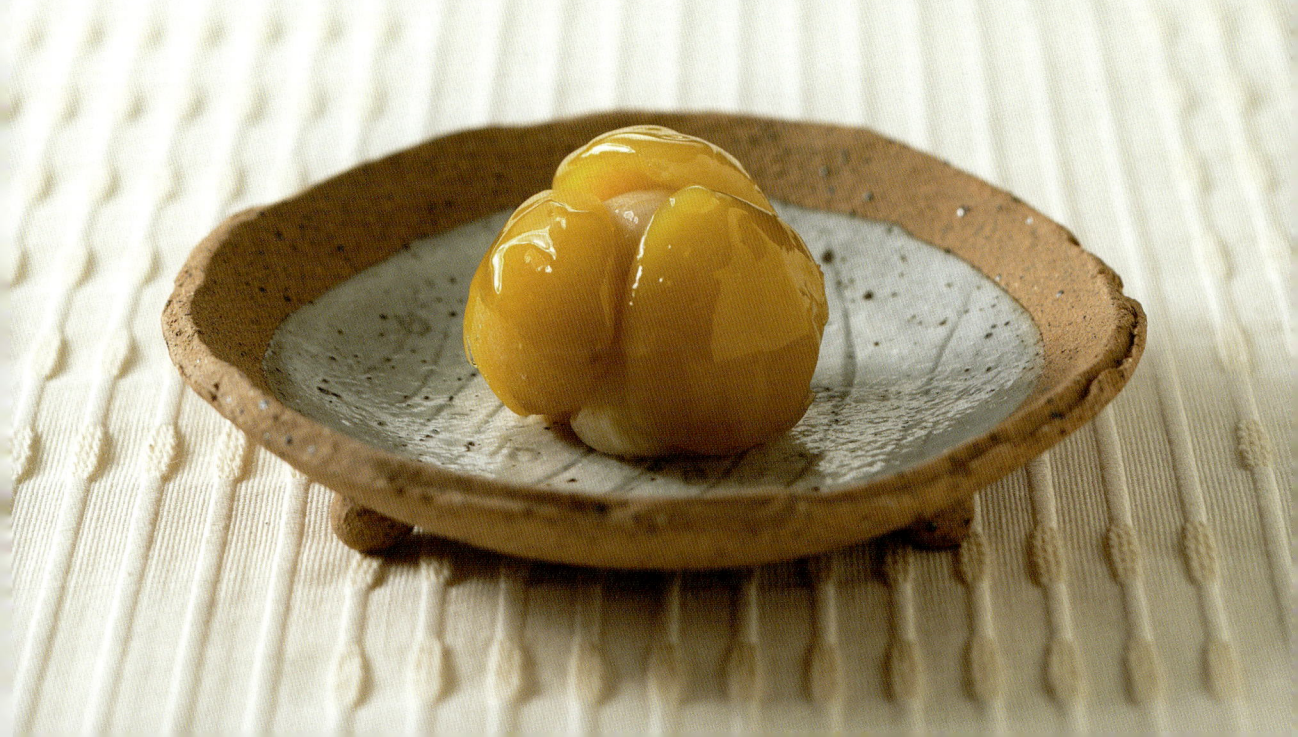

強腰

月餅

中国では旧暦8月15日は「中秋節」の祭日です。家族で月を見ながら月餅や果物、桂花酒をいただきます。あんに補腎の食薬をたくさん加えました。

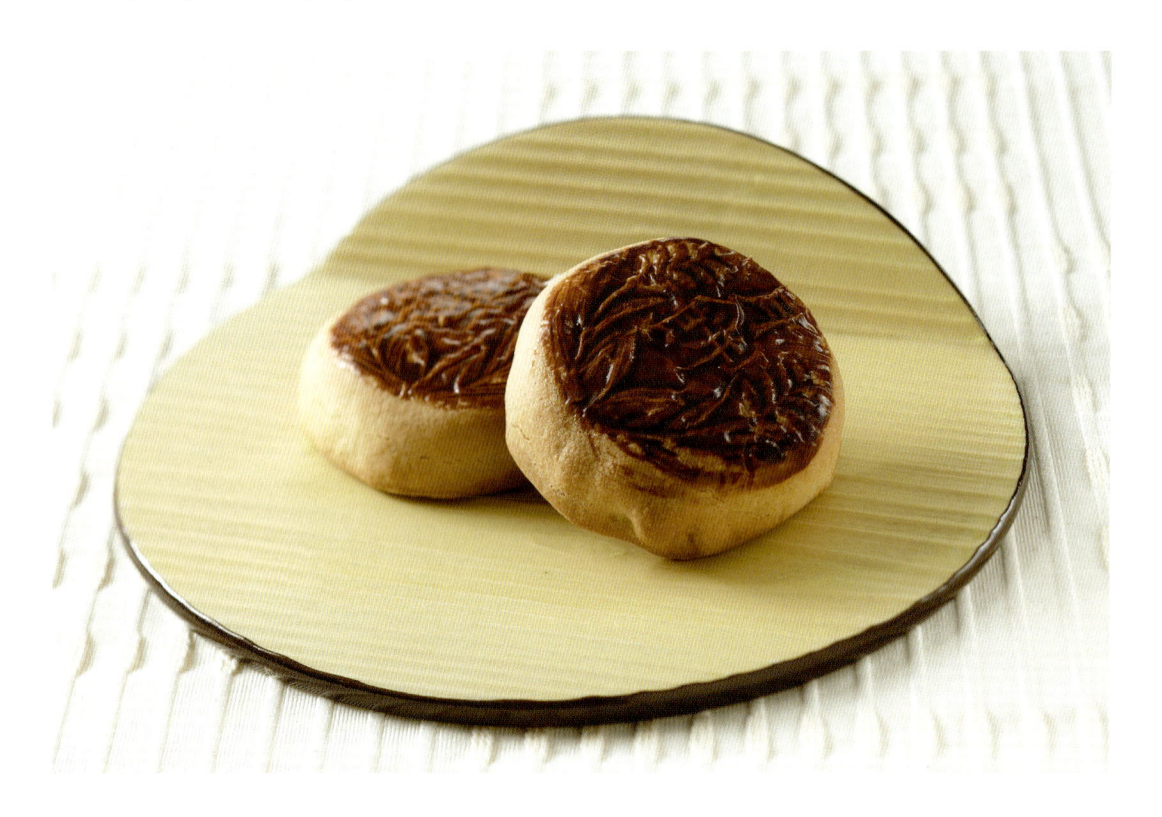

■材料　10個分

中あん
- 小豆こしあん　　220 g
- ごま油　　　　　15 g
- 松の実　　　　　15 g
- くるみ　　　　　15 g
- すりごま　　　　10 g
- 熟地黄　　　　　10 g
- 枸杞子　　　　　10 g

小麦粉　　　　　　110 g
砂糖　　　　　　　50 g
バター　　　　　　25 g
卵黄　　　　　　　15 g
水　　　　　　　　15 cc
白あん　　　　　　10 g
サラダ油　　　　　5 g
重曹　　　　　　　1 g

つや卵
- 卵黄　　　　　　1個
- みりん　　　　　適量
- カラメル　　　　適量

■作り方

① 砂糖に水を入れて混ぜ、バターも加え湯煎で溶かす。
② 卵黄、サラダ油、白あんを入れて混ぜ、分量の水の一部で溶いた重曹を加える。
③ ②のあら熱をとって、小麦粉を入れて混ぜ合わせる。
④ 中あんに入れる松の実をごま油で軽く炒め、くるみはから煎りして松の実くらいに割る。熟地黄・枸杞子は水で戻して水気をとり、刻む。
⑤ 小豆こしあんに④とすりごまを加えてよく混ぜ、10等分して丸める。
⑥ ③を10等分し、小麦粉を手粉にしてあんを包む。
⑦ 月餅の型に入れ、押して模様をつける。
⑧ つや卵をぬり、180〜190℃のオーブンで11〜12分焼く。

薬膳ポイント

・卵黄は平性で甘味があります。五臓に入り、血を補充し、皮膚を潤し、精神を安定させます。

・小麦粉は涼性で甘味を持ちます。脾・腎・心に入って熱をとり、心気を養い精神を安定させ、脾胃の機能を増強します。イライラ、躁鬱、精神不安、口渇、食欲不振などを改善します。

・枸杞子は平性で甘味があります。肝・腎に入り、精気を補益し、肝血を養い、肺を潤します。足腰の痛み、無力、遺精、めまい、白髪、視力減退、眼精疲労、喘息を改善します。

木の実大福

くるみ、松の実、栗を入れて、腎の働きを高める大福を作りましょう。

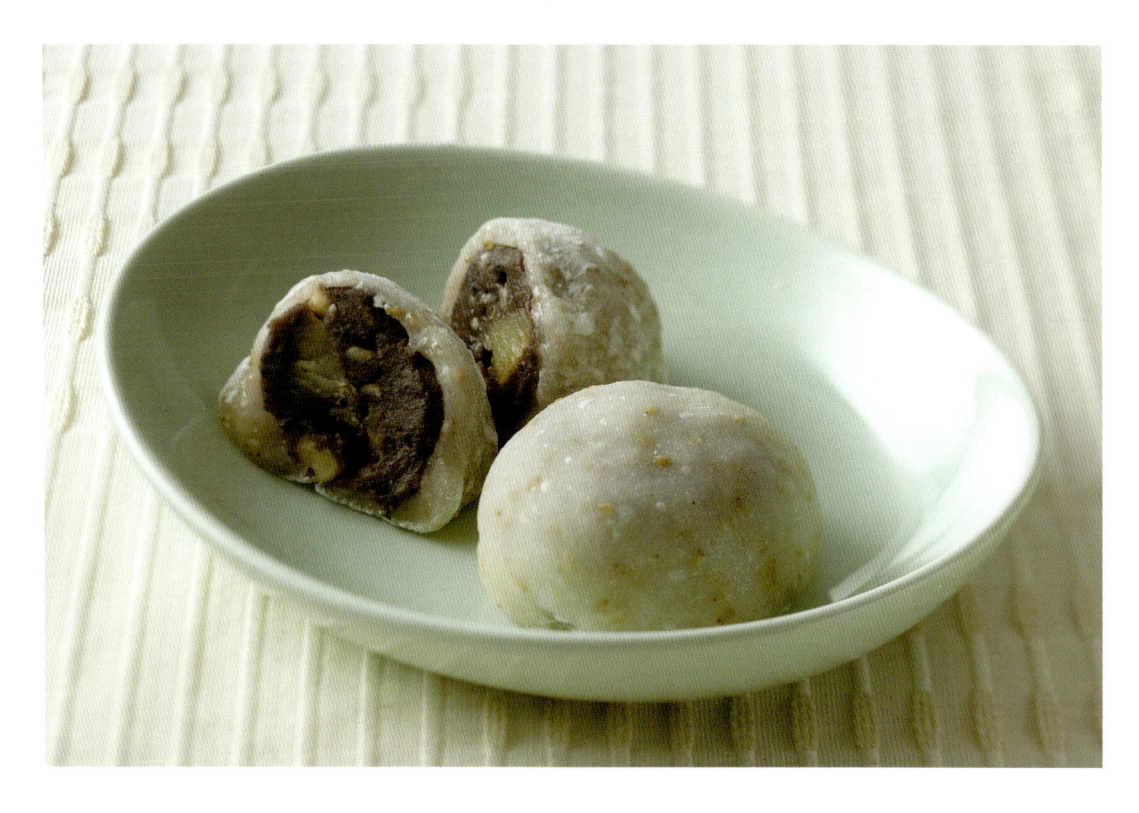

■材料　10個分

中あん
- 小豆こしあん　　　　250 g
- 黒すりごま　　　　　12 g
- くるみ（から煎りしたもの）　　10 g
- 松の実　　　　　　　10 g
- 栗　　　　　　　　　3 個

白玉粉　　　　　　　　50 g
水　　　　　　　　　　135 cc
もち粉　　　　　　　　50 g
砂糖　　　　　　　　　50 g
白いりごま　　　　　　12 g
片栗粉（打ち粉）　　　適量

■作り方

① 白玉粉に水を少しずつ入れて、なめらかに練る。
② もち粉と砂糖を合わせて①に加え混ぜる。
③ レンジで2分加熱、白ごまを混ぜてさらに2分加熱する。様子をみてさらに30秒〜1分加熱して混ぜる。
④ 打ち粉の上に出して10等分する。
⑤ 中あんを作る。小豆こしあんに黒すりごま、刻んだくるみ・松の実・栗を加えて混ぜ、10個に丸める。
⑥ あんを④の生地で包み、形をととのえる。

薬膳ポイント

- くるみは温性（熱）で甘味があります。腎・肺・大腸に入り、腎の陽気をあたためて補い、肺気を増強し、腸を潤します。腎虚のめまい、耳鳴り、腰痛、四肢無力、むくみ、冷え症を改善します。
- ごまは平性で甘味を持ちます。肝腎の気を補い、血・精・気を増強させ、腸を潤します。目の疲れと乾燥、耳鳴り、めまい、ほてり、白髪、疲労、便秘を改善します。
- もち米は体をあたためると同時に甘味で気力を補充し、胃腸を丈夫にします。胃腸の虚弱による疲れ、無気力、食欲不振を改善します。

壮足

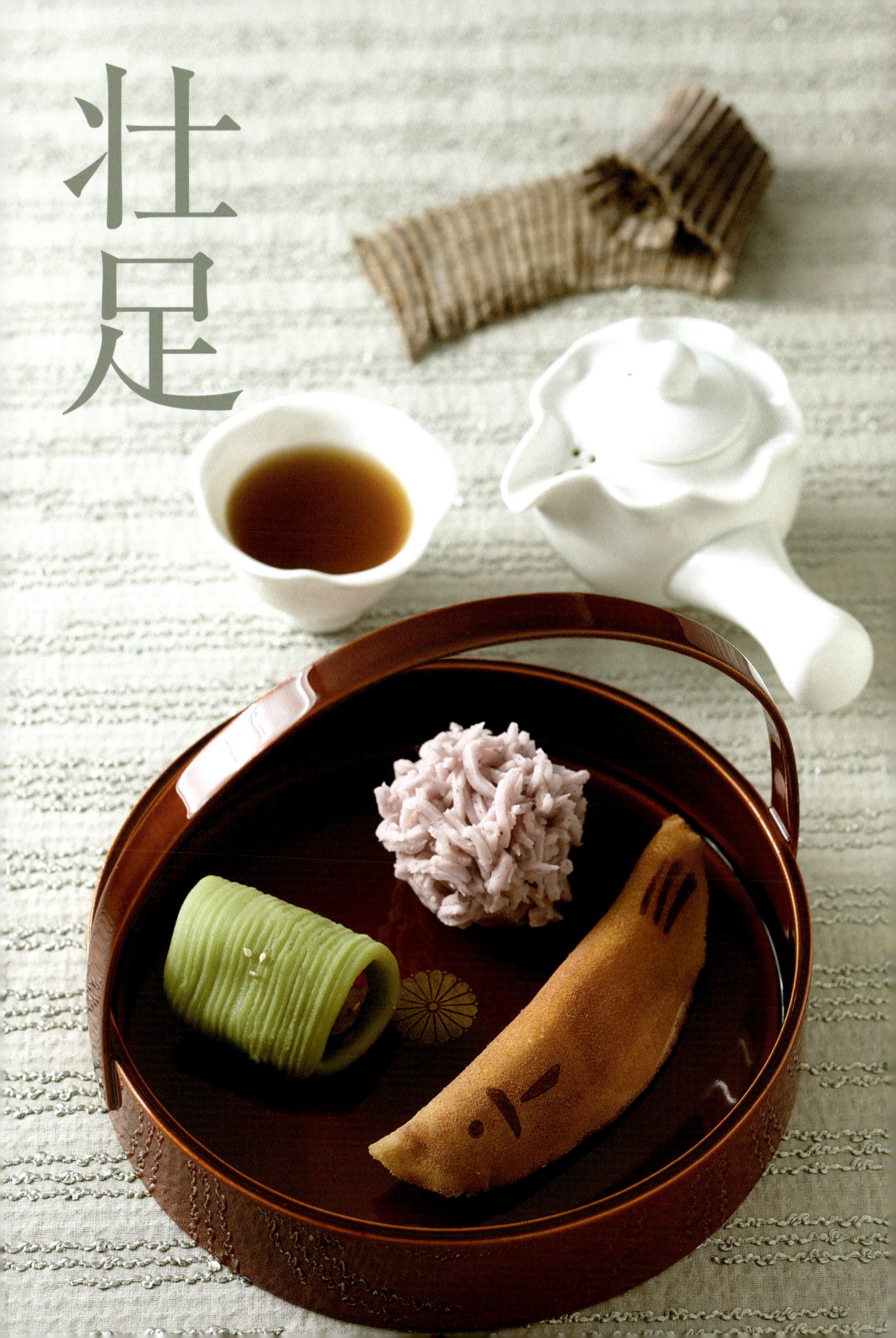

足を丈夫にする

体を支えている足には、加齢によって、
関節痛、筋肉痛、こわばり、痺れなどいろいろな不調が現れます。

改善するには

骨は腎と関わり、筋肉は脾胃と関わり、関節と筋肉をつなげる筋は肝と関わっています。足を丈夫にしたいときは、腎・肝・脾・胃を補う必要があります。

おすすめ食薬

- 米
- もち米
- 長芋
- じゃが芋
- かぼちゃ
- いんげん豆
- 白豆
- 栗
- うど
- くるみ
- 肉桂
- 桂花
- 杜仲
- 黒ごま
- 白ごま
- 乳製品
- 卵
- 枸杞子（くこし）
- 桑の実（桑椹）（そうじん）
- 山茱萸（さんしゅゆ）
- 当帰（とうき）
- 熟地黄（じゅくじおう）
- 何首烏（かしゅう）
- 吉林人参（きつりんにんじん）
- 党参（とうじん）
- 黄耆（おうぎ）
- 甘草
- 大棗（たいそう）
- 蓮の実
- 芡実（けんじつ）
- ナツメグ

山茱萸

性味：酸、甘、温
帰経：肝、腎
働き：肝と腎の虚弱、陰虚を補益し、のぼせ、めまい、耳鳴り、不眠、足腰のだるさなどの症状を改善する。
　　　収斂作用により、遺精、滑精、頻尿、尿失禁、多汗などを緩和し、不正出血（崩漏）、月経過多などの各種出血を止める。

壮足

おすすめ薬膳茶

山茱萸茶……山茱萸6g　杜仲6g　紅茶3g

① 杜仲と山茱萸を水2カップに30分間つけてから、30分間煎じる。
② 火を止め、紅茶を入れて3分間蒸らす。こして数回に分けて飲む。湯を注ぎ足せば何回でも飲める。

××

山茱萸は秋に赤い実をつけます。この実を乾燥させると長期保存ができ、煎じると酸味のある薬膳茶になります。

青柳（こなし）

白あんと粉類を合わせて蒸し、よくこねて季節の風物をかたどったものを"こなし"といいます。関西ではこなしが、関東ではねりきりが好まれるとか。あんに枸杞子と山茱萸を入れました。

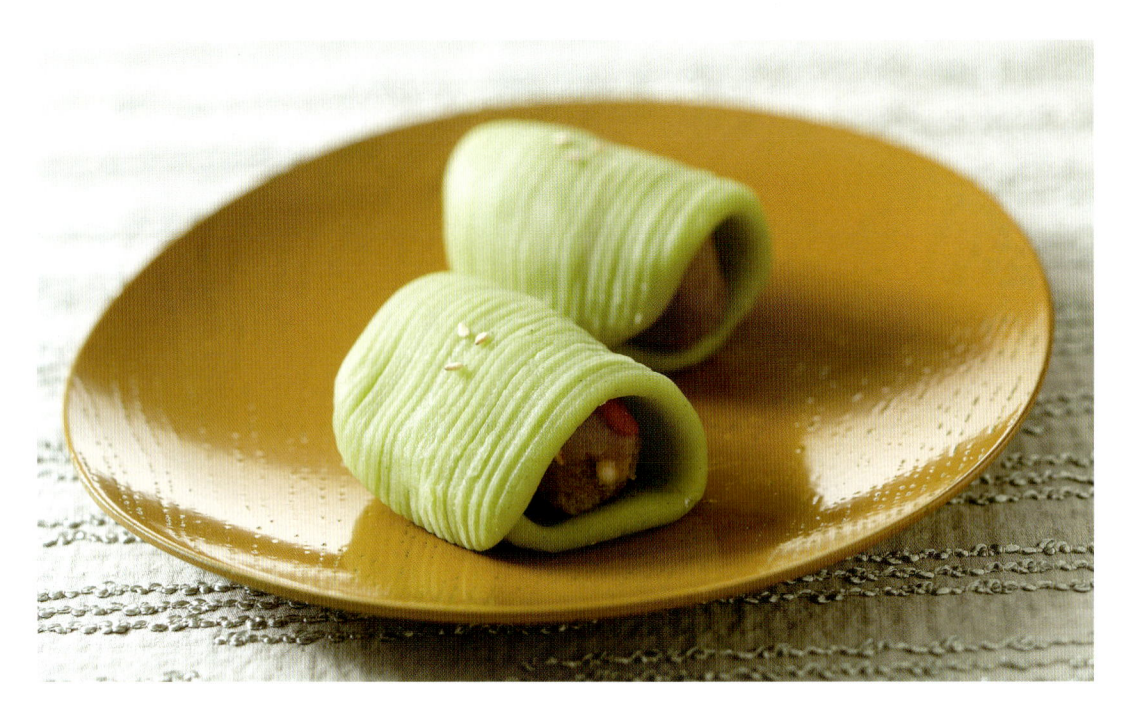

■材料　9個分

中あん
　　小豆こしあん　150 g
　　枸杞子　　　　 10 g
　　山茱萸　　　　　6 g
白あん　　　　　　250 g
もち粉　　　　　　 10 g
小麦粉　　　　　　 25 g
砂糖　　　　　　　 10 g
抹茶　　　　　　 1〜2 g
白ごま　　　　　　 少々

■作り方

① もち粉、小麦粉、砂糖を混ぜ、白あんに加えてもみ合わせる。
② 蒸し器に入れて15〜20分蒸す。
③ 蒸しあがったらボウルにとる。かたく絞ったふきんを手にまいて、よくこなす。
④ 抹茶を加えて着色する。
⑤ 生地を3等分して8cm×12cmに伸ばす。さらに8cm×4cmになるよう3等分する。
⑥ 1個ずつ細めの巻きすにおいて軽く麺棒をあて、9cm×4.5cmに伸ばし筋目をつける。
⑦ 中あんを作る。枸杞子と山茱萸をぬるま湯につけて戻し、刻んで小豆こしあんに混ぜる。
⑧ ⑦を10等分して少し長めの丸にする。⑥で巻いて白ゴマをつける。

薬膳ポイント

- 枸杞子は平性で甘味があります。肝・腎に入り、精気を補益し、肝気を養い、肺を潤します。足腰の痛み、無力、遺精、めまい、白髪、視力減退、眼精疲労、喘息を改善します。
- 山茱萸は微温で酸味があり、肝・腎に入って補益します。老化・虚弱によるのぼせ、めまい、耳鳴り、不眠、足腰のだるさ、遺精、滑精、頻尿、尿失禁、多汗、不正出血などを改善します。
- 小豆は平性で甘味と酸味を持ちます。心と小腸に入りやすく、排尿により体内に溜まっている余分な水分をとり除きます。
- 白あんは平性で甘味があり、脾・胃に入り、胃腸を補益し、溜まっている余分な水分を乾燥させます。
- もち米は温性で甘味があり、気力を補充し、胃腸を丈夫にする働きがあります。
- 小麦粉は涼性で甘味を持ちます。脾・腎・心に入って熱をとり、心気を養い、精神を安定させ、脾胃の機能を増強します。イライラ、躁鬱、精神不安、口渇、食欲不振などを改善します。

あゆ

若鮎の姿をかたどった、初夏を彩るお菓子。
どら焼きと同じく平なべ物といわれます。生地に杜仲汁を加えました。

■材料　10個分

中あん（ぎゅうひ［1.5 cm×7 cm］10個）／卵 100 g／砂糖 100 g／ぶどう糖 10 g／小麦粉 100 g／杜仲 10 g／水 100 cc

■作り方

① 卵を割りほぐし、砂糖、ぶどう糖を入れてよくすり混ぜる。
② 杜仲は水に30分間つけてから30分間煎じて薬汁 90 cc をとる。
③ 薬汁の半分を①に入れて混ぜる。小麦粉をふるい入れ、さっくり混ぜて休ませる。
④ 残りの薬汁を加えて混ぜ、かたさを調整する。熱したホットプレートに、14 cm×8 cm くらいの長小判型に流して焼く。
⑤ 表面にふつふつと泡が出てきたら一度はがし、ホットプレート上でぎゅうひをのせて半分に折って形作る。
⑥ 焼き印を押して仕上げる。

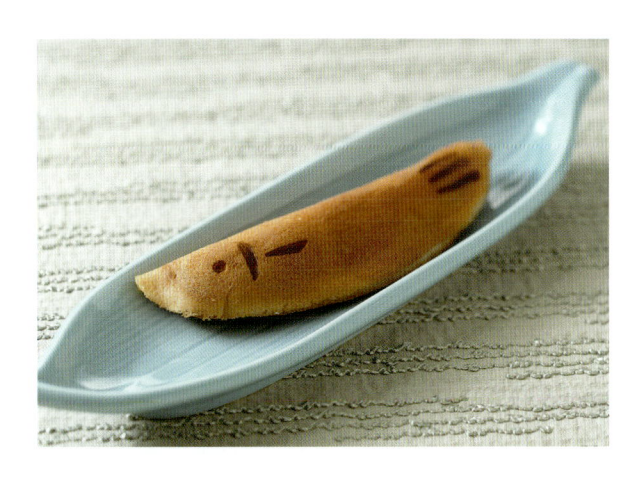

薬膳ポイント

・杜仲は温性で甘味を持ちます。肝・腎に入り、肝と腎を補いあたためます。冷え、無力、インポテンツ、遺精、頻尿、遺尿、めまい、難聴などを改善します。筋・筋肉、骨を増強し、弱った腰膝を強化し、流産を防ぐ作用も期待できます。
・卵は平性で甘味があります。五臓に入り、血を補充し、皮膚を潤し、精神を安定させます。

友禅菊（きんとん）

菊をイメージしたきんとんです。
補腎の栗を中あんにしました。

■材料　10個分

中あん（栗あん 200 g）／白あん 300 g／ぎゅうひ 25 g／水あめ 5 g／紫芋 30 g

■作り方

① 白あんを弱火で練って水分をとばし、ぎゅうひを加えてさらに練る。水あめを入れて練りあげ、蒸して裏ごしした紫芋を加えてねりきりを作る。
② 栗あんを10等分して丸める。
③ ねりきりを10等分して、1個ずつきんとん篩を通してそぼろ状にする。
④ きんとん箸で③をあん玉に植えつける。

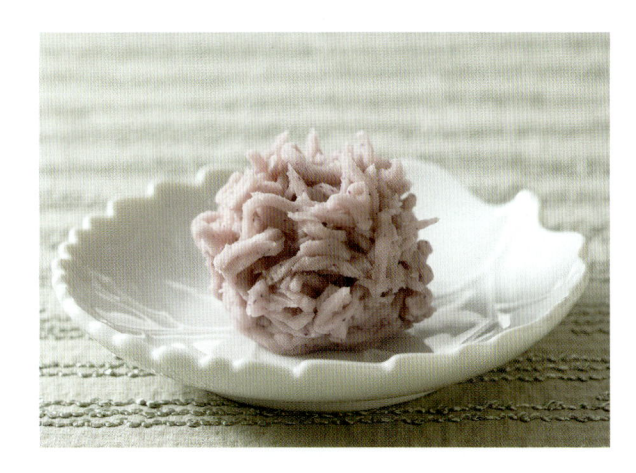

薬膳ポイント

・栗は温性で甘味を持ちます。脾・胃・腎に入り、脾胃を補益し、腎機能の低下を補い、筋・筋肉を強化します。食欲不振、疲れ、腹部の冷痛、足腰のだるさ、頻尿、夜尿、下痢などを改善します。
・芋は平性を持ち、甘味で気力を補充し、脾・肺・腎を丈夫にします。虚弱によるめまい、疲れ、無気力、食欲不振、尿漏れを改善します。

むくみ

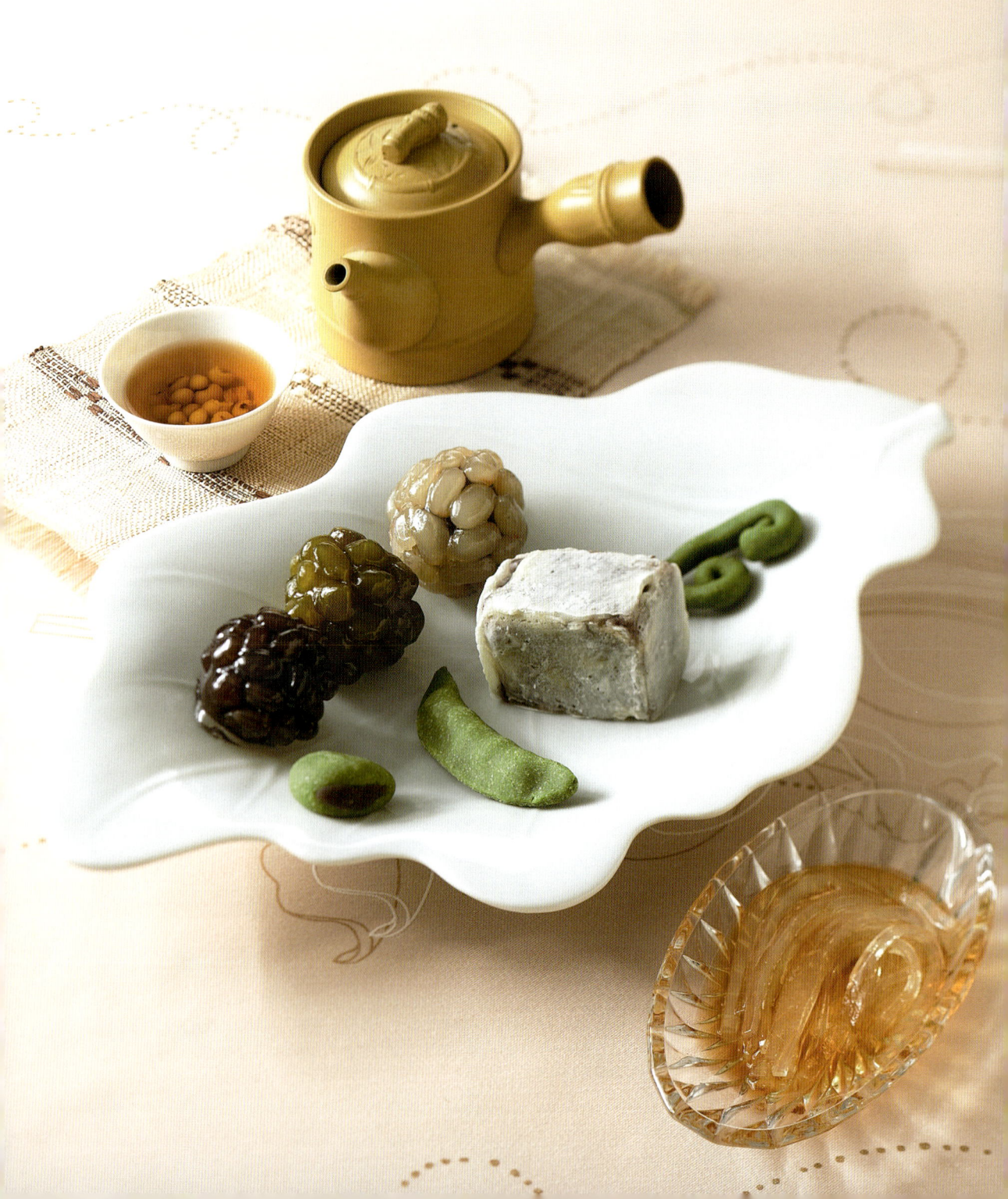

むくみを解消する

女性が中年期に入ると、むくみが出やすくなります。
特に、立ち仕事やずっと座っている仕事の場合に目立ちます。
検査しても原因がわからないことが多いようです。

改善するには

中医学では中年期のむくみの原因を、水の代謝に関わる腎と脾胃の働きが加齢によって低下するためと考えています。腎と脾胃の働きを高め、排尿を促進すればむくみを解消できます。砂糖は水分の排泄に関わる脾胃の働きを阻害するので、量を減らしましょう。

おすすめ食薬

- 米
- もち米
- 冬瓜
- 里芋
- 長芋
- じゃが芋
- かぼちゃ
- いんげん豆
- 白豆
- 小豆
- 黒豆
- 大豆
- とうもろこし
- そら豆
- 栗
- のり
- 薏苡仁（はと麦）
- 茯苓（ぶくりょう）
- 吉林人参（きつりんにんじん）
- 党参（とうじん）
- 黄耆（おうぎ）

薏苡仁

性味：甘、淡、微寒
帰経：肺、脾、胃
働き：利尿作用により体内の余分な湿を排泄し、むくみ、下痢、脚気、風湿の痺痛、四肢痙攣を改善する。
脾の機能を高め、肺の機能を益し、咳、痰多、胸の痛み、食欲減少を改善する。
熱を冷まし、解毒し、皮膚の赤み・腫れ、咳痰、黄痰などを改善する。

おすすめ薬膳茶

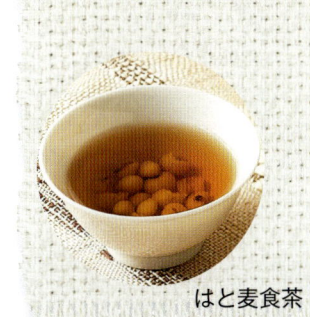

はと麦 9g　紅茶 3g

① はと麦は水2カップにつけてひと晩おく。
② はと麦がやわらかくなるまで煮る。
③ 茶碗をあたため、紅茶葉をいれる。
④ ②の火を止め、汁をこして③の茶碗に注ぐ。5分間蒸らしてこす。
⑤ 別の茶碗に、こし残ったはと麦を入れて④を注ぐ。薬膳茶とともに、はと麦を食す。

はと麦食茶

かのこ

もとは餅に蜜漬け小豆を入れたお菓子で、江戸時代に人形町で売り出され評判になりました。
利尿消腫の豆類と蓮の実を合わせて作ります。

■材料　12個分

中あん
- ⓐ 小豆こしあん　　120 g
- ⓑ 白あん　　　　　 90 g
-     蓮の実　　　　 30 g

かのこ大納言　　　120 g（20 g×6個分）
かのこうぐいす豆　 75 g（25 g×3個分）
かのこ手亡豆　　　 75 g（25 g×3個分）

つや天（作りやすい分量）
- 粉寒天　　1 g
- 砂糖　　100 g
- 水　　　100 cc

＊固形寒天1/2個＝粉寒天4g＝棒寒天1/2本
＊余ったつや天は冷凍保存して使える。

■作り方

① 中あんⓐの小豆こしあんを6等分して丸める。
② 中あんⓑの白あんにやわらかく煮た蓮の実を刻み入れ、6等分して丸める。
③ ①にかのこ大納言を、②にうぐいす豆と手亡豆を、それぞれ全体につける。
④ つや天を作る。粉寒天に水を入れて煮立て、砂糖を加えて再沸騰させ、少し煮つめる。火から下ろして少し冷ます。
⑤ ③につや天をかけて仕上げる。

薬膳ポイント

- 小豆とうぐいす豆、手亡豆は平性を持ち、味は甘味と酸味があり、心と小腸に入りやすく、排尿により体内に溜まっている余分な水分をとり除きます。
- 白あんは平性で甘味があり、脾・胃に入り、胃腸を補益し、溜まっている余分な水分を乾燥させます。
- 蓮の実は平性で甘味と渋味があります。脾・腎・心に入り、脾の気を補い、腎の気を益し、漏れを防止し、心気を養います。むくみ、慢性下痢、食欲不振、遺精、滑精、イライラ、動悸、不眠などを改善します。

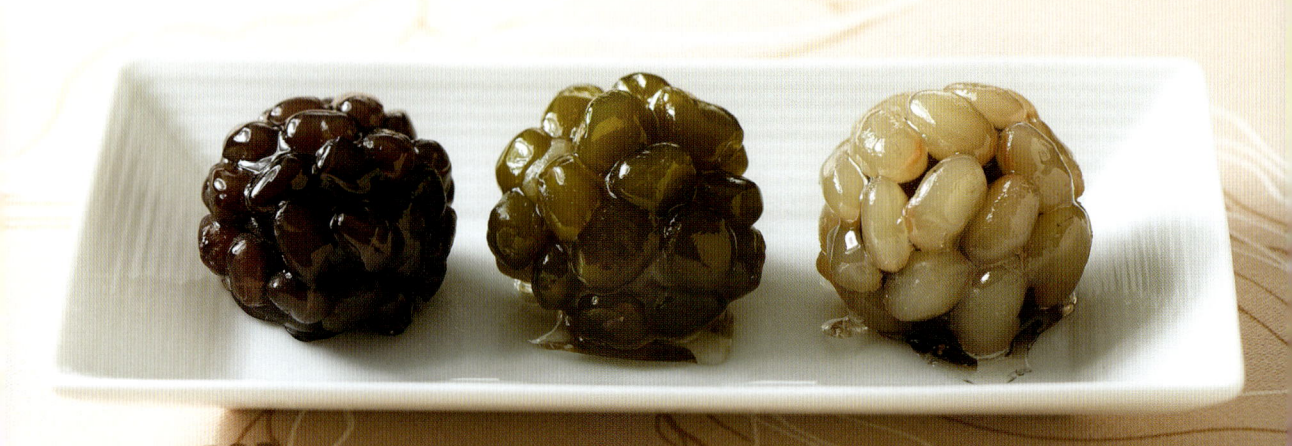

きんつば

江戸時代、京都でうまれた当初の名前は「銀つば」。江戸に伝わって「金つば」になったといわれます。利尿健脾のとうもろこし、はと麦、えんどう豆を加えました。

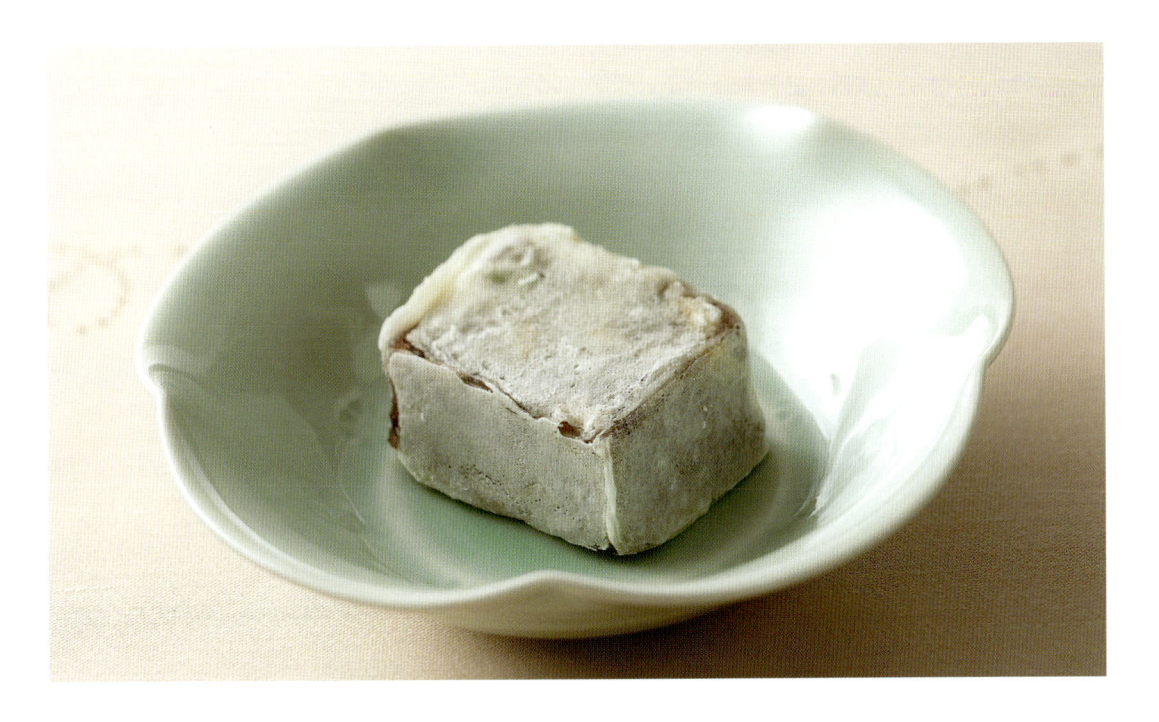

■材料　15個分

粒あん	700 g
固形寒天	1/2個
砂糖	30 g
水	120 cc
とうもろこし(乾燥)	10 g
はと麦	10 g
えんどう豆(乾燥)	10 g
皮	
小麦粉	100 g
砂糖	25 g
白玉粉	25 g
水	150～160 cc

■作り方

① とうもろこし、はと麦、えんどう豆をやわらかくなるまでゆでる。
② 鍋に寒天と水120 ccを入れて火にかけ、沸騰したら砂糖、粒あん、①を入れて練りあげる。
③ あら熱をとって流し缶に入れて冷やしかため、15等分に切る。
④ 皮を作る。白玉粉に水を少しずつ加えて溶かし、よく混ぜた砂糖と小麦粉を加えなめらかにする。
⑤ ③の一面に④の衣をつけて焼き、順に6面全部に衣をつけて焼いて仕上げる。

むくみ

薬膳ポイント

・はと麦は微寒で甘味と淡味を持ち、肺・脾・胃に入ります。利尿作用によって体内の余分な湿をとり、むくみ、下痢、脚気、風湿の痺痛、四肢痙攣に効果があります。脾の機能を高め、肺の機能を益し、咳、痰多、胸の痛み、食欲減少を改善します。熱を冷まし、解毒させ、皮膚の化膿症、咳、痰などの症状を緩和します。

・えんどう豆は平性で甘味があります。脾・胃に入り、気を益し、脾の機能を高め、胃の調子を整えます。食欲不振、嘔吐、下痢、足がつるなどの症状を改善し、利尿作用により体内の余分な水湿を排泄させます。

・小麦粉は涼性で甘味があります。脾・腎・心に入って熱をとり、心気を養い精神を安定させ、脾胃の機能を増強します。イライラ、躁鬱、精神不安、口渇、食欲不振などを改善します。

ところてん

天草は、まくさ、おごのり、えごのりなどの紅藻類を混ぜたもの。天草を煮出して、ところてんを作ります。とうもろこしのゆで汁で作った薬膳のところてんです。

■材料　3〜4人分

天草	25 g
水	1000 cc
酢	大さじ1
皮つき生とうもろこし	1本
酢醤油	
酢	大さじ2
醤油	大さじ1
だし汁（適宜）	大さじ1〜2

■作り方

① とうもろこしを水1000ccに入れて20分間ゆでる。ゆでたら取り出しておく。

② 天草は十分に水につけてよく洗い、絞る。①のゆで汁に水を加えて1000ccにして火にかける。沸騰したら酢を加え、天草を入れて30分煮て10分蒸らす。

③ ②をさらしのふきんでこして、大きめの流し缶（またはバット）に流し冷やしかためる。

④ 天つきに入れて押し出すか、または包丁で長めに切り、器に盛って酢醤油をかける。ゆでたとうもろこしの粒大さじ2を散らしてもよい。

薬膳ポイント

・天草は寒性で鹹味を持ちます。肝・胃・腎に入り、利尿作用があり、むくみによく使います。ほかにも黄色痰・膿痰、咳にも使います。

・とうもろこしは平性で甘味があります。五臓六腑に入り、熱を冷まし、利尿作用によって湿をとり、むくみ、排尿困難などの症状を解消し、脾の機能を高め、肺気を益し、疲労、腹脹、食欲不振などを改善します。

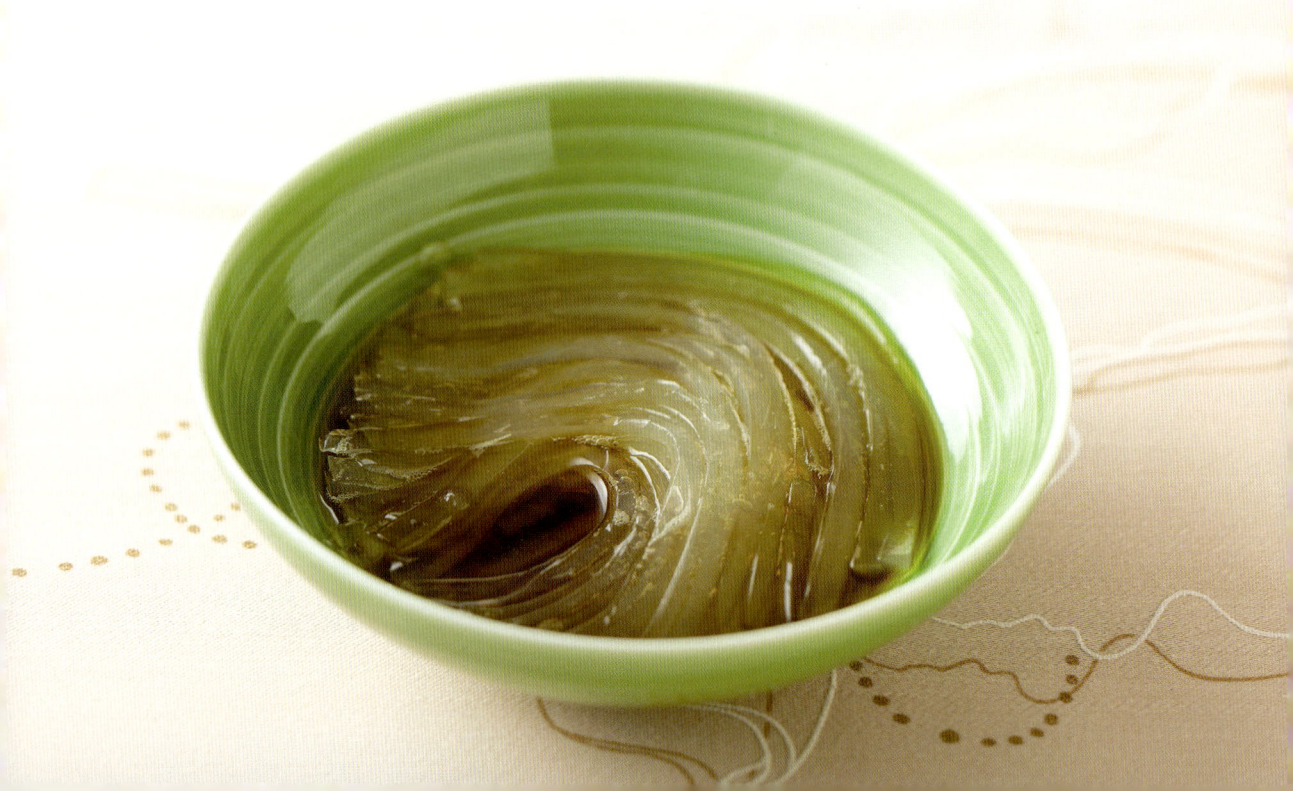

洲浜

きな粉を練っていろいろな形を作る楽しいお菓子です。青きな粉を使って、春の野菜を作りました。
きな粉の原材料である大豆は利尿に欠かせない食薬です。

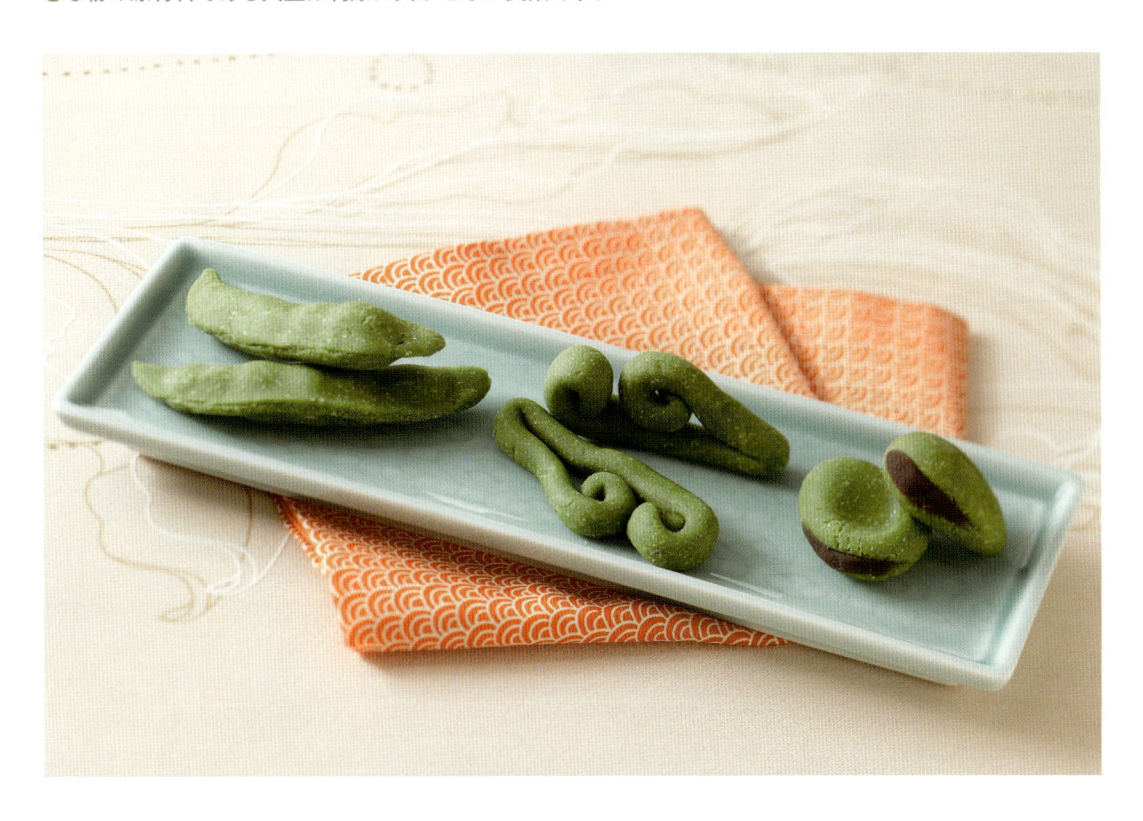

■材料

青きな粉	110 g
砂糖	80 g
塩	ひとつまみ
ぎゅうひ	40 g
水あめ	25 g
水	65 cc

■作り方

① ぎゅうひ、水あめ、水を火にかけて煮溶かし、あら熱をとる。
② きな粉と砂糖、塩を混ぜ、①を加えてこねつける。
③ 8gずつに丸め、枝豆、早わらび、そら豆などに形作る。初夏ならば、青かえで、青イチョウ、ひさごなどもよい。

薬膳ポイント

・きな粉（大豆）は平性で甘味があり、脾・胃・大腸に入りやすく、胃腸を補益し、利尿作用があります。
・ぎゅうひ（もち米）は、体をあたためると同時に甘味で気力を補充し、胃腸を丈夫にし、下痢を止める働きがあります。胃腸の虚弱による疲れ、無気力を補強し、むくみ、下痢を改善します。

喫煙

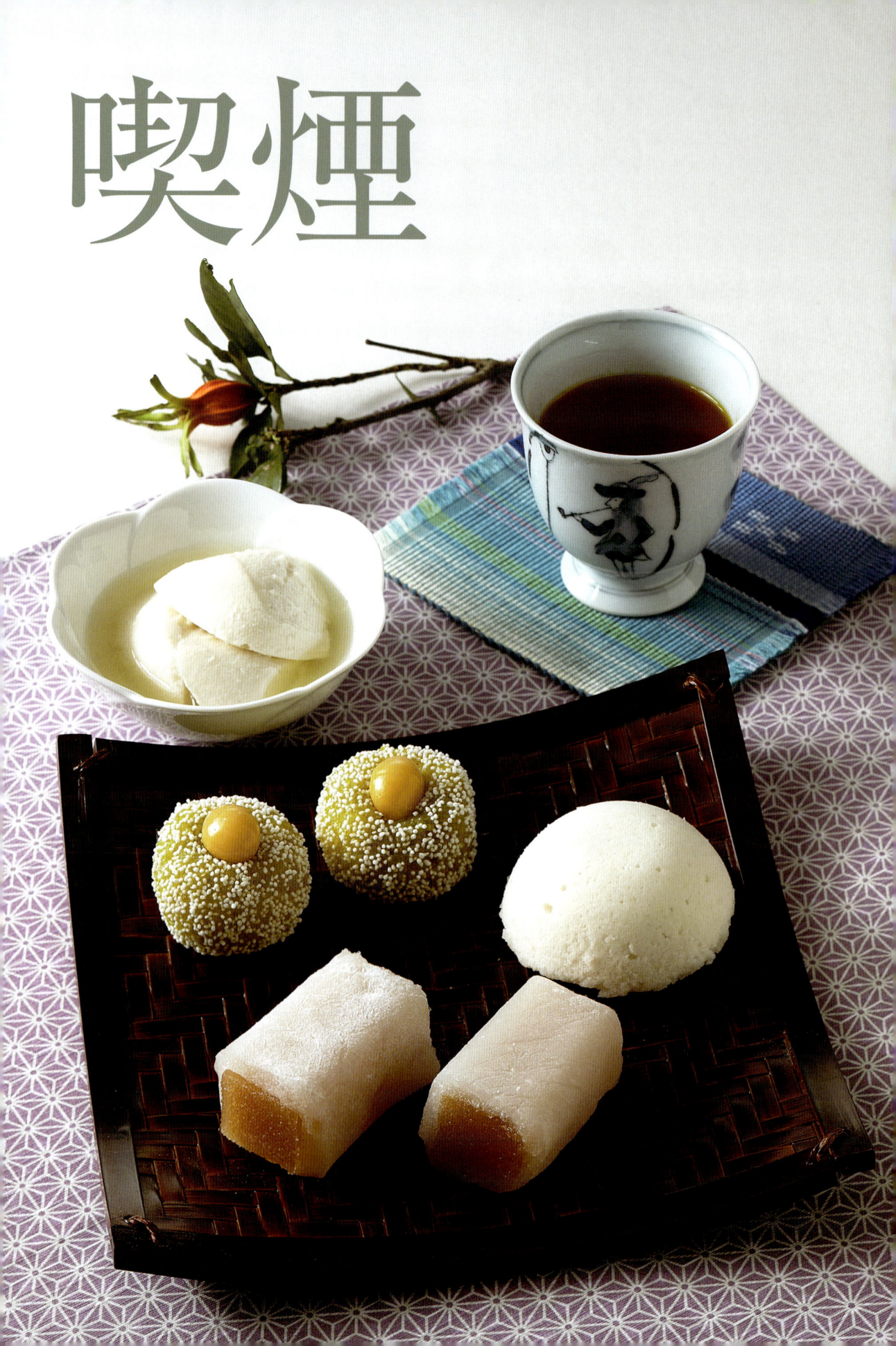

たばこを吸う人に

たばこを吸う人のための薬膳お菓子です。
のどや肺をいたわるものを選びました。

改善するには

たばこを吸う場合はよく咳、痰が出ます。人により、のどの渇きやかゆみが出ます。長期間たばこを吸うと、肺や気管を傷め、炎症を起こし、癌を引き起こすおそれもあります。いつも肺をきれいに掃除しましょう。

おすすめ食薬

- 冬瓜
- 里芋
- 小豆
- とうもろこし
- そら豆
- 黒くわい
- のり
- びわ
- 柿
- りんご
- 梨
- バナナ
- みかん
- オレンジ
- 柚子
- 羅漢果(らかんか)
- 薏苡仁(よくいにん)
- 杏仁
- 桔梗
- 山梔子(さんしし)

羅漢果

性味：涼、寒
帰経：肺、大腸
働き：肺の熱をとり除き、のどの痛みをとり、咳・痰の症状を改善する。
　　　大腸を潤し、排便を促進し、便秘を緩和する。

山梔子（くちなし）

性味：寒、苦
帰経：肝、心、肺、胃、三焦
働き：熱をとり除き、イライラ、不安、汗、のどの渇き、咳、尿痛などを改善する。
　　　血にある血熱、体に有害な毒をとり、瘡瘍腫毒(そうようしゅどく)、目赤腫痛(めあかしゅつう)に用いる。

喫煙

おすすめ薬膳茶

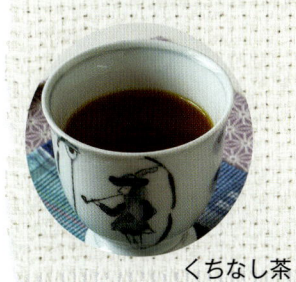

くちなし茶

山梔子 2g　竹葉 3g　緑茶 3g

① 山梔子と竹葉を水 2 カップに 30 分間つけてから、20 分間煎じる。
② 火を止め、緑茶を入れて 3 分間蒸らす。こして数回に分けて飲む。湯を注ぎ足せば何回でも飲める。

杏仁豆腐 あんにんどうふ

広東料理の点心、飲茶の一種です。杏仁は癌を防ぐビタミン B_{17} を多く含む食材として注目されています。また、オレイン酸や脳卒中の予防に効果のあるパルミトレイン酸がたくさん含まれるそうです。

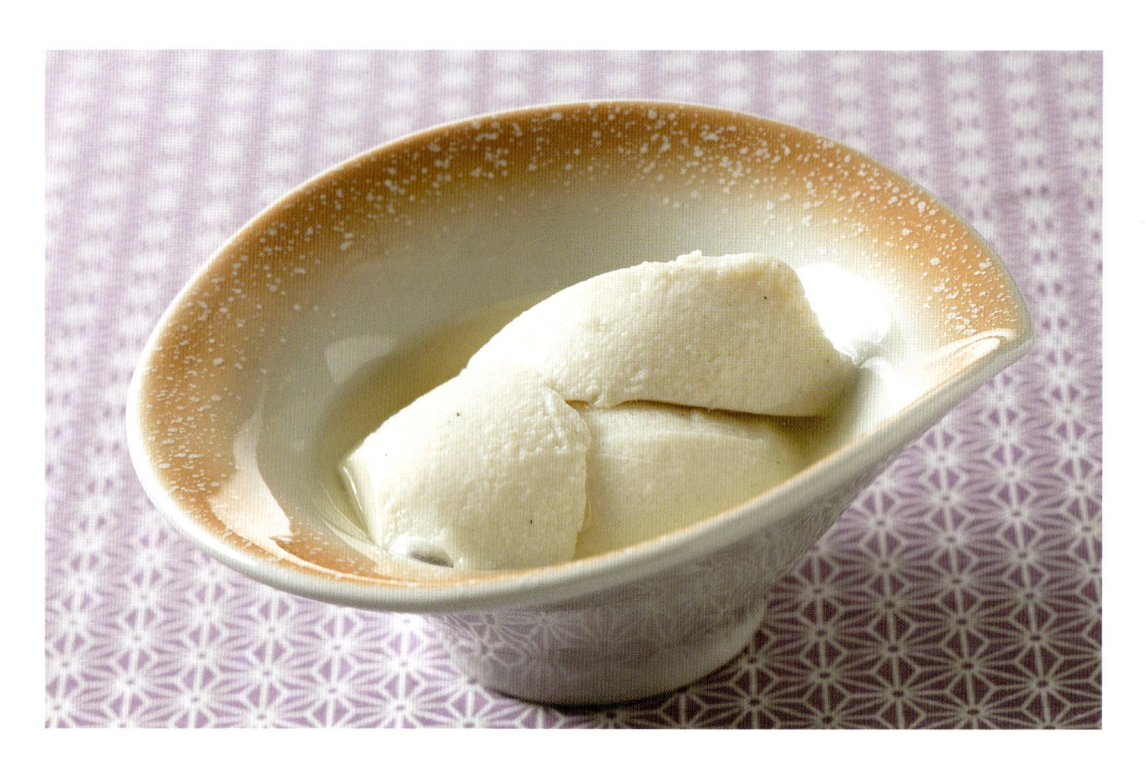

■材料　4人分

牛乳	400 cc
甜杏仁	20 g
水	100 cc
砂糖	20 g
片栗粉	5 g
粉寒天	3 g
シロップ	
桔梗	6 g
水	250 cc
蜂蜜	20 g
レモン汁	1/2 個分

＊固形寒天1/2個＝粉寒天4g＝棒寒天1/2本

■作り方

① 杏仁を水100 ccにひと晩つける。火にかけて20～30分煮る。
② ①の杏仁をすり鉢ですり、煮汁を加えて混ぜ、こす。
③ 鍋に砂糖と粉寒天、片栗粉を入れて混ぜ、牛乳、②の汁を加えて煮る。
④ あら熱をとって器に流し、冷やし固める。
⑤ シロップを作る。桔梗は水250 ccに1時間つけ、30分間煎じて薬汁200 ccをとる。薬汁に蜂蜜を入れ、火にかけて煮溶かす。レモン汁を加えて冷やす。
⑥ 杏仁豆腐が固まったら切り込みを入れ、器に盛ってシロップを注ぐ。

薬膳ポイント

・**甜杏仁**は平性で甘味を持ちます。肺・大腸に入って潤しながら、咳、喘息、便秘を改善します。
・**桔梗**は平性で苦味と辛味があります。肺の働きを促進し、よく杏仁と組み合わせて咳止めに使います。
・**牛乳**は平性で甘味と酸味を持ち、肺・肝・脾に入り、体を潤し、便通をよくします。疲れ、微熱、汗、皮膚乾燥、かゆみ、口渇、便秘を改善します。
・**レモン**は平性（涼）で、酸味と甘味があります。脾・胃・肺に入りのどを潤し、口渇を解消します。脾胃の機能を高め、消化不良、食欲不振などの症状を改善します。

きぬた

砧は、布のつやを出しやわらかくするのに使った道具です。
杏仁を使った羊羹を芯に白いぎゅうひを巻き、美しい布を表しています。

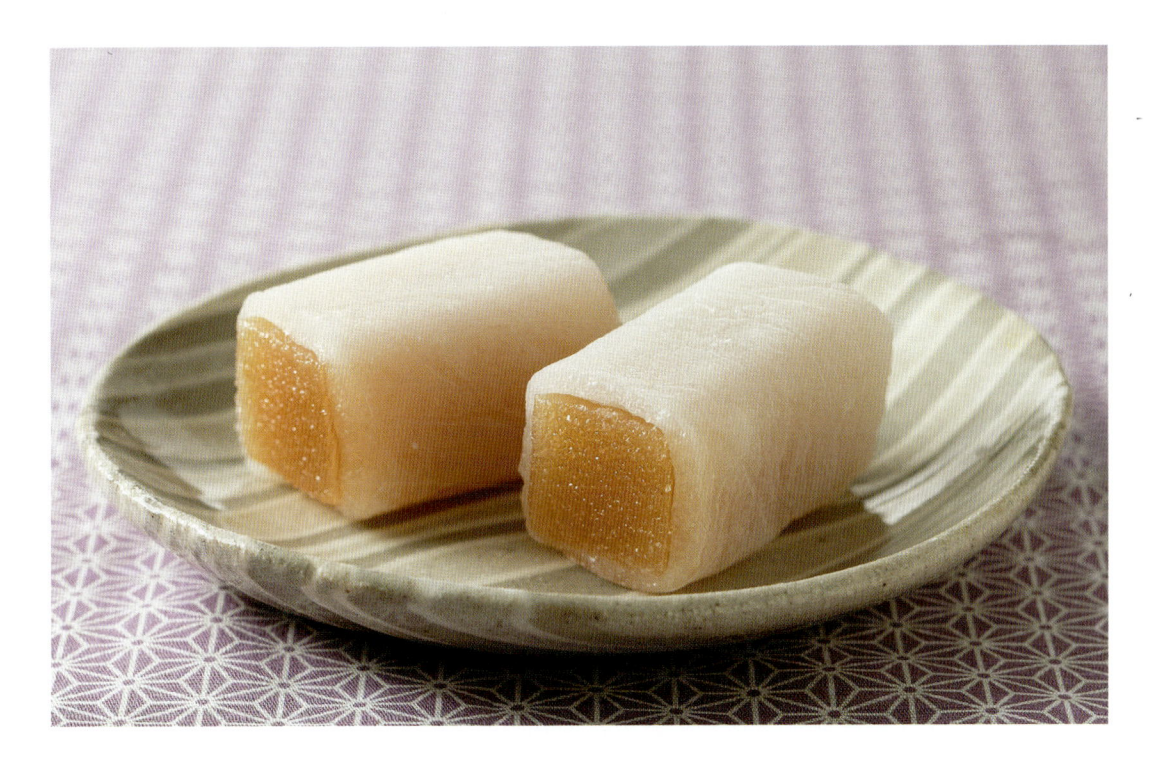

喫煙

■材料　18個分

アンズ羊羹（流し缶1個分）
　白あん　　　　　　　200 g
　アンズジャム　　　　200 g
　砂糖　　　　　　　　 50 g
　固形寒天　　　　　　1/2個
　水　　　　　　　　 200 cc
ぎゅうひ　　　180 g（90 g×2）
グラニュー糖　　　　　適量

■作り方

① 水200 ccに寒天を入れてふやかす。火にかけて砂糖を加え、沸騰させる。
② 白あんとアンズジャムを①に入れて煮溶かす。あら熱をとって流し缶に流しかためる。
③ ぎゅうひを90 gずつ24 cm×13.5 cmに伸ばし、8 cm×4.5 cmに切る。
④ ②のアンズ羊羹を流し缶から出し、4.5 cm×2 cmに切る。
⑤ ぎゅうひでアンズ羊羹を巻いてつき合わせをとじる。アンズ羊羹の両端にグラニュー糖をまぶす。

薬膳ポイント

・甜杏仁（アンズジャム）は平性で甘味を持ちます。肺・大腸に入って潤し、咳、喘息、便秘を改善します。
・白あんは平性で甘味があり、脾・胃に入り、胃腸を補益し、溜まっている余分な水分を乾燥させます。
・もち米で作ったぎゅうひは温性に偏り、甘味で気力を補充し、胃腸を丈夫にする働きがあります。

銀杏餅 ぎんなんもち

秋の味覚、銀杏をあしらったお菓子です。肺を潤しながら補う働きのある食薬を組み合わせました。

■材料　10個分

中あん
　小豆こしあん　　　20 g
道明寺粉　　　　　　70 g
山梔子　　　　　　　1 個
沙参　　　　　　　　3 g
貝母　　　　　　　　3 g
桔梗　　　　　　　　3 g
水　　　　　　　　　200 cc
砂糖　　　　　　　　45 g
銀杏　　　　　　　　10 個
しんびき粉　　　　　適量
手蜜（粉寒天 1 g ／水 100 cc ／砂糖 100 g）

■作り方

① 水 200 cc に、砕いた山梔子、沙参、貝母、桔梗を入れて煮立てる。こして 140 cc の薬汁をとる。105 cc と 35 cc に分けて冷ましておく。
② 道明寺粉を薬汁 105 cc に振り入れて 30 分おく。
③ 鍋に砂糖と薬汁 35 cc を入れて煮立てる。②を加え、20〜30 分休ませる。
④ 小豆こしあんを 10 等分して丸める。
⑤ 手蜜をつけながら③を 10 等分し、中あんを包む。
⑥ ⑤にしんびき粉をまぶし、中心をくぼませて塩ゆでした銀杏をのせる。

薬膳ポイント

・沙参と貝母は微寒で甘味があり、少し苦味もあります。肺・胃・心に入り、肺と胃を潤し、のどや鼻の乾燥、喘息、痰、咳、口渇、便秘を改善します。
・道明寺粉（もち米）は温性に偏り、甘味で気力を補充し、胃腸を丈夫にする働きがあります。
・銀杏は平性で甘味・苦味・渋味があります。肺・腎に入りやすく、慢性の咳、喘息に使います。食べすぎに注意してください。
・山梔子は寒性で苦味があります。肝・心・肺・胃・三焦に入り、熱をとり除き、排尿を促進し、解毒作用もあります。

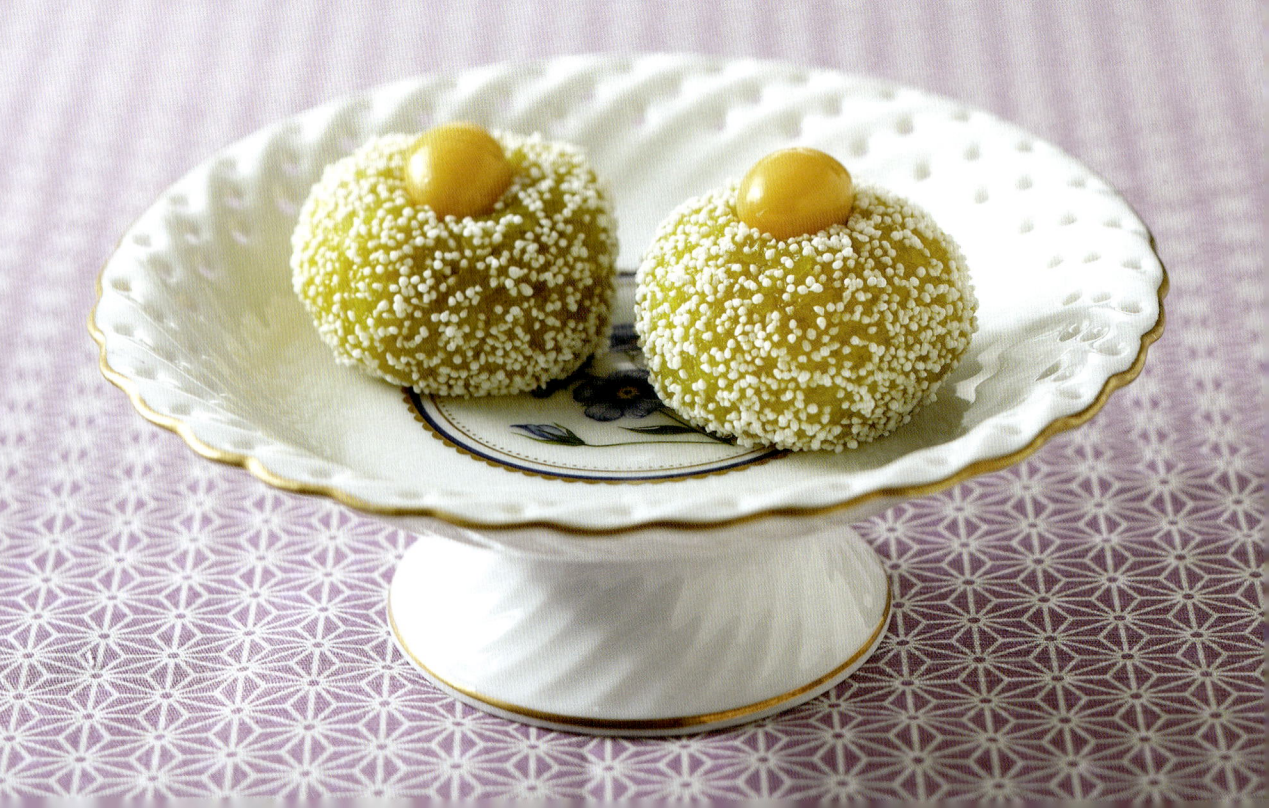

里芋かるかん

かるかんは「軽羹」と書きます。九州の家庭で、里芋を使って手軽に作られるお菓子です。里芋は化痰の食薬でもあります。

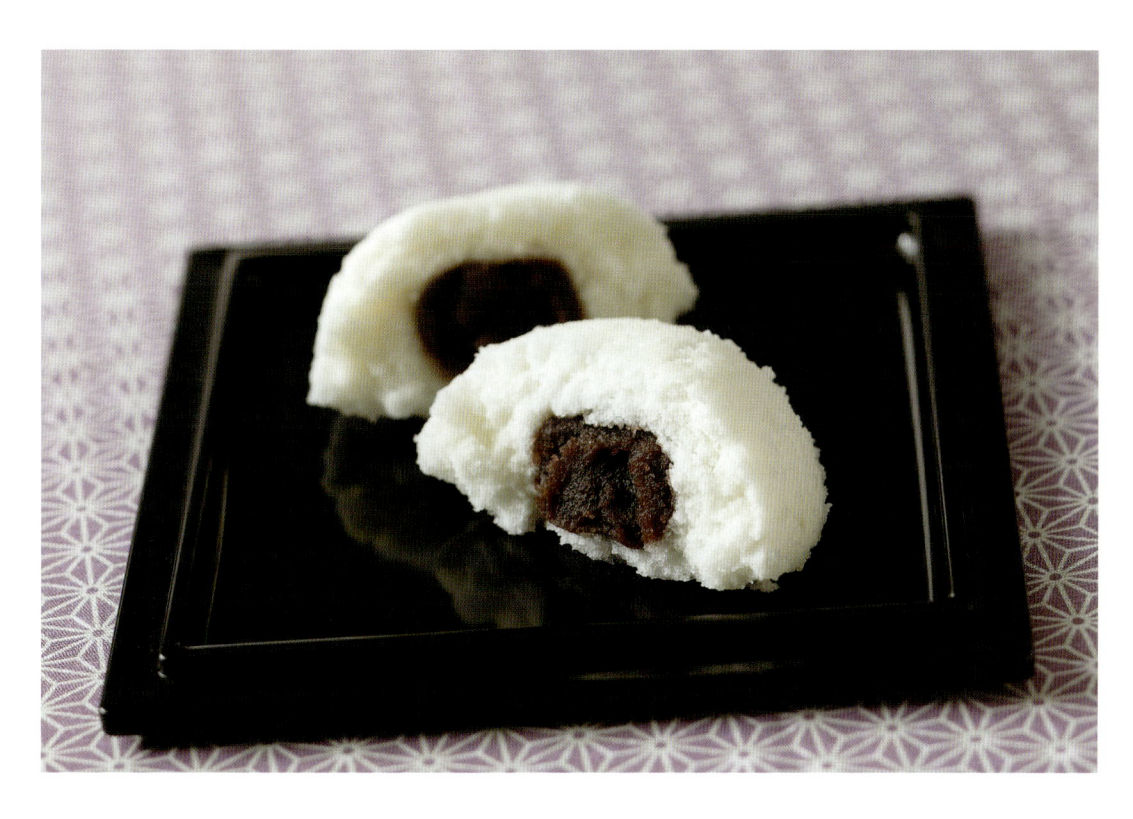

■材料　かるかん型10個分

中あん
　小豆こしあん　　100 g
　アーモンド　　　20 g
里芋　　　　　　　100 g
卵白　　　　　　　30 g
砂糖　　　　　　　80 g
上新粉　　　　　　100 g
桔梗　　　　　　　6 g
水　　　　　　　　100 cc

■作り方

① 水100 ccで桔梗を30分間煮立て、こして50 ccの薬汁にする。
② 里芋の皮をむいてすりおろす。
③ 卵白に砂糖をひとつまみ入れて泡立て、②に加える。
④ ③に上新粉、砂糖、薬汁を入れてかき混ぜる。
⑤ 中あんを作る。アーモンドを刻んで小豆こしあんに混ぜ、10等分する。丸めてから少し平らにする。
⑥ かるかん型に薄く油を塗り、生地を8分目まで入れ、あんを真ん中位まで埋める。
⑦ 蒸し器で10分蒸して型から出す。

喫煙

薬膳ポイント

・里芋は平性で、甘味と辛味があります。大腸と胃の働きを高め、痰をとり、消化不良、便秘を改善します。
・中あんの小豆は平性で甘味と酸味があり、心と小腸に入りやすく、利尿作用があります。
・アーモンドは平性で甘味を持ちます。肺・大腸に入って潤し、咳、喘息、便秘を改善します。
・上新粉は平性で、甘味で気力を補充し、胃腸を丈夫にする働きがあります。

薬膳用語集

あ

易驚（いきょう）......... 驚きやすいこと。
遺尿（いにょう）......... 尿漏れ。
陰液（いんえき）......... 津液（体の中にある正常な水分）・血・精などの総称。
陰血（いんけつ）......... 陰陽学説では血は陰に属するため、血を「陰血」ということがある。
益気健脾（えっきけんぴ）... 臓腑の働き（気）を補い、消化機能（脾・胃）を高める。
瘀血（おけつ）......... 血の流れが体内で滞ることにより生じる血の塊。
悪風寒（おふうかん）..... 風・寒さに当たると寒気を感じ、嫌がり避けること。

か

外傷瘀痛（がいしょうおつう）... 打撲などの怪我により現れる皮下出血・紫斑・痛みの症状。
外傷損傷（がいしょうそんしょう）... 打撲などの怪我により現れる体の損傷。
咳嗽（がいそう）......... せき。
顔色萎黄（かおいろいおう）... 顔色が黄色くつやがないこと。
顔色不華（かおいろふか）... 顔色が悪い（青白い、黄色い、赤い、黒い）こと。
肝胃不和（かんいふわ）... 肝の働きが低下（失調）したために、胃の機能が影響を受けて出る病状。
肝陰不足（かんいんぶそく）... 肝に貯蔵されている血・津液などが不足し、内熱がこもって起こる病状。
肝火上炎（かんかじょうえん）... 精神的な原因により肝熱が旺盛になって起こる病状。
寒邪（かんじゃ）......... 冬の寒い時期の邪気。または臓腑の働きの低下により生じる邪気で、冷え性・疼痛・下痢などの症状が出る。
気滞（きたい）......... 気の巡りが停滞した状態。
胸脇脹満（きょうきょうちょうまん）... 胸と脇がはれること。
脇痛脹満（きょうつうちょうまん）... 胸・脇の部位がはれて、疼痛が出る症状。
虚寒（きょかん）......... 臓腑の働きが弱ったために生じる顔色の白さ、冷え性・疼痛・下痢などの症状。
虚熱（きょねつ）......... 気・血・陰・陽が不足して起こる発熱。
虚労（きょろう）......... 中医学の病名。さまざまな原因により、臓腑の精気が消耗してしまう病気。

頚項疼痛 ...... 後頭部から首筋にかけての痛み。
経絡 .... 気と血の通り道の総称。臓腑・器官をつないでいる組織。
健脾益胃 ...... 弱っている消化機能（脾・胃）を補益すること。
健脾去湿 ...... 消化機能（脾・胃）を高め、利尿作用で水分の排泄を促進させること。
行気利湿 ...... 気の巡りを促進し、水分を尿とともに排出させること。
口中粘膩 ...... 口の中が粘っこくなること。

さ

砂仁 .... 芳香化湿類の食薬。芳香化湿とは、香りのある温性の食薬を用いて湿をとる治療方法のこと。
腫塊 .... はれやしこり、かたまり。
上逆した胃気を下ろす .... 正常であれば、食べ物は胃により消化され、順調に小腸・大腸へ降りて行く。逆に胃気が上がると、げっぷ・吐き気・嘔吐・不眠になる。これを改善する方法。
情志 .... 感情のこと。
消痩 .... 筋肉が落ち、体重が病的に減ってしまうこと。
小腹硬満 ...... へそより下の腹部が固くはれること。
心悸 .... 動悸の症状。
腎虚 .... 腎の精・気が不足すること。
清熱 .... 熱をとり除くこと。
精微物質 ...... 気・血・津液・精を含む、体を養う栄養物質の総称。
瘡瘍腫毒 ...... 皮膚のはれ・赤み・熱感などの化膿症。

た

体表 .... 体の表面。皮膚・筋肉のこと。
多夢 .... 眠りが浅く、夢ばかり見ること。
痰多 .... 痰が多い。
腸燥 .... 大腸内が津液不足になると、便秘など大腸乾燥の症状が起こる。
血を養う ...... 血を補充する。

な

尿清長（にょうせいちょう）............ 尿が澄んでいて量が多いこと。
熱邪（ねつじゃ）.............. 夏の邪気。または臓腑の働きの低下により生じる邪気で、発熱・口が渇くなどの症状が出る。

は

肺陰虚（はいいんきょ）............ 肺の陰液が不足し、内熱がこもって起こる病状。
肺虚（はいきょ）.............. 呼吸機能の低下。
白痰（はくたん）.............. 痰の色が白い。
煩躁（はんそう）.............. 精神的に不安定で、じっとしていられずイライラする。
脾虚下痢（ひきょげり）...... 消化機能（脾）が弱ったために、水が胃腸に溜まって現れる下痢の症状。
脾虚湿盛（ひきょしっせい）...... 消化機能（脾）の働きが低下して水が体内に溜まり、体が重く感じられること。
疲倦（ひけん）.............. 疲れて倦怠感があること。
脾腎陽虚（ひじんようきょ）...... 脾・腎の気の働きが衰えて現れる病的な変化のこと。
脾肺気虚（ひはいききょ）...... 消化機能（脾・胃）と呼吸機能（肺）の働きが低下することで起こる気虚のこと。
風湿（ふうしつ）.............. 風邪・湿邪が結びついた邪気。
腹脹（ふくちょう）.............. 腹がはること。
平和体質（へいわたいしつ）...... 体質のひとつ。病気や不調のない健康な状態のこと。
補益（ほえき）.............. 体質を強化し、気・血・陰・陽の不足を補って臓腑の働きを高めること。

ま

目赤腫痛（めあかしゅつう）...... 白目が赤くなり、まぶたがはれて痛むこと。
目赤疼痛（めあかとうつう）...... 白目が赤くなって目に痛みがあること。

ら

痢疾（りしつ）.............. 胃腸の伝染病のひとつ。

舌　診

　舌診とは、中医学の基本的な診察方法のひとつです。五臓六腑の状態は下図のように舌に現れるので、舌の色や形、舌苔（舌の上部表面についているコケ）の様子を観察し、診断を行います。

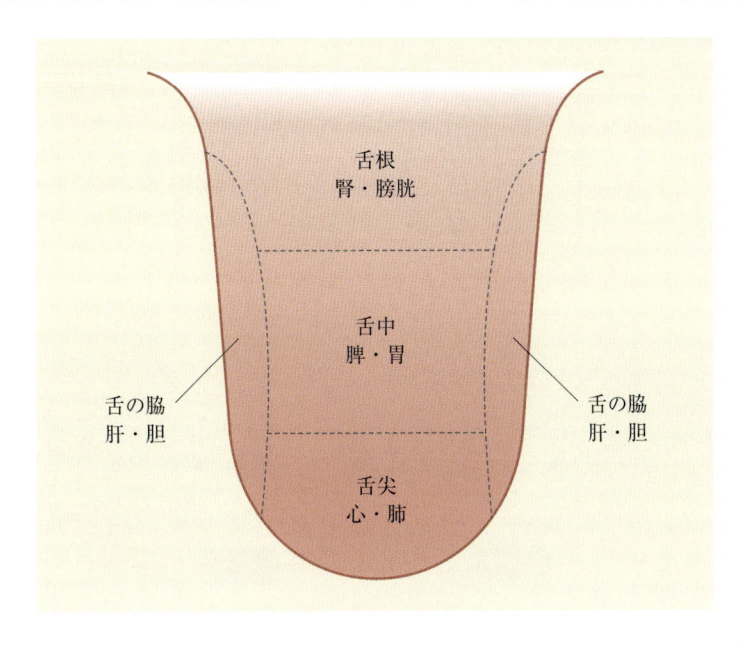

舌根　腎・膀胱
舌中　脾・胃
舌の脇　肝・胆
舌の脇　肝・胆
舌尖　心・肺

◆正常な舌

舌体が柔軟で、動きが自由。
舌質：浅紅色（ピンク）、潤沢、ほどよい厚さと大きさ
舌苔：薄白苔

◆病的な舌象

部位	観察	状態	説　明	弁　証
舌質	舌色	淡白	白っぽい	陽虚証・寒証・気血両虚証
		紅	ピンクより紅い	熱証
		濃い紅	深い赤色	熱盛証・陰虚証
		青紫	黒っぽい	気滞血瘀証・陰寒内盛証
	舌形	老	きめが粗い	実証
		嫩	きめが細かい	虚証
		胖大	舌が厚くて大きい	脾腎陽虚証・水湿証
		瘦薄	舌が薄くて小さい	気血両虚証・津液不足証
		裂紋	舌の表面が割れている	正常／淡白色：血虚証／紅絳色：熱盛証・津液不足証
		歯痕	舌のまわりに歯の跡がついている	脾気虚証
		芒刺	舌の表面にブツブツがある	熱盛証
舌苔	苔色	白	苔色が白い	表証・寒証
		黄	苔色が黄色	裏証・熱証
		灰・黒	苔色が茶色	裏証・寒証・熱証
	苔質	薄	苔が薄い	正常・表証
		厚	苔が厚い	痰湿証・水湿証
		滑	苔の水分が多くツルツルする	水湿証
		燥	苔の水分が少ない	津液損傷証・陰虚証
		膩	苔の水分が多く、きめが細かい	痰湿証
		腐	苔が厚くなり、やわらかい	脾胃不和証
		剥脱	苔の一部、または全部が剥げる	胃陰虚証

付録

脈　診

脈の様子から診察を行う、中医学の診断方法のひとつです。普通は手のひらの親指側から手首の脈をみます。はかる人の人差し指は、必ず対象の寸部に触れるようにします。

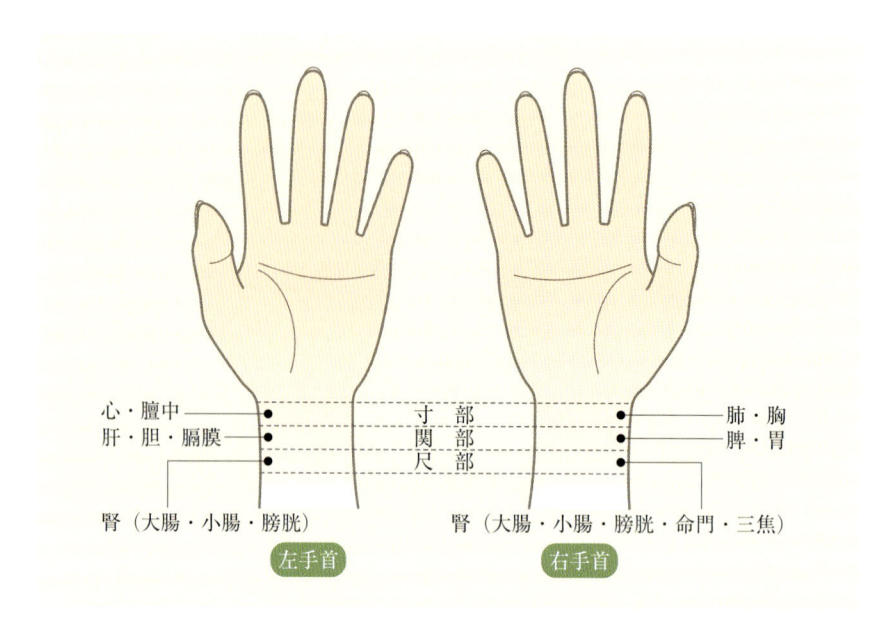

左手首：
- 寸部：心・膻中
- 関部：肝・胆・膈膜
- 尺部：腎（大腸・小腸・膀胱）

右手首：
- 寸部：肺・胸
- 関部：脾・胃
- 尺部：腎（大腸・小腸・膀胱・命門・三焦）

◆正常の脈象

1回の呼吸のあいだに脈が4回動くこと（平脈）。
脈にリズムがあり、指に感じる力があります。

◆病的な脈象

脈診方法	分類	脈	説明	弁証
脈を軽くはかる	浮脈	浮	軽取既得	表証
		洪	来盛去衰	熱証
		濡	浮・細・軟	虚証・湿証
脈を強くはかる	沈脈	遅	緩慢・一息四至以下	寒証
		沈	強くとる	裏証
脈のリズムが遅い	遅脈	弱	極めてやわらかい	気血両虚証
		緩	来去緩慢	湿証・脾胃気虚証
		渋	流れ方がなめらかでない	血虚証・気滞血瘀証・痰湿証
		結	緩慢な不整脈、一定しない	陰盛証・気滞証・痰証・血瘀証
脈のリズムが速い	数脈	数	呼吸1回で脈が5回以上	熱証
		促	速くて不整脈、一定しない	熱証・気滞血瘀証・痰飲停滞証・痛証
脈の形が弱い	虚脈	虚	空虚な脈	虚証
		細	糸のような細い脈	気血両虚証・虚証・湿証
		微	細・軟・あるかないかわずか	虚証
		代	規律がある不整脈	虚証・風証・痛証
		短	脈の形が短くなる	気鬱証・気虚証
脈の形が強い	実脈	実	有力な脈	実証
		滑	珠のように転がす	痰飲証・実熱証
		緊	かたい脈	寒証・疼痛
		弦	長くて少しかたい脈	肝気鬱結証・痰飲証・疼痛
		長	脈の形が長くなる	陽盛証・肝陽上亢証

薬膳お菓子・薬膳茶に使える食薬一覧

(50音順)

食薬	名称	五気	六味
	無花果(いちじく)	平	甘
	欝金(うこん)	寒	苦辛
	烏梅(うばい)	平	酸
	黄耆(おうぎ)	微温	甘
	黄精(おうせい)(ナルコユリ)	平	甘
	荷葉(かよう)	平	苦淡
	桔梗(ききょう)	平	苦辛

食薬	名称	五気	六味
	菊花(きくか) 黄菊(こうぎくか)(杭菊花)	微寒	辛苦
	菊花(きくか) 白菊(しろぎく)	微寒	辛甘
	枳殻(きこく)	温	苦
	吉林人参(きつりんにんじん)	微温	甘微苦
	姜黄(きょうおう)	温	苦辛
	杏仁(きょうにん)	平・微温	甘
	玉竹(ぎょくちく)(イズイ)	微寒	甘

付録

食薬	名称	五気	六味
	玉米須(ぎょくべいす) (とうもろこしのひげ)	平	甘
	金銀花(きんぎんか)	寒	甘
	銀耳(ぎんじ) (白木耳)	平	甘淡
	銀杏(ぎんなん)	平	甘苦渋 (小毒)
	枸杞子(くこし)	平	甘
	枸杞葉(くこよう)	涼	甘
	栗	温	甘
	黒豆	平	甘

食薬	名称	五気	六味
	桂花(けいか) (金木犀(きんもくせい))	温	辛甘
	芡実(けんじつ)	平	甘渋
	紅花(こうか) (ベニバナ)	温	辛
	胡麻(ごま)	平	甘
	五味子(ごみし)	温	酸
	山楂子(さんざし)	温	酸甘
	山梔子(さんしし) (くちなしの実)	寒	苦
	山薬(さんやく)(長芋(ながいも))	平	甘

食薬	名称	五気	六味
	紫蘇（しそ）	温	辛
	沙参（しゃじん）	微寒	甘微苦
	茉莉花（まつりか）（ジャスミン）	温	甘苦
	熟地黄（じゅくじおう）	微温	甘
	小茴香（しょううきょう）（フェンネル）	温	辛
	生姜（しょうが）	微温	辛
	生地黄（しょうじおう）	涼	甘苦
	小麦（しょうばく）	涼	甘

食薬	名称	五気	六味
	川芎（せんきゅう）	温	辛
	川貝母（せんばいも）	微寒	苦甘
	桑葉（そうよう）	寒	苦甘
	蕎麦（粉）（そば）	涼	甘
	竹葉（ちくよう）	寒	甘淡
	丁香（ちょうこう）（丁字・クローブ）	温	辛
	真珠・真珠粉（しんじゅ）（珍珠・珍珠粉）（ちんじゅ）	寒	甘鹹
	陳皮（ちんぴ）	温	辛苦

付録

食薬	名称	五気	六味
	冬瓜（とうがん）	微寒	甘
	当帰（とうき）	温	甘辛
	党参（とうじん）	平	甘
	杜仲（とちゅう）	温	甘
	棗（なつめ）（紅棗・大棗・小棗）	温	甘
	南瓜子（なんかし）（かぼちゃの種）	平（温）	甘
	肉桂（にっけい）（桂皮）	大熱	辛甘
	麦門冬（ばくもんどう）	微寒	甘微苦

食薬	名称	五気	六味
	蓮子（れんし）（蓮の実）	平	甘渋
	蜂蜜（はちみつ）	温	甘
	薄荷（はっか）	涼	辛
	胖大海（はんだいかい）	寒	甘
	百合（びゃくごう）（百合根）	微寒	甘
	茯苓（ぶくりょう）	平	甘淡
	扁豆（へんず）	平	甘
	玫瑰花（まいかいか）（薔薇）	温	辛微苦

食薬	名称	五気	六味
	松の実	温	甘
	薏苡仁 (はと麦)	涼	甘淡
	茘枝 (ライチ)	温	甘酸

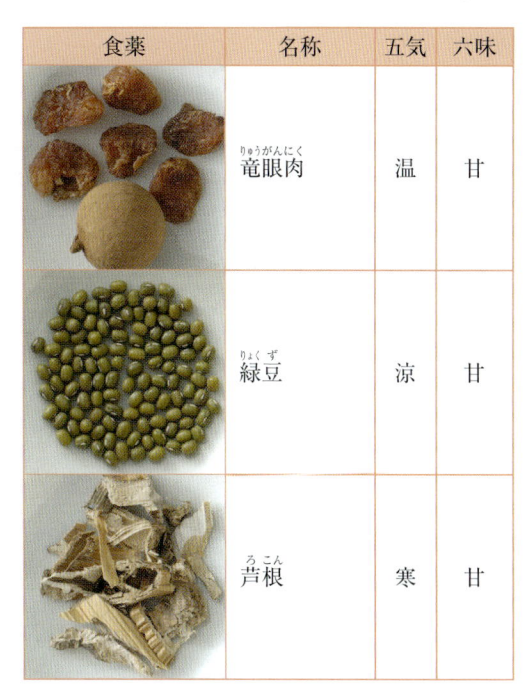

食薬	名称	五気	六味
	竜眼肉	温	甘
	緑豆	涼	甘
	芦根	寒	甘

＊辰巳洋著『薬膳の基本』(緑書房)より転載・改変

■参考文献

辰巳洋 著　　　　『薬膳の基本』　緑書房（2008）
辰巳洋 主編　　　『薬膳素材辞典』　源草社（2006）
辰巳洋 著　　　　『実用中医薬膳学』　東洋学術出版社（2008）
中国烹飪協会 編　『中式麺点制作』　北京師範大学出版集団（2011）
中山圭子 著　　　『和菓子ものがたり』　新人物往来社（1993）
『別冊太陽 和菓子歳時記』　平凡社（1981）

■著者紹介

辰巳　洋（たつみ・なみ）

医学博士（順天堂大学）、本草薬膳学院学院長、日本国際薬膳師会会長
北京中医学院（現北京中医薬大学）卒業。順天堂大学医学部公衆衛生学教室研究生。
主治医師・医学雑誌編集者を経て1989年に来日し、専門学校にて中医学・薬膳学講師、出版社にて編集協力などを行う。
著書に、『薬膳の基本』、『こども薬膳』、『薬膳茶のすべて』、『女性のための薬膳レシピ』（ともに緑書房）、『実用体質薬膳学』、『実用中医薬膳学』（ともに東洋学術出版社）、『実用中医学』（源草社）、『薬膳は健康を守る』（健友館）、『薬膳茶』共著（文芸社）など。
監修に、『体質改善のための薬膳』、『家庭で楽しむ薬膳レシピ』、『季節の薬膳』（ともに緑書房）、『東洋医学のすべてがわかる本』一部執筆（ナツメ社）、主編に、『薬膳素材辞典』、『一語でわかる中医用語辞典』（ともに源草社）など。その他、専門誌などに中医薬学・薬膳学関連記事を連載。

大村和子（おおむら・かずこ）

本草薬膳学院講師、日本国際薬膳師会副会長、裏千家茶道教授
山形大学文理学部化学科卒業。
東北大学工学部応用理学教室、文部教官助手を経て、株式会社サンリッチ（ホームメイド協会）にて講師（パンとケーキ担当）を勤め、料理・和菓子のメニュー開発、講師養成に携わる。2005年、国際薬膳師の資格を取得。本草薬膳学院にて薬膳の指導を行いながら、自宅で茶道教室を主宰、高校茶道部の指導も行う。趣味はゴルフ、スケッチなど。

■撮影

大寺浩次郎

■アシスタント(50音順)

榎本　康子
気賀澤公乃
首藤　真弓
松本しず子

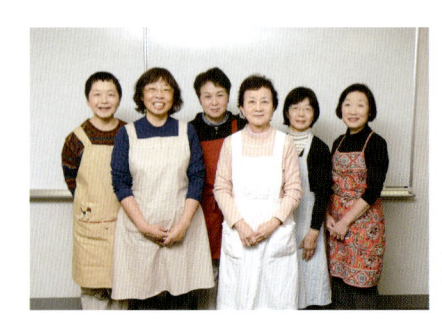

辰巳洋(左から2人目)
大村和子(右から3人目)と
アシスタントの皆さん

本草薬膳学院
〒103-0026 東京都中央区日本橋兜町22番6号　東京セントラルプレイス2階
電話 03-6206-2751　FAX 03-3662-3800
URL http://www.honzou.jp　E-mail yakuzen@honzou.jp

薬膳お菓子

| 2012年7月20日 | 第1刷発行 |
| 2021年2月10日 | 第2刷発行 |

著　　者　辰巳　洋
　　　　　大村和子

発 行 者　森田　猛

発 行 所　株式会社 緑書房
　　　　　〒103-0004
　　　　　東京都中央区東日本橋3丁目4番14号
　　　　　T E L　03-6833-0560
　　　　　https://www.midorishobo.co.jp

印 刷 所　アイワード

Ⓒ Nami Tatsumi, Kazuko Omura
ISBN 978-4-89531-133-5　Printed in Japan
落丁、乱丁本は弊社送料負担にてお取り替えいたします。

本書の複写にかかる複製、上映、譲渡、公衆送信（送信可能化を含む）の各権利は株式会社緑書房が管理の委託を受けています。

JCOPY〈（社）出版者著作権管理機構 委託出版物〉
本書を無断で複写複製（電子化を含む）することは、著作権法上での例外を除き、禁じられています。本書を複写される場合は、そのつど事前に、（一社）出版者著作権管理機構（電話03-5244-5088、FAX03-5244-5089、e-mail：info@jcopy.or.jp）の許諾を得てください。
また本書を代行業者等の第三者に依頼してスキャンやデジタル化することは、たとえ個人や家庭内の利用であっても一切認められておりません。